TECHNIQUE ET INDICATIONS

DES

MÉDICATIONS USUELLES

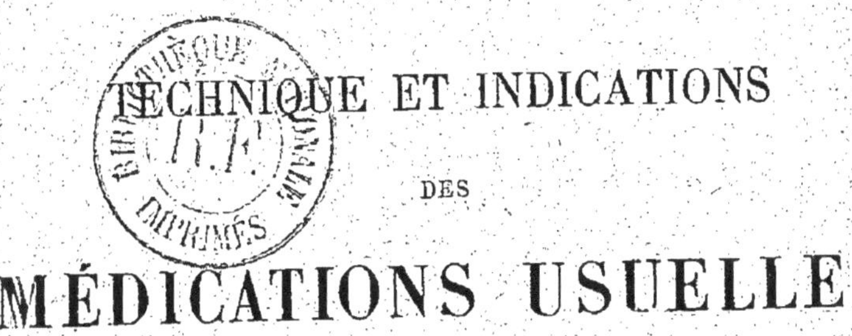

TECHNIQUE ET INDICATIONS

DES

MÉDICATIONS USUELLES

PAR

G. LEMOINE

PROFESSEUR DE CLINIQUE MÉDICALE A LA FACULTÉ DE LILLE
MÉDECIN DE L'HÔPITAL SAINT-SAUVEUR

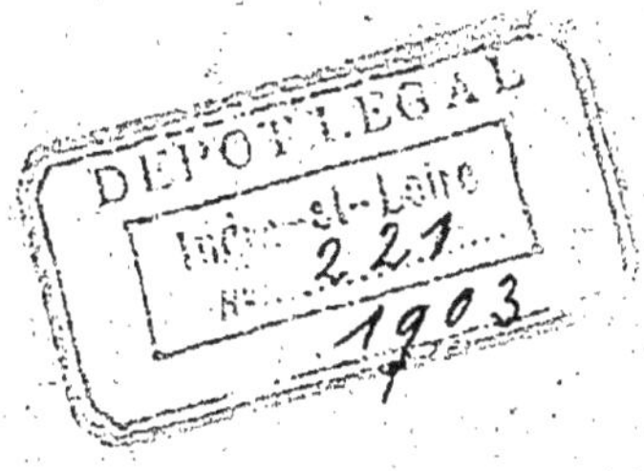

PARIS

VIGOT FRÈRES ÉDITEURS

23, PLACE DE L'ÉCOLE-DE-MÉDECINE, 23

1903

PRÉFACE

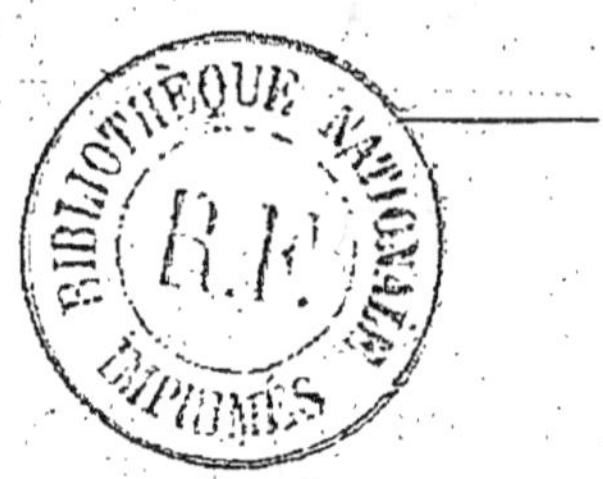

Les médications usuelles sont en général mal connues, du moins en ce qui concerne leurs applications. C'est un peu au hasard que le praticien qui débute prescrit par exemple des vésicatoires ou des pointes de feu, et il hésite encore plus s'il s'agit de faire poser des sangsues. Cela tient à ce que l'enseignement qui lui a été donné n'a jamais porté sur ce genre de matières que ses maîtres ont jugé d'ordre trop inférieur pour en faire l'objet de leurs leçons. Souvent, sur ce point spécial, il est obligé de se laisser guider par son malade, et c'est ce dernier qui décide de l'opportunité d'un sinapisme ou d'une mouche de Milan. Or il y a pour lui un intérêt majeur à combler cette lacune de son éducation médicale et à bien connaître des méthodes thérapeutiques dont il devra se servir tous les jours. C'est dans ce but que je publie ces leçons, et aussi, je dois l'avouer, avec le secret espoir qu'elles contribueront un peu à remettre en honneur certaines médications des plus utiles que la transformation des idées médicales fit un instant passer de mode.

Lille, 8 avril 1903.

G. LEMOINE.

TECHNIQUE ET INDICATIONS

DES

MÉDICATIONS USUELLES

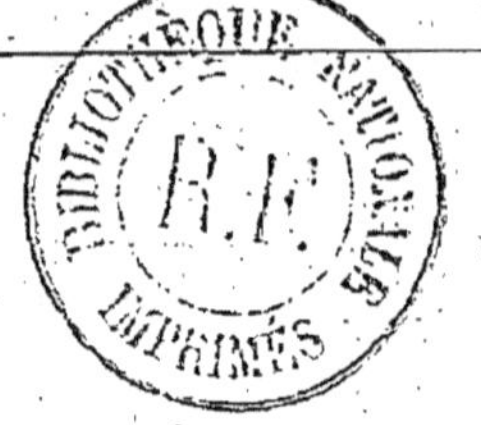

I

MÉDICATION RÉVULSIVE

Définition. — Par révulsion, il faut entendre d'une façon générale l'action d'arracher, de tirer au dehors ; le mot vient du latin *revulsio* qui est, en effet, la traduction presque littérale d'une expression grecque que les médecins hippocratiques employaient pour désigner l'action d'arracher le mal ou de l'attirer au dehors.

La signification du mot a reçu depuis, des diverses doctrines médicales qui se sont succédé, des interprétations variables avec les théories de chacune d'elles. Nous les exposerons en étudiant l'historique de la question, et nous définirons avec Besson (de Lyon) la révulsion de la façon suivante : « La révulsion est la production d'un phénomène local douloureux, pouvant être inflammatoire ou même pyogène, ayant pour but de modifier par *voie réflexe* la sensibilité, la circulation et la nutrition, soit dans une partie déterminée, soit dans la totalité de l'organisme ».

Historique. — La médication révulsive est aussi vieille que la médecine ; elle semble avoir pour origine cet aphorisme d'Hippocrate : *Duobus laboribus simul abortis, non eodem loco, vehementior obscurat alterum* (De deux douleurs simultanées, mais non dans le même lieu, la plus forte obscurcit l'autre). Pour Hippocrate, la révulsion avait pour but de favoriser la crise des maladies en attirant au dehors les humeurs qui menaçaient de se porter sur un autre organe. Le père de la médecine avait probablement observé le phénomène que Peter appelle la contre-fluxion spontanée et qui est constitué par la cessation ou l'atténuation d'un état morbide sous l'influence de l'apparition d'une nouvelle maladie, et, d'après Raynaud, Hippocrate aurait imaginé la révulsion le jour où il aurait voulu provoquer cette contre-fluxion. Il se servait de divers corps révulsifs : thapsia, moutarde, etc. Celse employait les cautérisations au fer rouge dans la coxalgie et les applications de sel sur la poitrine dans la péripneumonie ; Arétée créa l'emplâtre à base de cantharides ; Erasistrate et Asclépiade se montrèrent les premiers adversaires de la médication révulsive qui, avec Thémiston et Cœlis Aurelianus, prit une grande extension.

Galien distingua deux modes d'action dans la médication décrite par Hippocrate dans le *Traité des humeurs* : la dérivation vers les parties éloignées du siège de la maladie et la révulsion vers les régions qui en sont le plus voisines; il essaya même de tracer les règles de chacun de ces deux procédés et d'attirer au dehors les humeurs peccantes.

Jusqu'au xviiie siècle, la doctrine humorale de Galien fut l'objet de commentaires et de controverses qui avec Brissot aboutirent à des discussions ardentes. La révulsion fut même niée par certains médecins, mais sa valeur thérapeutique reconnue par l'expérience la faisait appliquer par la majorité ; Ambroise Paré lui reconnaissait une action calmante sur les affections articulaires et sur la sciatique. Sous l'influence des écoles de Paris et de Montpellier, la théorie galénique se débarrassa de toutes les obscurités dont elle avait été entourée par des commentateurs malhabiles ou préoccupés par l'esprit de parti et, en particulier, par les médecins de l'École arabiste. La découverte de la circulation du sang et les discussions sur la saignée préoccupèrent momentanément les esprits et la révulsion fut un peu oubliée; mais avec Bellini et les iatro-mécaniciens, le débat reprit une nouvelle intensité ; ces derniers refusèrent de reconnaître à la révulsion aucune utilité, tandis que Boërhaave la croyait capable de faire cesser l'inflammation due à l'engorgement des vaisseaux capillaires en soustrayant à l'organisme les liquides qui y stagnent. D'autre part, sous l'impulsion de Haller, la doctrine solidiste devint prépondérante, ses partisans trouvèrent dans la révulsion un moyen d'attirer en un point la fluxion pathologique et Hunter définit la révulsion : « la cessation d'une action morbide dans une partie, par suite de la production d'une action thérapeutique dans une autre partie », et la confondit avec la dérivation, car il ajoute : « dans l'inflammation les révulsifs et les dérivatifs agissent probablement en faisant cesser l'irritation d'une partie par la naissance d'une autre irritation ». A côté des solidistes, les vitalistes, sous l'influence de Barthez, s'emparèrent aussi de la révulsion qui leur parut susceptible de diriger dans une bonne direction, par la création de contre-fluxions, la fluxion de la force vitale ; Barthez distingua la révulsion de la dérivation.

Puis la méthode révulsive fut considérée comme stimulante par Brown et contre-stimulante par Broussais ; des auteurs plus récents expliquèrent l'action des révulsifs par une augmentation de l'activité fonctionnelle ; Sabatier sépara les révulsifs qui agissent par l'intermédiaire de la peau, des dérivatifs qui agissent par le tube intestinal ; Marotte fit intervenir la notion du temps : la révulsion étant prompte, la dérivation est lente dans ses effets. En 1855, lors de la célèbre discussion à l'Académie de Médecine, Bouvier déclare que la médication révulsive peut être utile en provoquant le déplacement de ce « quelque chose » inconnu qui cause la maladie ; Velpeau défend une opinion semblable, tandis que Malgaigne reproche à la révulsion son origine empirique. En 1864, Raynaud, dans sa thèse d'agrégation, fait une étude physiologique des effets de la révulsion ; depuis, les découvertes sur les nerfs vaso-moteurs et les actes réflexes ont permis de mieux comprendre l'influence des agents révulsifs sur l'organisme. A l'heure actuelle, si quelques désaccords existent encore entre les auteurs sur le mécanisme intime de la révulsion, ses effets sont suffisamment connus pour permettre de la considérer comme un agent thérapeutique de premier ordre. Comme le déclare Bablon, en jetant un regard sur l'évolution de cette médication à travers les temps, « tous les observateurs sont unanimes à louer les avantages d'un travail patholo-

gique substitutif dont le siège extérieur et choisi arbitrai-
rement est sans danger, dont la marche est prévue et qui
modifie les progrès d'une phlegmasie interne ».

ACTION PHYSIOLOGIQUE

1° Action locale. — L'action locale des révulsifs s'étend
depuis la simple rubéfaction jusqu'à la destruction de la
peau, en passant par l'inflammation. Elle est déterminée
par la nature du corps employé; son étude est faite
en particulier avec celle de chaque révulsif.

Toute irritation cutanée entraîne des modifications
dans la vascularisation de la région irritée; la simple
excitation produite par le frottement d'une pointe
mousse sur la peau produit une vaso-constriction,
à laquelle fait suite une vaso-dilatation chez les animaux et chez l'homme. Certains excitants chimiques,
alcool, moutarde, hydrate de chloral, peuvent déterminer d'emblée la vaso-dilatation sans constriction
préalable; c'est ainsi que Besson, appliquant trois gouttes
d'essence de moutarde sur la face postérieure de l'oreille,
a observé une vaso-dilatation instantanée, qui a duré qua-
rante-six minutes et qui a été suivie d'un certain degré
de vaso-constriction. Chez l'homme, l'application, sur le
dos de la main, d'une solution saturée d'hydrate de chloral, détermine, après soixante secondes, une rougeur
intense qui n'est précédée d'aucune pâleur appréciable.

Les excitants physiques, tels que le pinceau faradique,
déterminent rapidement la rubéfaction et l'horripilation
de la peau.

Cette action sur la circulation locale peut s'expliquer
par une excitation directe des vaisseaux sans interven-

tion du système nerveux et par un phénomène réflexe, car, ainsi que l'a démontré Desplats, la sensibilité de la région révulsée est une condition nécessaire à la manifestation des effets révulsifs. Appliquant, en effet, un vésicatoire sur le membre du côté anesthésié d'un sujet hypnotisé et un autre vésicatoire sur le membre du côté opposé, cet auteur constata que la vésication était à peine marquée du côté anesthésié, tandis qu'elle était intense du côté sensible.

2º **Action générale.** — Les effets généraux déterminés par une application révulsive sur la peau sont très difficiles à apprécier. Raynaud a essayé de déterminer, à l'aide de la physiologie, la part qui revenait à la douleur, à la congestion, à l'hypersécrétion et à l'inflammation. Mais il est presque impossible de conclure de l'animal à l'homme, celui-ci possédant un système nerveux qui réagit d'une façon tout à fait spéciale vis-à-vis des excitations cutanées et particulièrement vis à-vis des excitations douloureuses, si bien qu'on a pu constater des cas de mort par arrêt du cœur consécutivement à une douleur vive.

Naumann, Raynaud, Zuelzer, Paalzow, Kaufmann, Besson, sont les expérimentateurs qui étudièrent l'action des révulsifs sur les différents appareils de l'organisme.

3º **Circulation.** — D'après Naumann, les excitations faibles augmentent le nombre des battements du cœur, tandis que les excitations fortes le diminuent; pour Rhörig les variations de l'étendue de la surface excitée déterminent des effets analogues aux variations de l'intensité de l'excitation : si la surface est petite, il y a une rapide élévation du nombre des pulsations; si la

surface est grande, l'élévation est moins considérable et
plus courte ; elle est, en outre, suivie d'une diminution
qui peut apparaître d'emblée si la surface devient trop
grande.

Pour François Franck, les troubles sont proportionnels
non seulement à l'étendue de la surface impressionnée et
à l'intensité de l'impression, mais aussi à sa soudai-
neté et à sa durée ; d'autre part, Claude Bernard a
montré que les perturbations sont d'autant plus funestes
à un individu qu'il appartient à un ordre plus élevé.
Il démontra aussi que les terminaisons périphériques des
nerfs sont plus sensibles, vis-à-vis de l'impression, que
les troncs nerveux dans leur continuité.

La douleur ne joue qu'un rôle secondaire dans l'action
du révulsif sur le cœur, car cette action s'observe malgré
la chloroformisation et après l'ablation des hémisphères
cérébraux.

Vis-à-vis du pouls, la sinapisation produit une accélération, à laquelle font suite un ralentissement (Kauff-
mann), et aussi une modification de la forme : augmentation de l'amplitude et accentuation du dicrotisme (Joffroy).
D'après Besson, l'application d'un révulsif rapide et
énergique (sinapisme) détermine un ralentissement du
pouls qui se produit quelques minutes après l'application,
tandis que les révulsifs de longue durée (vésicatoire) entraînent une accélération notable du pouls atteignant son
maximum quelques heures après l'application. Les révulsifs agissant faiblement (vésicatoire) produisent une augmentation de la fréquence et de la force des battements
cardiaques qui peut persister pendant plusieurs heures,
tandis que les révulsifs à action rapide et énergique (moutarde, pointes de feu) déterminent, après une
courte période de stimulation, une dépression cardiaque

et circulatoire qui peut entraîner la lypothimie et la mort.

4° **Pression.** — Certains auteurs, tels que Jacobson, Heidenhaim, Nothnagel et Rossbach, admettent que les irritations cutanées n'ont pas d'action appréciable sur la pression artérielle; d'autres, tels que Naumann, François Franck, Besson, soutiennent une opinion contraire, et concluent de leurs expériences que les révulsifs légers déterminent une élévation durable de la pression artérielle, tandis que les révulsifs énergiques après une élévation légère et passagère entraînent un abaissement notable de la pression artérielle et une augmentation de la pression veineuse.

5° **Respiration.** — Le fonctionnement des centres respiratoires est très influencé par les excitations cutanées; Naumann remarque, le premier, que la respiration se ralentit proportionnellement à l'intensité de l'excitation. Brown-Séquard, François Franck font des constatations analogues. Besson, étudiant l'influence exercée par les révulsifs appliqués en différents points du corps, arrive aux mêmes résultats et pose les conclusions suivantes : « Un révulsif appliqué sur la paroi thoracique a pour effet immédiat de ralentir, proportionnellement à son intensité, les mouvements respiratoires et d'en diminuer l'amplitude. Cette action se prolonge en s'accentuant tant que dure la sensation douloureuse et peut persister, bien qu'affaiblie, après cette dernière; la modification qui se maintient le plus longtemps est la diminution d'amplitude.

« Si le révulsif a été appliqué sur une partie du corps autre que le thorax on voit, après la phase précédente, survenir une accélération et une augmentation d'amplitude des mouvements respiratoires. »

6° **Température.** — D'après Naumann, Röhrig et Mantegazza, on peut admettre que les excitations faibles produisent une élévation de la température centrale et que les excitations fortes et douloureuses amènent un abaissement de la température extérieure, par suite de la vasodilatation périphérique.

Jacobson, Nothnagel et Rossbach refusent de reconnaître aux révulsifs une action constante sur la température. Heidenhaim déclare avoir constaté, à la suite de l'excitation d'un nerf sensitif, un abaissement de la température centrale chez le chien sain et aucune variation sur des chiens auxquels on avait donné préablement la fièvre. Riegel trouve, dans les mêmes circonstances, tantôt une élévation prolongée de température, tantôt un abaissement précédé d'une élévation notable. Kaufmann signale l'élévation de température au point d'application du sinapisme.

Besson reprend les expériences en se servant pour mesurer la température centrale de sondes thermo-électriques introduites dans la jugulaire, et constate que l'application d'un sinapisme sur la peau élève la température cutanée, après un très court stade d'abaissement léger, élévation pouvant dépasser deux degrés ; qu'en même temps on observe un abaissement de la température dans les veines revenant de la peau et aussi de la température centrale. « Ces effets, dit-il, se produisent aussi bien chez l'animal fébricitant que chez l'animal sain ; les révulsifs lents, vésicatoire, huile de croton, élèvent la température centrale. » Manquat déclare avoir fait les mêmes constatations au point de vue clinique.

7° **Nutrition**. — L'influence des excitations cutanées sur la nutrition fut étudiée pour la première fois par Röhrig et Zuntz en 1871, en observant les quantités d'oxygène absorbé et d'acide carbonique exhalé par l'animal en expérience; ces auteurs constatent : 1° que l'excitation de l'organisme par refroidissement de la peau entraîne une augmentation de la consommation d'oxygène et de la production d'acide carbonique et que cet accroissement des combustions, considérable pour un refroidissement léger, n'est pas proportionnel à l'intensité de l'abaissement de température; 2° que les excitations produites par les substances salines (solution de chlorure de sodium et de chlorure de calcium) ont une action analogue à celle de l'excitation froide.

Paalzow, étudiant les effets de l'irritation produite par le sinapisme, arrive aux mêmes résultats; il en est de même de Joffroy pour l'excitation électrique de la peau. Toutes ces expériences furent faites sur l'animal; Besson en fit chez l'homme. Il étudia d'abord les gaz expirés et trouva que les quantités d'oxygène absorbé et d'acide carbonique exhalé augmentaient considérablement sous l'influence de l'excitation cutanée produite par le sinapisme; puis, dans une seconde série d'expériences, Besson étudia chez le chien les modifications de la teneur du sang en sucre et en gaz et constata une diminution du sucre, et une augmentation de l'acide carbonique, mais aucune variation de la quantité d'oxygène, fait qui s'explique par l'absorption exagérée de ce gaz.

8° Leucocytose. — L'application d'un corps révulsif détermine dans la région une hyperleucocytose et une suractivité de la phagocytose. Ce fait est absolument démontré. Charrin introduit des germes infectieux dans les membres homologues d'un animal, après avoir fait des pointes de feu sur l'un d'eux, et constate que la phagocytose s'exerce plus activement dans les tissus du membre révulsé.

Maurel fait des applications révulsives variées : cautérisation ponctuée, moutarde, cantharides, ammoniaque, et constate l'existence d'une hyperleucocytose qui n'est qu'apparente dans les premières heures, mais qui devient ensuite réelle par suite de la formation de nouveaux leucocytes.

9° **Sensibilité.** — Toute application révulsive détermine au point d'application une série de phénomènes : picotement, démangeaison, engourdissement, chaleur, qui finalement aboutissent à une impression douloureuse variable avec l'intensité et la durée de l'impression, et la susceptibilité du sujet. Cette douleur peut supprimer une douleur préexistante en imprimant une modification dynamique aux cellules nerveuses qui sont en communication avec la cellule excitée artificiellement (Vulpian). D'après Brown-Séquard, l'excitation intense de certaines muqueuses et de la peau peut produire une analgésie généralisée ou localisée à certains territoires nerveux ; mais les excitations cutanées faibles produisent ordinairement une excitation générale du système nerveux. Ces considérations expliquent l'action calmante, si fréquemment observée, des révulsifs sur les névralgies, les points de côté, etc.

Nous avons vu que les excitations intenses et douloureuses pouvaient déterminer la syncope et même la mort ; nous devons ajouter que les mêmes excitations peuvent réveiller les contractions cardiaques momentanément arrêtées et sont couramment employées avec succès dans le traitement de la syncope.

10° **Motilité.** — La même influence contradictoire de la révulsion, observée à propos de la sensibilité, se retrouve ici ; la révulsion, en effet, peut provoquer des convulsions chez les enfants ; elle peut, d'autre part, faire avorter une attaque d'épilepsie jacksonienne. Elle possède donc vis-à-vis des centres moteurs une action tantôt excitatrice, tantôt inhibitrice.

11° **Actions localisées à distance.** — La pratique de la révulsion repose en partie sur un principe admis en clinique, à savoir que l'excitation cutanée d'un certain point de l'organisme détermine des modifications vasculaires localisées dans un viscère donné. Ambroise Paré recommandait, dans les hémorrhagies nasales, de placer un vésicatoire ou des ventouses au niveau du foie ou de la rate. Verneuil, Petit et Peter se sont faits les défenseurs de cette théorie à laquelle l'expérimentation apporte quelque apparence de réalité. Les expériences de Brown-Séquard et Tholozan, de Winternitz ne sont pas plus concluantes que celles de Naumann, elles prouvent que le réflexe vasculaire mis en jeu par la révulsion manifeste ses effets à distance ; mais elles ne prouvent pas sa localisation à distance. Toutefois, nous verrons plus loin, en étudiant le vésicatoire, qu'il semble exister une spécificité entre certains organes et certains territoires nerveux, et ce fait peut, dans une certaine mesure, faire paraître exagérée l'opinion de Besson qui déclare : « Les prétendues localisations à distance nous ont paru n'être le plus souvent que des localisations, plus manifestes en un point, de modifications généralisées à tout l'organisme. Nos recherches ne nous ont pas permis de constater d'actions localisées sur les viscères ; nous sommes arrivés simplement à anémier les parties immédiatement sous-jacentes à la portion des téguments sur laquelle est appliqué le révulsif. De plus, en supposant que les excitations de la peau produisent sur l'organisme des effets localisés à distance, on ne serait pas autorisé à en conclure que les mêmes effets se reproduiraient sur un organe malade, en raison des altérations anatomiques et fonctionnelles des vaisseaux de ces organes. »

AGENTS DE RÉVULSION

La révulsion étant une modification générale de l'organisme déterminée par une irritation locale, on ne trouvera pas étonnant que, depuis l'origine si ancienne de cette médication, les médecins aient cherché à l'obtenir au moyen de tous les corps irritants. Leur nombre, toujours croissant, suscita bien des tentatives de classification : Gintrac les divisa en hygiéniques, chirurgicaux et pharmaceutiques ; Bérard, qui, à l'exemple de Barthez, considérait les révulsifs comme des attractifs, les classa en irritants, doux, évacuants ou non évacuants. A une époque plus contemporaine, Hayem distingua les agents rubéfiants, les agents mécaniques, les agents thermiques, les agents provoquant une éruption papuleuse, une éruption vésiculeuse et les agents vésicants. Manquat adopte une classification dans laquelle il se base sur le degré de l'action locale ; c'est ainsi qu'après avoir admis trois grandes classes, rubéfiants, inflammatoires et caustiques, il établit des sous-divisions représentant les différents stades de la lésion cutanée : érythème, papule, inflammation simple, vésicule, phlyctène, suppuration, cautérisation. Il est certain qu'au point de vue purement pratique, le médecin est obligé de compter avec l'action locale du révulsif qu'il emploie; mais il nous semble que, dans un grand nombre de circonstances, il importe davantage de tenir compte de l'action générale du révulsif; c'est d'elle, en effet, que dépend surtout la modification imprimée au processus inflammatoire que l'on veut atteindre. Nous appuyant sur ce fait, d'une part, et faisant remarquer, d'autre part, que parmi les nombreux révulsifs employés jadis une bonne partie est aujourd'hui tombée en désuétude et qu'il ne reste guère, en médecine courante, que les agents physiques, puis la teinture d'iode, l'huile de croton, la moutarde, le thapsia ainsi que les corps vésicants étudiés dans un chapitre spécial, nous croyons que la meilleure classification est celle de Besson en : révulsifs intenses et rapides et en révulsifs permanents.

TEINTURE D'IODE

C'est une solution alcoolique d'iode pulvérisé renfermant 1 partie d'iode pour 12 parties d'alcool à 90°. Elle se présente sous l'aspect d'un liquide brun-acajou, d'odeur caractéristique. La teinture d'iode doit être employée fraîche, car, au bout d'un certain temps après sa préparation, elle renferme de l'acide iodhydrique dont la présence peut provoquer une révulsion trop active : brûlure, phlyctène, etc.

La teinture d'iode s'emploie en applications cutanées; on l'applique au moyen d'un petit pinceau ou d'un bourdonnet de coton; une seule application colore les téguments en une teinte jaune foncée, la deuxième leur donne une coloration plus accentuée qui, avec la troisième, devient brun acajou. Avant de repasser le pinceau sur une partie de peau déjà recouverte de teinture, il faut attendre que celle-ci se soit séchée spontanément ou mieux souffler légèrement pour hâter la volatilisation de l'alcool. Quand l'application est terminée, il est de toute nécessité de la recouvrir d'une couche d'ouate; sans cette précaution, l'iode déposé sur la peau ne produirait presque pas d'effet.

La teinture d'iode s'emploie encore comme topique au niveau des muqueuses, dans certaines circonstances.

Mode d'action. — Comme tout révulsif, la teinture d'iode provoque une action locale et une action générale. Le malade éprouve aussitôt après l'application une sensation de cuisson qui, d'abord sourde et tolérable, augmente plus ou moins rapidement d'intensité pour aboutir chez certains sujets à une véritable douleur qui a le grand inconvénient de provoquer une agitation extrême. Aussi je recommande vivement, lorsque je prescris des applications iodées pour la première fois, de tâter en quelque sorte la susceptibilité réactionnelle du sujet en prenant certaines précautions : 1° ne passer qu'une seule fois le pinceau imbibé de teinture au lieu désigné; 2° ne pas dépasser comme étendue de l'application les limites désignées d'une façon exacte. Il est en effet habituel, lorsqu'on ordonne les applications de teinture d'iode, de désigner la région en marquant très approximativement la dimension de la surface à recouvrir. C'est là une habitude qui expose à des mécomptes; certains sujets à peau délicate et sensible présentant, comme je l'ai souvent vu, des phlyctènes et de l'œdème après une seule application et ressentant une douleur très vive.

En plus de ces phénomènes subjectifs, la teinture d'iode détermine un certain degré de congestion de la peau qui se tuméfie et rougit, et une desquamation de l'épiderme.

L'iode agit comme topique à l'extérieur, mais il agit encore à l'intérieur de l'organisme, car il est en partie absorbé par la peau et s'élimine sous forme d'iodure de sodium.

Dans certains cas, la douleur est tellement vive après l'application, qu'il devient indiqué de la faire cesser ; pour cela il faut enlever l'iode déposé sur la peau. On peut y arriver au moyen de lavages à l'acool ; mais ce moyen exige des frottements douloureux que l'action irritante de l'alcool rend plus douloureux encore. J'emploie de préférence le cataplasme d'amidon à cause de son action calmante et de l'action chimique qui s'établit entre l'iode et l'amidon pour aboutir à la formation d'iodure d'amidon.

Il existe dans le commerce de l'ouate imprégnée d'iode et connue sous le nom de *coton iodé*. Je ne recommande pas son emploi, car je lui reproche d'exercer une irritation lente qui amène de l'agitation, de l'insomnie et de la douleur, sans effet révulsif marqué.

Technique. — Résumant les lignes précédentes, nous posons les règles suivantes :

1° Se servir de teinture fraîchement préparée ;

2° Recouvrir l'application d'une couche d'ouate ;

3° Badigeonner la région désignée à l'aide d'un pinceau ;

4° Désigner exactement les dimensions de la surface à badigeonner ;

5° Recourir aux faibles doses chez les sujets dont on ne connaît pas la susceptibilité.

Indications thérapeutiques. — La teinture d'iode s'emploie comme topique et comme révulsif.

A. — *Comme topique :*

1° SUR LES MUQUEUSES. — Dans la gingivite due au tartre, lorsque le dépôt de tartre a été enlevé, il faut toucher les fongosités ou les ulcérations avec un tampon imbibé de teinture d'iode; dans la stomatite ulcéreuse bénigne qui s'observe surtout chez les enfants, il est indiqué de modifier le processus par des badigeonnages faits 3 à 4 fois par jour avec le mélange suivant :

> Teinture d'iode.............................. 5 gr.
> Glycérine................................. 12 —

Dans l'amygdalite ulcéro-membraneuse, on emploie encore les badigeonnages de teinture d'iode au niveau de la partie ulcérée lorsque celle-ci a été débarrassée de la fausse membrane qui la recouvre.

Ces applications ne sont pas douloureuses et elles ont le grand avantage de substituer une inflammation réparatrice au processus pathologique.

2° AFFECTIONS CUTANÉES. — L'application de la teinture d'iode est préconisée dans le traitement abortif des furoncles; dans ce cas, il faut naturellement y avoir recours dès les premiers moments de l'apparition des signes du furoncle. On l'emploie également pour faire avorter les engelures à la période congestive.

B. — *Comme révulsif :*

1° AFFECTIONS DOULOUREUSES. — La teinture d'iode agit

d'une façon évidente sur les manifestations douloureuses diverses : pleurodinie, névralgie, etc., provoquées par une inflammation chronique. Les points si pénibles de la convalescence de la pleurésie, de la pneumonie et de la péricardite, de même que les douleurs articulaires, séquelles d'une poussée aiguë antérieure, sont souvent calmées après l'application iodée.

Mais il faut alors étaler la teinture largement, souvent, et recouvrir d'ouate et de taffetas gommé pour faire une forte révulsion.

2° AFFECTIONS CHRONIQUES. — D'une façon générale, la teinture d'iode exerce une action efficace sur les affections chroniques en facilitant la résorption des produits morbides. Elle est indiquée dans la pleurésie, dans la péricardite, dans les arthrites à marche lente et surtout dans les engorgements ganglionnaires où souvent on observe, à la suite des applications répétées, une grande diminution dans le volume de la tuméfaction.

Dans les affections de la moelle, après la disparition des phénomènes aigus, il est indiqué de faire une révulsion continue et lente le long du rachis ; cet effet peut être obtenu à l'aide du vésicatoire et des applications iodées ; mais dans certains cas l'existence de troubles vésicaux et la nécessité de pratiquer le cathétérisme sont autant de causes de cystite ; il est alors préférable de ne pas s'exposer aux accidents du cantharidisme vésical et d'employer, de préférence au vésicatoire, les applications de teinture d'iode répétées tous les quatre à huit jours.

3° AFFECTIONS AIGUËS. — Dans les affections aiguës des voies respiratoires : laryngite, laryngo-trachéite, trachéo-bronchite, bronchite des grosses et moyennes bronches, la teinture d'iode doit toujours été employée dès la première période. Elle calme la toux, modère la dyspnée, exerce une action sédative sur le processus phlegmasique en agissant sur l'élément congestif. Ces applications doivent être faites au devant de l'organe qui est le siège de la phlegmasie, en ayant soin d'en dépasser un peu les limites. On appliquera une ou plusieurs couches suivant l'intensité du processus et le degré de finesse de la peau; ces applications seront répétées tous les jours. Ici plus particulièrement, il faut avoir grand soin de recouvrir la surface badigeonnée d'une épaisseur d'ouate, à condition que la peau ne soit pas trop fine ou que l'on n'ait pas affaire à un enfant.

4° TUBERCULOSE PULMONAIRE. — L'importance des applications iodées dans le traitement de la tuberculose pulmonaire mérite une mention spéciale. Nous avons déjà signalé l'influence heureuse que des applications iodées exercent sur les manifestations douloureuses de la pneumonie et de la pleurésie; cette action se retrouve ici. Les points de côté des tuberculeux à toutes les périodes sont souvent calmés par des applications de teinture d'iode, que le point soit dû à de la névralgie intercostale ou à une myosalgie réflexe causée par la fatigue des muscles surmenés. La teinture d'iode, à cause de cette action calmante, est donc indiquée quand on doit lutter contre la dyspnée due au point de côté.

Elle possède, en outre, une action décongestionnante vis-à-vis du poumon, s'exerçant par une dérivation de voisinage : le sang est attiré à la peau, ce qui permet de combattre la congestion tuberculeuse. J'ai l'habitude de prescrire les applications de teinture d'iode au niveau des zones de matité, mais alors seulement qu'il n'existe pas encore de signes de ramollissement. Souvent, à l'aide de cette révulsion jointe à une médication générale, j'ai réussi à enrayer pendant un temps quelquefois considérable la marche du processus tuberculeux.

Ces applications, et j'insiste sur ce détail, car il est d'une importance extrême, doivent être faites d'une façon précoce, dès que l'examen minutieusement fait a décelé l'existence d'une zone d'induration pulmonaire. Comme, le plus généralement, ces phénomènes d'induration se localisent au sommet des poumons, il me paraît utile, dans les cas où le diagnostic reste douteux, ce qui s'observe parfois de prescrire des applications de teinture d'iode au niveau des sommets, de préférence en avant, sur une surface représentant en hauteur le tiers de la poitrine ; ces applications devront être répétées tous les deux à quatre jours.

On ne doit faire d'applications d'iode que sur les zones congestionnées, qu'elles soient situées autour de tubercules crus ou autour de points ramollis ; leur action est peu efficace sur les régions qui recouvrent des cavernes.

Il ne faut pas se dissimuler que la teinture d'iode est cependant le moins puissant de tous les révulsifs employés contre la tuberculose, sauf le cas où on la met si largement qu'on obtient de la vésication. Aussi, quand j'ai à traiter une zone de congestion pérituberculeuse assez large et de développement récent, j'emploie un révulsif plus mobile, le sinapisme. Au contraire, s'il s'agit d'un point congestif, localisé et tenace, à résolution lente, je fais des applications de teinture d'iode à dose vésicante. Dans la bronchite tuberculeuse, la teinture d'iode est également indiquée et agit comme révulsif et aussi par l'iode absorbé.

Contre-indications. — L'iode absorbé s'élimine par

les émonctoires en général et, en particulier, par le rein sous forme d'iodure de sodium ; cette élimination détermine un certain degré d'irritation du filtre rénal, se traduisant par une albuminurie légère qui a été constatée cliniquement chez les enfants, et qui a pu être reproduite expérimentalement chez le lapin.

La teinture d'iode est donc contre-indiquée dans le traitement des affections du rein.

Quand on observe chez un sujet une affection rénale, coexistant avec une autre maladie dont le traitement indique l'emploi de la teinture d'iode, on est autorisé à recourir à ce médicament, à la condition de surveiller particulièrement la dépuration urinaire[1].

La teinture d'iode est encore contre-indiquée à la période aiguë des arthrites.

Les affections cardiaques ne constituent une contre-indication à son emploi que lorsqu'elles ne sont plus compensées et qu'il s'agit d'applications portant sur une grande surface.

Il faut être parcimonieux d'applications d'iode sur les sujets dont la peau est fine, jeunes filles et enfants, et chez eux ne pas les recouvrir d'ouate.

SINAPISME

Il existe deux variétés de moutarde : la blanche (*Sinapis alba*) et la noire (*Sinapis nigra*) qui, toutes deux, appartiennent à la famille des Crucifères. On

---

1. Pour reconnaître la présence de l'iode dans l'urine, il suffit d'ajouter quelques gouttes de chloroforme, puis un peu d'acide nitrique nitreux ; par l'agitation on obtient une coloration rouge, due à l'iode mis en liberté qui se dissout dans le chloroforme.

n'emploie comme révulsif que les semences de la moutarde noire broyées de façon à former une poudre jaune rougeâtre, que l'on désigne sous le nom de farine de moutarde. Cette poudre renferme, à l'état latent, un principe actif, l'essence allylique, qui ne se développe que dans certaines conditions de température et d'humidité. Les semences de moutarde noire contiennent, en effet, de la myrosine, substance albumineuse douée de propriétés fermentescibles, et du myronate de potassium ; en présence de l'eau à une température convenable, la myrosine décompose le myronate, et il se forme rapidement du sucre, du sulfate acide de potassium et de l'essence allylique. Cette substance, qui est le principe actif, a pu être isolée par la distillation et reproduite par des procédés chimiques ; à l'état de pureté, l'essence allylique se présente sous l'aspect d'un liquide incolore, non miscible avec l'eau, miscible avec l'alcool bouillant.

Ces propriétés fermentescibles de la myrosine sont détruites par une température supérieure à 40°, par les acides, les alcalis et les alcools.

La farine de moutarde s'emploie sous forme de sinapisme, de cataplasme sinapisé, de bain sinapisé, de gargarisme sinapisé et d'enveloppement sinapisé.

Le sinapisme est une bouillie épaisse composée de farine de moutarde délayée dans une quantité suffisante d'eau que l'on applique comme un cataplasme.

Le sinapisme désigne encore une préparation à base de moutarde qui se présente en feuilles d'une application très commode ; il suffit, en effet, de les tremper dans l'eau et de les maintenir pendant un certain temps sur la peau pour produire les effets révulsifs. Pour obtenir cette préparation, on se sert d'un papier épais au-dessus duquel on étend une couche d'une solution de caoutchouc dans un mélange de sulfure de carbone et d'essence de pétrole, puis l'on agite sur ce papier pendant la dessiccation un tamis contenant de la poudre de moutarde débarrassée de toute huile grasse.

Mode d'action. — C'est, sans contredit, l'action des sinapismes qui, avec celle des vésicatoires, a été le mieux étudiée au point de vue expérimental, car, si le vésicatoire représente le type de la révulsion lente et continue, le sinapisme représente un type de révulsion intense et rapide, dont les effets sont tout à fait caractéristiques.

Localement l'application du sinapisme détermine rapidement une sensation de chaleur qui aboutit vite à la douleur; cette douleur augmente pendant une dizaine de minutes; puis, elle diminue un peu, sans toutefois cesser d'être vive. Cette période de diminution dure environ dix minutes. Si l'application est prolongée, la douleur augmente de nouveau et devient très intense au bout de vingt-cinq à trente minutes.

Pendant ce temps, la peau devient rouge et chaude, la température locale augmente dans une telle mesure qu'on peut l'apprécier au toucher; les vaisseaux cutanés présentent une dilatation plus ou moins marquée.

Quand l'application dépasse une demi-heure, la vasodilatation du système cutané augmente, la rougeur s'accentue et l'épiderme peut se soulever en bulles. On n'observe le sphacèle du derme que dans le cas où le sinapisme a été oublié pendant plusieurs heures sur des malades sans connaissance.

La moutarde agit donc d'une façon réflexe sur les grandes fonctions de l'organisme par l'excitation cutanée qu'elle provoque et d'une façon directe sur les organes du voisinage en y faisant un appel sanguin.

Technique. — Pour obtenir l'effet révulsif de la moutarde, on emploie le plus souvent le cataplasme de farine de moutarde ou le sinapisme du commerce.

Pour le sinapisme du commerce, plus souvent désigné sous le nom de sinapisme Rigollot, la technique est fort simple : il suffit de faire tremper la feuille dans un peu d'eau froide pendant une à deux minutes, afin de la ramollir suffisamment ; cela fait, on l'applique sur la région désignée et on la maintient avec la main ou avec un pansement sommaire, pendant une durée de cinq à quinze minutes.

Comme pour les applications de teinture d'iode, je recommande de tâter la susceptibilité individuelle du sujet vis-à-vis du sinapisme et de ne pas dépasser, pour la première application, une durée de cinq minutes. Il est aussi très important de faire tremper le sinapisme dans l'eau *froide* et non dans l'eau *tiède ;* en effet, sous l'influence de l'humidité et de la chaleur, le dégagement de vapeurs d'essence de moutarde commence aussitôt à se produire et, comme il faut un contact d'une certaine durée avec l'eau pour ramollir le sinapisme, la préparation perd ainsi une partie de son principe actif. D'autre part, le sinapisme appliqué froid à la surface du corps a vite fait de s'échauffer et de se mettre en équilibre de température avec la surface cutanée, dont le degré de chaleur est tout à fait propice au dégagement du principe actif de la farine de moutarde.

Pour préparer le *cataplasme de farine de moutarde* encore appelé sinapisme, on procède de la façon suivante : on délaye dans une *quantité à peine suffisante d'eau froide* 200 grammes environ de farine de moutarde, de façon à former une bouillie épaisse ; cette bouillie est ensuite étendue sur un linge très fin (gaze ou mousseline) de telle sorte qu'elle forme une surface de dimensions convenables pour obtenir l'effet demandé, puis en repliant les bords du linge on enferme de toutes parts la bouillie étalée, et c'est seulement alors qu'on ajoute quelques gouttes d'eau chaude pour faire dégager le principe actif ; ensuite on applique immédiatement le cataplasme que l'on maintient en place comme il a été dit à propos du sinapisme en feuilles.

Il faut avoir soin de ne pas ajouter de vinaigre, comme on le fait trop souvent, aux cataplasmes et sinapismes, car, au lieu de renforcer leur action, on la diminue par cette pratique.

Le cataplasme de farine de moutarde ne présente pas un grand avantage sur le sinapisme en feuille ; il est long à préparer, et son action peut devenir extrêmement énergique et douloureuse pour peu qu'on l'oublie trop longtemps sur la peau ; son usage est du reste tombé en désuétude depuis qu'on possède les sinapismes tout préparés.

Il est bien préférable de se servir du cataplasme sinapisé, c'est-à-dire d'un cataplasme fait de farine de graine de lin sur lequel on aura ajouté quelques pincées de farine de moutarde, en ayant soin qu'il n'y ait nulle part d'agglomération de grumeaux de cette substance.

Indications. — L'action à la fois réflexe et décongestionnante des sinapismes est heureusement mise à profit dans le traitement d'un grand nombre de maladies.

1° MALADIES AIGUËS. — Il faut admettre ce principe thérapeutique que, d'une façon générale, les révulsifs à action rapide et intense comme le sinapisme conviennent surtout aux maladies aiguës.

L'indication du sinapisme doit être posée à la période

aiguë des affections des voies respiratoires : laryngite, trachéite, bronchite, quand celles-ci ont une grande intensité ;
l'action obtenue à l'aide de ce révulsif étant beaucoup plus
rapide que celle des applications de teinture d'iode, il
faut la réserver aux cas graves où l'on est forcé d'agir
rapidement. Dans la laryngite et la trachéite avec tém-
pérature un peu élevée, je prescris le sinapisme large,
couvrant toute la région pré-sternale, remontant jusqu'au
cartilage thyroïde et débordant d'au moins trois travers
de doigt de chaque côté de la ligne médiane. Le sinapisme ainsi largement appliqué a le précieux avantage,
en outre de son action antiphlogistique locale, de faire
tomber la température centrale d'une façon notable :
l'expérimentation et la clinique sont d'accord pour nous
l'affirmer.

2° Dans la BRONCHITE AIGUE avec température élevée,
je préfère encore le large sinapisme aux applications de
teinture d'iode, à cause de son action antithermique ; le
sinapisme doit être appliqué sur le thorax, du côté de la
lésion, et répété tous les jours jusqu'à disparition des
phénomènes aigus. Le traitement de la pneumonie fait
un large emploi des cataplasmes sinapisés qui calment
le point de côté, abaissent la température, ralentissent
les battements du cœur, produisent une vaso-dilatation
généralisée et calment la dyspnée.

L'énumération de ces propriétés montre que le sinapisme peut, au cours de la pneumonie, être utilisé avec
profit à toutes les périodes ; néanmoins, il est plus particulièrement indiqué dans les cas graves avec point de côté
violent et tachycardie où il constitue un précieux adjuvant
de la caféine comme agent toni-cardiaque. Il faut dans
ce cas l'appliquer tous les jours et quelquefois deux et
même trois fois par jour ; l'application doit être faite au

niveau de la lésion, là où l'on note la matité et le souffle pneumoniques; on obtient ainsi de très bons résultats dans les cas bénins.

3° Dans la BRONCHO-PNEUMONIE, les larges cataplasmes sinapisés sont nettement indiqués lorsque les éléments congestifs ou thermiques sont trop accentués ; ils font baisser la température et luttent efficacement contre la congestion par la vaso-dilatation qu'ils provoquent.

4° TUBERCULOSE PULMONAIRE. — Le cataplasme sina- pisé s'emploie dans les cas de poussées congestives pérituberculeuses accompagnées de fièvre et de dyspnée, où il convient mieux que le vésicatoire qui n'exerce aucune action, ni sur la fièvre, ni sur la dyspnée.

Il est en effet démontré qu'en pareille circonstance les révulsifs rapides, dont le sinapisme est le type, favorisent la respiration, après une courte période de dyspnée et, consécutivement, décongestionnent le poumon par suite d'une meilleure répartition du sang dans l'appareil circu- latoire.

Les poussées congestives s'observent surtout à la seconde période autour des zones indurées en voie de ramollissement.

Chez les tuberculeux présentant de la congestion du sommet, j'ai l'habitude de faire placer le même sinapisme successivement dans trois endroits différents : d'abord, en avant sous la clavicule; puis en arrière à la région supérieure du thorax; puis, enfin, au-dessous de la pointe inférieure de l'omoplate. L'action révulsive répétée ainsi trois fois de suite, même faite superficiellement à chaque endroit, est beaucoup plus active.

Le sinapisme constitue le mode choisi de révulsion chez les tuberculeux congestifs. Ces malades doivent l'employer dès qu'ils ont un peu de fièvre ou un point douloureux, et cela, non pas une fois de loin en loin, mais tous les jours pendant des semaines quand il le faut. La sinapisation, constitue avec les bains de pieds, les purgatifs et la quinine, la base de la méthode décongestive, par laquelle on arrête si souvent le processus d'extension des tubercules.

Autres indications. — La sinapisation représente l'excitation cutanée de choix employée dans le traitement de la syncope, du coma et de la congestion cérébrale.

C'est surtout dans ces cas qu'il importe de veiller à la durée de l'application sinapisée, car les malades ayant perdu connaissance ne peuvent avertir leur entourage de la sensation de brûlure qu'ils ressentent au niveau du sinapisme; on a pu observer du sphacèle du derme chez des malades où la durée d'application avait été prolongée trop longtemps. Le moment d'apparition des phénomènes de sphacèle est difficile à déterminer, car il varie avec la susceptibilité individuelle; mais il n'apparaît guère avant quarante à soixante minutes d'application. Le sphacèle est une complication qu'on devra toujours éviter, car la perte de substance ainsi produite est lente à se cicatriser.

Contre-indications. — Le sinapisme est contre-indiqué dans deux cas :

1° Chez les personnes dont la peau est très fine et réagit violemment à la moindre excitation; on peut cependant s'en servir dans ce cas, en le laissant très peu de temps;

2° Chez les gens très nerveux où le sinapisme peut amener un agacement et une surexcitation tels que de l'insomnie et de la fièvre peuvent en résulter.

N. B. — Ne jamais appliquer le sinapisme sur le thorax immédiatement après un repas, il faut attendre au moins deux heures.

THAPSIA

Le *thapsia garganica*, ou faux fenouil, est une ombellifère, l'écorce de sa racine renferme une résine de couleur jaune employée comme révulsif depuis Hippocrate. Cette résine sert à la confection d'emplâtres que l'on trouve dans le commerce sous le nom d'emplâtres de thapsia.

L'emplâtre de thapsia est d'un maniement fort commode, il suffit de l'humecter un peu avant de l'appliquer sur la peau.

La durée d'application varie de quinze à trente minutes.

Mode d'action. — L'emplâtre de thapsia possède une action locale assez marquée : très rapidement il détermine une vive démangeaison, puis la peau rougit, se tuméfie légèrement et se recouvre d'une éruption vésiculeuse. Il agit d'une façon réflexe très manifeste, mais il a l'inconvénient de provoquer à cause du prurit une vive agitation et de l'insomnie qui sont une cause de fatigue pour le malade.

Indications. — L'emplâtre de thapsia est très usité comme révulsif dans les trachéo-bronchites aiguës où il donne de bons résultats. Mais son emploi doit être proscrit chez les sujets excitables, les femmes et les enfants en particulier. Je m'en sers de préférence chez les individus obèses, chez lesquels un révulsif moins puissant n'exercerait pas d'action à cause de l'épaisseur du pannicule cellulo-graisseux sous-cutané.

C'est un agent assez démodé et fort justement ; les sinapismes le remplacent avec avantage.

HUILE DE CROTON

Cette huile est préparée avec les semences d'une plante euphorbiacée appelée *Croton tiglium* ; son principe actif est l'acide crotonique. On l'emploie sous forme de frictions, pure ou mélangée d'huile d'olives ; pure à la dose de II à X gouttes, mélangée dans la proportion d'une partie d'huile de croton pour cinq parties d'huile d'olive. Chomel employait jadis un emplâtre crotoné composé suivant la formule :

Emplâtre de diachylon gommé................ 8 gr.
Huile de croton............................ 2 —

L'huile de croton est, aujourd'hui encore, ajoutée dans certains cas à la teinture d'iode à la dose de III à VI gouttes.

Mode d'action. — C'est un révulsif inflammatoire du même genre que le précédent, agissant d'une façon réflexe et d'une façon locale par l'appel sanguin qu'il détermine vers la peau. La friction à l'huile de croton provoque presque instantanément une vive sensation de brûlure ; puis la peau rougit et se recouvre, au bout de quelques heures, d'une éruption vésiculeuse qui ne disparaît qu'au bout de trois ou quatre jours et qui, dans certains cas, se généralise à toute la surface du corps.

Indications. — L'huile de croton s'emploie parfois chez les sujets accoutumés à l'action de la teinture d'iode ; en effet, les applications de teinture d'iode répé= tées pendant un certain temps perdent leur action révulsive : la peau ne réagit plus et l'absorption ne se fait plus. En pareil cas, il est indiqué de renforcer l'action révulsive de la teinture d'iode par l'addition de quelques gouttes d'huile de croton.

On formulera, par exemple :

Teinture d'iode......................	10	gr.
Huile de croton......................	III gouttes	

Ce mélange détermine la formation de petites vésicules sur la peau colorée en jaune par la teinture. Il s'emploie d'emblée chez les individus à peau épaisse ou doublée d'une forte couche graisseuse.

L'huile de croton peut être employée utilement, mélangée à de l'huile d'olive dans la proportion d'une partie pour cinq ou pour dix, en application sur le cuir chevelu, rasé au préalable.

L'huile de croton est le type des révulsifs à action rapide et extrêmement puissante ; aussi son emploi est-il réservé aux cas où il faut agir vigoureusement. On peut, du reste, refaire une deuxième et même une troisième application sur le même point, les jours suivants, et, par suite, répéter l'excitation, ce qui est impossible avec le vésicatoire.

Ces applications sont indiquées dans certains cas d'affections cérébrales graves, telles que la paralysie générale, la sclérose en plaques, les attaques apoplectiformes, les lésions localisées sur l'écorce cérébrale. L'action de ce révulsif est supérieure à celle du vésicatoire appliqué dans les mêmes conditions et, dans les maladies que nous venons de citer, il n'est pas rare de voir une amélioration notable suivre son emploi. Contre la méningite tuberculeuse, ce mode de révulsion a été préconisé, et par lui j'ai obtenu des rémissions ; mais il faut remarquer qu'il s'agit là d'une maladie contre laquelle rien ne réussit. Dans un cas de pseudo-méningite hystérique, j'ai obtenu par lui une guérison rapide.

Voici la façon de procéder : les cheveux sont coupés et le crâne est rasé sur une large surface, *en tête de capucin*, une couronne de cheveux restant seule tout autour de la tête ; sur la partie rasée, le mélange des deux huiles est appliqué doucement avec un tampon d'ouate ; au-dessus, on met un peu de gaze boriquée et sur le tout un bonnet bien serré pour empêcher le malade de porter ses doigts sur sa tête.

Deux choses sont à recommander : 1° qu'il n'y ait pas d'écoulement d'huile de croton sur la peau des régions voisines, où elle provoquerait une irritation des plus désagréables ; 2° que le malade ne puisse pas promener ses doigts sur les parties imbibées d'huile et ensuite toucher ses yeux.

Le lendemain de l'application, on enlève la gaze et on la remplace par de la gaze fraîche recouverte de vaseline boriquée.

Les cheveux repoussent très bien, une fois la guérison obtenue.

POINTES DE FEU

Définition. — C'est une cautérisation ignée faite par points isolés de très petite étendue au moyen du thermocautère.

Historique. — La cautérisation par le fer rouge a été pratiquée dès la plus haute antiquité. Hippocrate et ses élèves la recommandaient contre certaines affections douloureuses et la considéraient comme le remède suprême contre les maladies les plus graves. Les médecins de l'école arabe l'appliquèrent au traitement des affections les plus diverses, et cautérisèrent jusqu'à l'exagération. Après ceci, une réaction se produisit, et les fers à cautériser furent abandonnés pour les caustiques. En 1790, après un concours ouvert à l'Académie de chirurgie sur l'emploi des cautères, parut le mémoire de Percy sur la Pyrotechnie chirurgicale, pratique ou art d'appliquer le feu en chirurgie. Depuis, la question de la cautérisation ignée fut l'objet de nombreux travaux; l'instrumentation de cette médication subit un grand perfectionnement par la découverte de l'appareil de Paquelin dans lequel l'incandescence du cautère est obtenue par des vapeurs hydro-carbonées et, peu à peu, son action thérapeutique fut étudiée de plus près et ses indications se précisèrent de plus en plus.

Instrumentation. — On emploie le plus souvent le thermo-cautère de Paquelin. Cet appareil se compose de trois parties principales : l'une, en platine, affecte une forme variable (pointe, couteau, bouton, ou champignon), et se termine par un tube creux entouré d'un manche en bois, la seconde est composée d'une soufflerie, la troisième est un récipient renfermant de l'essence minérale, relié d'une part à la portion en platine, et d'autre part à la soufflerie par des tubes de caoutchouc.

Le thermo-cautère de Paquelin, tel qu'il se trouve dans
e commerce, est renfermé dans une boîte, qui contient
n outre une lampe à alcool pouvant être complètement
bturée par un bouchon métallique à vis.

Manœuvre de l'appareil. — On commence par faire
choix du cautère, le plus généralement, celui en couteau :
on le visse sur le manche en bois et l'on adapte à l'extrémité renflée du manche le tube de caoutchouc relié au
récipient d'essence minérale. Le bouchon de ce récipient
st traversé par un autre tube qui est celui de la soufflerie.
L'appareil est alors monté.

Cela fait, on porte le cautère dans la flamme de la
lampe à alcool, en le tenant d'une façon oblique par rapport au plan horizontal, jusqu'à ce que le platine prenne
une teinte rouge sombre ; à ce moment seulement, on
commence à manœuvrer la soufflerie et à faire ainsi
arriver dans le cautère des vapeurs d'essence qui, en se
comburant, portent le platine au rouge clair.

L'appareil est prêt à fonctionner.

On entretient, pendant la durée de l'application des
pointes de feu, la teinte rouge du cautère en continuant
à manœuvrer la soufflerie. Quand l'application est terminée, il devient nécessaire de brûler toutes les vapeurs
d'essence minérale dégagées dans le récipient, sans quoi
ces vapeurs iraient encrasser le cautère et en rendraient
le fonctionnement ultérieur défectueux ; sinon impossible.
Pour cela, on porte le cautère au rouge vif, en manœuvrant
suffisamment vite la soufflerie, puis brusquement on
retire du manche en bois le tube en caoutchouc qui le
relié au récipient d'essence. L'incandescence du platine
se prolonge alors, pendant un temps suffisamment long
pour brûler toutes les vapeurs introduites dans le cautère.

Puis on laisse refroidir l'appareil, on le démonte, et on remet en place ses différentes parties.

Technique de l'application des pointes de feu. — L'appareil étant prêt à fonctionner, l'opérateur accroche le récipient d'essence à la poche gauche de son vêtement ou le fait tenir par un aide ; de la main droite il tient, à la façon d'une plume à écrire, le manche du cautère, tandis que de la main gauche il actionne la soufflerie. S'approchant alors du malade, il se place à sa gauche si l'application doit être faite sur le dos ; à sa droite, s'il s'agit du ventre, ou d'une façon appropriée, s'il s'agit d'un membre. Puis, très rapidement, de l'extrémité incandescente du cautère, il touche le tégument d'une façon très brusque et très rapide, en déplaçant la main de droite à gauche et en laissant entre chaque contact un espace d'un à deux centimètres environ. Il dessine ainsi une ligne ponctuée d'une longueur variable avec les indications, et quand il est arrivé à l'extrémité de la région désignée pour recevoir l'application, il fait une reprise et recommence la même manœuvre un peu plus bas, de façon à tracer une seconde ligne ponctuée parallèle à la première, à une distance d'un centimètre environ. Il trace ensuite une troisième ligne, une quatrième, et davantage encore, selon l'effet cherché.

L'application est alors terminée.

La région reste découverte pendant quelques minutes, et comme il se forme une croûte très rapidement au niveau des points cautérisés, il est inutile de mettre un pansement ; ce n'est que pour satisfaire le malade ou son entourage que l'on appliquera un morceau de gaze légèrement antiseptique (boriquée, salolée), ou trempée dans de l'eau froide.

Depuis quelque temps, on trouve dans le commerce un thermo-cautère de volume assez réduit pour pouvoir être introduit dans la poche comme la trousse ordinaire. Cet appareil est construit selon les principes du thermo-cautère de Paquelin et se compose comme le précédent de trois parties essentielles : le cautère en platine, la soufflerie et le réservoir à essence. Les deux premiers ont des dimensions beaucoup plus petites que celles de leurs homologues de l'appareil Paquelin; mais la différence principale réside dans ce fait que le réservoir à essence se trouve renfermé dans le manche en bois du cautère en platine. Le manche, en effet, est creux et porte un dispositif qui permet d'y introduire de petites éponges imbibées d'essence minérale.

Ce thermo-cautère, très maniable à cause de son faible volume, est capable de répondre à presque toutes les exigences de la pratique médicale; mais il oblige à des manœuvres assez fréquentes de recharge d'essence car le manche ne peut en contenir qu'une faible quantité.

Action thérapeutique. — Les pointes de feu possèdent une action locale et une action générale, qui les rapprochent des agents révulsifs étudiés dans un autre chapitre. L'action locale est caractérisée par une douleur dont l'intensité varie avec le degré d'incandescence auquel on porte le cautère. Plus l'incandescence est accentuée, c'est-à-dire plus la teinte du cautère se rapproche du blanc, moins la douleur est vive ; au contraire, plus la teinte est sombre, plus la douleur est forte. D'après Percy, « un cautère très rouge est à un cautère simplement chaud, pour la douleur de la cautérisation, ce qu'est un bistouri bien tranchant à un bistouri émoussé pour celle de l'incision ». Les phénomènes douloureux consécutifs à la cautérisation ponctuée ne durent généralement que quelques instants et sont bientôt remplacés par des picotements et une sensation de chaleur plus ou moins accusée. En même temps la peau pâlit, puis rougit dans le voisinage des points touchés, tandis qu'au niveau de ceux-ci, il se forme rapidement une petite eschare. Cette eschare a une forme et des dimensions variables avec l'instrument employé ; sa profondeur dépend de la force de pression que l'on a développée au moment de l'application, mais elle n'atteint généralement pas la face profonde de la peau.

L'action générale des pointes de feu est celle des révulsifs à action rapide et énergique : ralentissement du pouls, stimulation cardio-vasculaire suivie bientôt de dépression, ralentissement des mouvements respiratoires, légère élévation de la température, disparition des douleurs préexistantes.

Indications thérapeutiques. — Les indications thérapeutiques des pointes de feu sont très nombreuses tant au point de vue médical qu'au point de vue chirurgical ; nous n'aurons en vue dans ce chapitre que les indications d'ordre purement médical.

Névralgies. — Les pointes de feu constituent le remède héroïque des névralgies de certaines parties du corps et plus particulièrement de la névralgie sciatique et de la névralgie intercostale.

Dans le traitement de la névralgie sciatique, elles représentent le mode de révulsion le plus efficace et le plus rapide à la fois ; on ne saurait, en effet, obtenir une action calmante aussi marquée par le badigeonnage avec la teinture d'iode même sur toute la longueur du nerf, ni par l'application d'une série plus ou moins longue de petits bouts de vésicatoire disséminés sur le trajet du nerf sciatique. Les pointes de feu conviennent à certaines variétés de névralgie sciatique telle que la variété dite essentielle, *a frigore*, qui se montre chez des sujets vigoureux, sans tare héréditaire ni acquise, à l'occasion d'un surmenage ou d'unrefroidissement. Elles font merveille dans la variété hystérique car elles produisent, en plus de leur action révulsive, une action psychique souvent nécessaire chez les sujets hystériques. Elles peuvent encore être employées comme adjuvant dans le traitement de la névralgie sciatique syphilitique concomitamment avec la médication spécifique ; dans la névralgie sciatique des tuberculeux, il ne faudra les appliquer que chez des malades apyrétiques, atteints d'une forme torpide de tuberculose pulmonaire. Je les considère comme nuisibles dans le traitement de la sciatique goutteuse à cause de la possibilité d'une métastase et dans celui de la sciatique choréique, parce qu'elles provoquent toujours une excitation générale qui ne peut qu'augmenter les mouvements choréiques.

L'application des pointes de feu sera faite de la façon suivante : le malade étant couché sur le ventre, la jambe allongée, on appliquera des pointes de feu le long de la face postérieure, sur le trajet du nerf, sur une ou plusieurs lignes et d'une façon assez rapprochée ; au niveau des points douloureux et en particulier au niveau du point d'émergence du sciatique, on en appliquera un plus grand nombre.

Dans le traitement de la névralgie intercostale, l'application doit être faite de préférence au niveau des trois points douloureux situés respectivement près des vertèbres (point postérieur), au milieu de l'espace intercostal (point médian), près du sternum (point antérieur).

On appliquera sur ces différentes zones des pointes de feu assez rapprochées, sur une surface de plusieurs centimètres carrés, et l'on se contentera de quelques pointes le long du trajet du nerf.

ARTHRITES CHRONIQUES. — Les pointes de feu réussissent très bien, dans la plupart des cas, à calmer les douleurs de l'arthrite sèche. Il ne faut naturellement les employer que dans les formes légères qui ne s'accompagnent pas de déformation et ne se caractérisent que par des phénomènes douloureux plus ou moins accusés, des craquements et une certaine gêne dans les mouvements. Quand l'arthrite est arrivée à une période avancée et qu'il existe une déformation manifeste des surfaces articulaires, les pointes de feu sont absolument inutiles.

PLEURÉSIE SÉRO-FIBRINEUSE. — D'une façon générale, les pointes de feu ne doivent être employées, dans le traitement de la pleurésie séro-fibrineuse, qu'à la période de défervescence, c'est-à-dire quand l'épanchement est en train de se résorber spontanément ou quand la résorption se produit après qu'une thoracentèse a permis d'évacuer une certaine quantité de liquide. Il est en effet démontré que la cautérisation ponctuée n'exerce aucune action sur l'épanchement quand celui-ci est d'abondance moyenne, mais il en est autrement quand le volume de l'épanchement ne dépasse pas 200 à 300 grammes.

On pourra donc appliquer des pointes de feu à la période de résorption de l'épanchement quand celui-ci n'a qu'un faible volume, et parfois une seule application suffira pour faire résorber le liquide; dans la plupart des cas, on ne les appliquera qu'après une ou deux thoracentèses alors qu'il n'existe plus qu'un peu d'obscurité respiratoire accompagnée de douleurs intercostales et d'une légère dyspnée.

Après la résorption complète du liquide, il persiste souvent, pendant la période de convalescence, des points de côté plus ou moins accusés que l'on devra combattre par de nouvelles applications superficielles de pointes de feu.

Dans la *pleurésie sèche*, les pointes de feu sont indiquées et activent la réparation, quand on les emploie au moment où la fièvre tombe. Elles n'ont aucune action dans la période d'augment et par conséquent d'infection.

Contre la *splénisation pulmonaire* que l'on voit dans la GRIPPE prolongée, elles constituent le traitement de choix. En provoquant une action réflexe et des phénomènes vaso-moteurs, elles rétablissent la circulation pulmonaire mieux que les médicaments ne peuvent faire. Il faut répéter leur application à des intervalles rapprochés.

TUBERCULOSE PULMONAIRE. — Les pointes de feu sont indiquées à titre de révulsif dans deux circonstances principales :

1º Pour combattre les points de côté si fréquents chez les tuberculeux;

2º Pour lutter contre les phénomènes congestifs péri-tuberculeux.

Il faut, avant tout, se souvenir que cette médication ne doit être employée que chez une certaine catégorie de phtisiques, ceux qui font leur affection sans fièvre, sans excitation, d'une façon apyrétique et torpide.

Les points de côté disparaissent souvent après une seule application, ne comportant qu'un petit nombre de pointes de feu, une vingtaine environ, disposées autour du point maximum de la douleur.

Les phénomènes de congestion pérituberculeuse nécessitent, au contraire, des applications répétées assez fréquemment. On se conformera aux règles suivantes :

1° Faire l'application à l'endroit où existent des signes de congestion, c'est-à-dire là où l'oreille perçoit, autour d'une zone de craquements, une respiration rude et soufflante, quelquefois remplacée par un souffle véritable et des râles sous-crépitants ;

2° Donner à l'application une étendue suffisante pour qu'elle dépasse légèrement les limites de la portion congestionnée du poumon ;

3° Rapprocher les pointes de feu de façon à ne laisser entre elles qu'un centimètre au plus ;

4° Répéter l'application tous les quatre, six ou huit jours, selon que l'on aura affaire à une forme plus ou moins torpide et à un sujet plus ou moins indifférent à l'excitation générale produite par les pointes de feu.

La cautérisation ponctuée réussit souvent, chez les tuberculeux apyrétiques à faire disparaître des zones de congestion assez étendues et évoluant depuis un certain temps, alors qu'elles avaient résisté aux cataplasmes sinapisés et aux applications de teinture d'iode.

MALADIES DU CŒUR. — Je les emploie rarement dans les endocardites et les péricardites aiguës, car elles sont douloureuses dans cette région, énervent les malades et sont peu efficaces. Je leur préfère, et de beaucoup, les applications de glace longtemps prolongées.

CONGESTION DU FOIE. — Celle-ci est fréquente au cours des cirrhoses et reconnaît souvent une cause passagère, alimentaire ou infectieuse. Elle peut faire progresser le travail d'extension de la cirrhose, aussi est-il indispensable de la faire cesser rapidement. Les pointes de feu constituent un excellent moyen à employer pour atteindre ce but. Il est bon de les mettre dès que le foie devient gros et douloureux. On les fera, de préférence, sur la partie débordante du foie, au-dessous des côtes, sur plusieurs lignes et bien appliquées. Leur action s'ajoute à celle des purgatifs cholagogues et des alcalins qui sont de mise en pareil cas, et contribue à décongestionner le foie malade.

ESTOMAC. — Les pointes de feu appliquées sur le creux épigastrique sont fort douloureuses. On s'en sert avec succès contre l'anorexie et les vomissements hystériques à titre suggestif.

MYÉLITES DIFFUSES. — Les pointes de feu sont indiquées au cours des myélites, alors que les phénomènes d'excitation de la phase aiguë disparaissent. Elles agissent d'une façon souvent efficace contre les différents symptômes, surtout si elles sont appliquées d'une façon énergique. Il ne faut pas hésiter à ponctuer au fer rouge toute la longueur de la colonne vertébrale, et cela de chaque côté, en appliquant les pointes de feu très près les unes des autres. J'ai souvent, par ce moyen, empêché la marche progressive de l'affection pendant un temps quelquefois considérable. Grasset a obtenu aussi de bons résultats de l'emploi des pointes de feu qu'il considère comme un puissant moyen d'amélioration des myélites chroniques.

Ces applications devront être répétées tous les quatre à six jours, selon les sujets et l'allure de la maladie.

Certains auteurs, à l'exemple de Charcot, préconisent l'usage des pointes de feu pendant la période d'état des myélites, quand celles-ci évoluent d'une façon torpide. C'est une ligne de conduite que je suis toujours.

VÉSICATION

Définition. — C'est une médication qui a pour but la production de collections séreuses sous-épidermiques par l'application de corps vésicants.

Historique. — L'origine de la vésication est entourée de grandes obscurités : d'après Huchard, le père du vésicatoire serait Asclépiade de Béthynie ; pour d'autres, ce serait Arétée.

D'après Bablon, cette paternité revient à Archigène, médecin de Néron, qui vivait au commencement du IIᵉ siècle, un peu avant Arétée, et qui, le premier, aurait parlé en termes clairs de cet agent de la façon suivante : « Nous nous servons du cataplasme où entrent les cantharides, lequel fait de grands effets pourvu que les petits ulcères qu'il excite demeurent longtemps ouverts ; mais il faut en même temps garantir la vessie par l'usage du lait tant à l'intérieur qu'à l'extérieur. » Galien et les médecins de son école : Aétius, Paul d'Egine, imitèrent l'exemple d'Archigène ; il en fut de même d'Arétée qui, dans l'épilepsie, recommandait les frictions cantharidiennes sur le crâne. Oribase, quoique connaissant les inconvénients de cet agent thérapeutique, s'en montre assez partisan, de même que les médecins arabes et ceux de l'école de Salerne. Au XVIᵉ siècle, le vésicatoire n'était encore employé que dans quelques rares maladies : épilepsie, douleurs articulaires, cécité, hydropisie et aussi dans les affections longues où les autres remèdes ne produisaient plus d'effet. Sous l'influence de Mercurialis, d'Herculis Saxonia, de Sennertus, l'usage des vésicants qui avait donné de bons résultats dans le traitement des maladies épidémiques se répandit surtout en Italie et en France. Au XVIIᵉ siècle, Boërhaave, Sydenham les employèrent dans les fièvres, les pleurésies, les hydropisies, et leur exemple fut suivi par un grand nombre de praticiens.

En 1699, un médecin de Bologne, Baglivi, dans un livre resté célèbre, intitulé : *De usu et abusu vesicantium*, résuma les indications des emplâtres vésicants et déclara que l'on ne devait pas les employer chez les sujets débiles, dans les états cérébraux, les fièvres ardentes, etc.

Le XVIIIᵉ siècle vit se reproduire l'usage immodéré du siècle précédent, aussi des protestations énergiques s'élevèrent de la part de nombreux auteurs, à la tête desquels figurent Van Swieten et Tralles. L'influence de Broussais et de ses élèves Bouillaud et Andral, grands partisans du vésicatoire, fit contre-poids aux attaques de Louis, de Laennec et de Rasori, et en 1855, à l'Académie de médecine, lors de la discussion sur les cautères, la cause de l'emplâtre vésicant résista à l'assaut que lui livra Malgaigne. Depuis, sous l'influence des dernières notions acquises en physiologie et en microbiologie, le vésicatoire tomba dans une période de décadence; à l'heure actuelle, il semble que les médecins qui l'emploient obéissent plutôt aux exigences de l'entourage du malade qu'à des indications fournies par la maladie. Pourtant, cet agent peut rendre des services, et son emploi devient, dans certains cas, d'une nécessité formelle. En effet, on ne peut nier son efficacité dans les arthrites rhumatismales. Peut-être même, l'incompatibilité qui semble exister entre la conception étiologique microbienne et l'emploi du vésicatoire est-elle plus apparente que réelle, car certains faits établis par Maurel tendent à prouver que l'application de cet agent est suivie d'une hyperleucocytose qui doit être utile à l'organisme dans sa lutte contre les agents microbiens.

Action locale. — La vésication peut être considérée comme le dernier terme de la révulsion, dont le premier serait la simple rubéfaction des téguments. L'application des corps vésicants détermine d'ailleurs successivement tous les phénomènes de la révulsion; en effet, dans les premières heures, elle se traduit subjectivement par des sensations d'engourdissement et de chaleur, puis par de la douleur, et objectivement par une rubéfaction plus ou moins prononcée de la peau sous-jacente. La durée de ce premier stade, que l'on pourrait appeler stade de rubéfaction, varie selon les individus ; en moyenne elle oscille entre six et neuf heures.

Le stade de vésication proprement dit commence par le soulèvement de l'épiderme dont les couches superficielles, sous l'influence de la sécrétion séreuse provoquée par le corps vésicant, se décollent de la couche muqueuse de Malpighi, au niveau de la couche granuleuse (Renaut). Ce soulèvement aboutit à la formation de petites bulles transparentes séparées ; puis, le décollement et la sécrétion séreuse continuant, ces bulles se réunissent pour former l'ampoule, la cloche comme on l'appelle vulgairement. Les dimensions de cette ampoule varient suivant un grand nombre de circonstances : étendue du corps vésicant, durée de l'application, susceptibilité individuelle, état pathologique. De là le fâcheux pronostic porté autrefois par certains médecins et aujourd'hui encore par un certain public chez les malades dont le vésicatoire n'a pas pris. Son contenu est constitué par un liquide séreux, de réaction alcaline, renfermant de l'albumine et des globules sanguins en nombre variable ; on y trouverait, d'après Hayem, une certaine quantité du principe actif du corps vésicant, cantharidine par exemple. Mais Lacomme, qui a fait des recherches en 1892, est arrivé à des résultats opposés ; cet auteur a trouvé pour 1.000 grammes de liquide :

Eau	910 gr.	
Fibrine	3	— 20
Matières albuminoïdes	72	— 50
Graisse	1	— 20
Matières extractives	3	— 90
Sels minéraux	9	— 20

L'effet de la vésication se propage au niveau de la

couche muqueuse de Malpighi qui, lorsqu'on crève l'ampoule, se montre rouge et congestionnée, et même jusqu'au niveau du derme dont les réseaux capillaires sont turgescents et laissent sourdre le liquide séreux.

Le stade de la vésication s'arrête là. -

Si l'application du corps vésicant est prolongée, l'ampoule se rompt généralement, les lésions du derme d'abord purement exsudatives s'accentuent et des phénomènes d'ulcération apparaissent.

Action générale. — Cette action varie avec la nature de la substance vésicante employée; mais comme, le plus souvent, on emploie des préparations à base de cantharides, nous étudierons spécialement les effets généraux déterminés par cette substance.

La cantharidine, principe actif du vésicatoire, se dissout dans le liquide de l'ampoule en se transformant en cantharidate alcalin soluble et pénètre dans l'organisme. Son action toxique se traduit par des phénomènes inflammatoires au niveau des organes d'élimination.

L'appareil urinaire est le plus touché : « les malades éprouvent une sensation de chatouillement dans la région du gland, une ardeur ou douleur cuisante dans la vessie et jusque dans la région lombaire. Pendant ce temps les urines sont modifiées; elles deviennent foncées, sanguinolentes, plus ou moins riches en albumine et, lorsque ces phénomènes sont très accentués, elles contiennent quelques fausses membranes. Ces symptômes ont été rapportés à une cystite dite cantharidienne plus ou moins intense. L'acidité de l'urine mettrait la cantharidine en liberté dans la vessie qui, par suite, s'enflammerait. Cette phlegmasie est fibrino-purulente comme celle de la peau ». (Hayem.) L'uretère, le bassinet et les calices présentent des lésions analogues signalées par Bouillaud. Le rein, d'après Cornil et Ranvier, offre les lésions de la néphrite diffuse aiguë ; il est congestionné, les vaisseaux glomérulaires sont le siège d'une diapédèse exagérée, les cellules épithéliales des tubes urinifères sont gonflées et granuleuses.

Il existe, en outre, une vive hypérémie des muqueuses bronchique, biliaire et intestinale. D'après Stokes, il n'y aurait pas de lésions des centres nerveux.

Les accidents du cantharidisme sont rarement graves, leur intensité varie selon les individus, ils se montrent dans un dixième des cas ; pour les éviter, il faut enlever le vésicatoire dès que l'ampoule est constituée et évacuer, avec le liquide qu'elle renferme, la cantharide dissoute prête à pénétrer dans l'organisme. La pratique qui consiste à recouvrir le vésicatoire de camphre dissous dans l'éther donne des résultats inconstants ; elle mérite néanmoins d'être suivie.

VÉSICATOIRE CANTHARIDIEN

C'est le plus employé aujourd'hui. Il se présente sous la forme d'emplâtre composé de diachylon gommé ou de sparadrap à la surface duquel est étendue une couche d'une préparation à base de cantharides. Cette forme commode et pratique est relativement récente ; autrefois il en était autrement : « Des cantharides plus ou moins mêlées à de la mie de pain ou à des figues sèches détrempées dans l'eau et réduites en pulpe, tel était l'emplâtre primordial qu'employait son promoteur Archigène et tel nous le retrouvons au XVIᵉ siècle, avec adjonction de quelques graines de moutarde pour en corser l'effet. A cette époque, Fernel modifie l'excipient complexe et

grossier qu'étaient le levain et les figues et le remplace
par l'axonge dans la porportion de quatre parties de
cette substance pour une partie de cantharides ».
(Bablon.) En 1844, Roques définissait le vésicatoire dans
les termes suivants : « emplâtre composé de vieux
levain et de vinaigre ou de quelque autre matière em-
plastique que l'on recouvre d'une certaine quantité de
poudre de cantharides ». Il faut arriver à Bretonneau
pour trouver un vésicatoire ressemblant à ceux que l'on
emploie actuellement; ce vésicatoire était formé d'une
pâte molle d'huile d'olives et de cantharides en poudre
étendue sur un sparadrap et recouverte de papier
brouillard. Trousseau employait un vésicatoire analogue
formé d'une rondelle de papier Joseph imbibée d'extrait
éthéré de cantharides et appliquée sur une autre rondelle de sparadrap.

L'emplâtre vésicatoire du codex est ainsi composé :

Résine élémi	100 gr.
Huile d'olive	40 —
Onguent basilicum	300 —
Cire jaune	400 —
Cantharides en poudre fine	420 —

Cet emplâtre renferme environ le tiers de son poids
de principe actif; il en est de même des mouches de
Milan qui sont de petites rondelles de taffetas noir, de
4 centimètres de diamètre, recouvertes de 1 gramme du
mélange suivant :

Poix blanche\\Cire jaune..(āā	50 gr.
Térébenthine de Mélèze	10 —
Essence de lavande\\ — — thym..(āā	1 —
Cantharides en poudre très fine	50 —

Le vésicatoire anglais composé selon la formule :

Cire blanche	3 gr.
Axonge	7 —
Suif	3 —
Poix blanche	1 —
Poudre de cantharides	7 —

est plus actif. « Il a l'avantage d'être à la fois plus puissant et moins adhésif que le vésicatoire du codex et par conséquent de faire moins souffrir quand on le détache. » (Mayeux.)

La cantharidine entre dans la fabrication d'un emplâtre imaginé par M. Gobley et ainsi composé .

Cantharidine	0,05 centigr.
Collodion élastique	20 gr.

Ce mélange est ensuite étendu sur un sparadrap.

Tous ces emplâtres sont aujourd'hui abandonnés à cause de leur inconvénient d'exiger une préparation extemporanée et l'on emploie couramment les toiles vésicantes diverses que l'on trouve dans le commerce.

Il existe, en outre, un vésicatoire liquide à base de cantharide imaginé par Bidet et composé d'une solution chloroformique de cantharidine additionnée d'un peu de cire que l'on emploie en badigeonnages.

Principe actif. — Il est constitué par la poudre de cantharide. La cantharide ordinaire (*Cytta* ou *Cantharis vesicatoria*) est un insecte coléoptère mesurant environ 2 centimètres de longueur, d'un vert doré très brillant, très répandu en France, en Italie et surtout en Espagne. On la recueille sur les graminées et les caprifoliacées à l'époque du solstice d'été; on la fait sécher et on la conserve à l'abri de l'humidité. La poudre de cantharide a une odeur piquante et désagréable; elle renferme des matières organiques variées et un principe chimique, la cantharidine, dans la proportion de 3 à 5 0/0.

La cantharidine, isolée par Robiquet en 1816, a pour formule $C^{10}H^6O^4$; elle se présente sous la forme d'une substance blanche cristallisant en prismes incolores, d'une saveur très âcre. Elle est insoluble dans l'eau, soluble dans l'huile et les corps gras, dans l'alcool à chaud et surtout dans l'éther; elle est très volatile. Elle peut être considérée comme un alcool tétratomique et forme une base d'où émanent un grand nombre de dérivés, dont le plus important, l'anhydrite cantharidique, se combine facilement avec les bases pour former des cantharidates. L'un d'eux, le cantharidate de potasse, est soluble dans l'eau et possède une très grande toxicité.

MODE D'EMPLOI DU VÉSICATOIRE. — Le vésicatoire peut être posé sur toutes les parties du corps, mais les lieux de prédilection sont le dos, les bras. les cuisses, l'abdomen et la nuque; pour chaque cas particulier, le siège du vésicatoire est naturellement indiqué par le genre de la maladie. Pour l'appliquer, il suffit de le chauffer très légèrement et de le maintenir appuyé sur la peau pendant quelques minutes; on l'assujettit ensuite avec une bande ou plus simplement avec deux bandelettes de diachylon qui se croisent et qui dépassent suffisamment les bords du vésicatoire pour venir adhérer à la peau.

Les toiles vésicantes qui existent dans le commerce permettent de se procurer des emplâtres de toutes dimensions; toutefois, il est prudent de ne pas prescrire de vésicatoires supérieurs à 12 centimètres de côté. Comme le fait remarquer Bablon, l'absorption de la cantharidine, toutes choses égales d'ailleurs du côté du malade, dépend de la surface du topique, de sa nature, de sa durée d'application, de son siège, de l'intégrité de l'ampoule; d'où la règle de ne maintenir que pendant deux heures l'application vésicante chez les enfants au-dessous de cinq ans; quatre heures chez les enfants plus âgés, douze à vingt-quatre heures chez les adultes.

Le vésicatoire peut être volant ou permanent; dans le premier cas, une fois la vésication obtenue, l'emplâtre est enlevé aussi doucement que possible afin de ne pas arracher l'épiderme, puis on perce l'ampoule à la partie la plus déclive, et l'on évacue toute la sérosité, car celle-ci renferme, comme nous l'avons vu, de la cantharidine en dissolution. On applique par-dessus l'ampoule un pansement léger composé de gaze aseptique enduite de vaseline boriquée ou salolée. Dans le second cas, on laisse le vésicatoire en place pendant quelques heures au plus, puis on enlève la calotte épidermique à l'aide de ciseaux, et on panse la plaie pendant un ou deux jours comme dans le cas précédent; les jours suivants, on applique sur la surface dénudée de la pommade épispastique à base de cantharide ou de garou, ou un taffetas épispastique dont on augmente graduellement l'action; pour supprimer ce vésicatoire, on diminue graduellement l'énergie des applications épispastiques et l'on panse la plaie avec une vaseline antiseptique jusqu'à cicatrisation. Le vésicatoire permanent est beaucoup moins employé que le vésicatoire volant.

Vésicatoire à l'ammoniaque. — L'ammoniaque possède des propriétés vésicantes énergiques, mais il a le grand inconvénient de provoquer une douleur vive qui empêche de l'employer sur de grandes surfaces; aussi est-il réservé aux petites vésications.

Le vésicatoire ammoniacal se compose essentiellement d'un disque de substance perméable imbibé d'une solution de gaz ammoniaque titrant 20 à 25°. On peut employer une étoffe de laine, du feutre, de la flanelle, de l'amadou, du coton hydrophile et même du papier buvard. Il faut, pour obtenir l'effet vésicant, recouvrir la rondelle imbibée d'ammoniaque d'un verre de montre, comme le recommande Darcq, d'une pièce de 5 francs (Lafargue), d'un dé à coudre (Trousseau) ou d'une pièce métallique quelconque, ou d'un rond de carton maintenu sous un verre.

L'ampoule apparaît généralement au bout d'un quart d'heure ; l'action vésicante de l'ammoniaque est donc beaucoup plus rapide que celle de l'emplâtre cantharidien.

On peut encore utiliser l'ammoniaque sous forme de pommade, selon la formule de Gondret :

Suif de mouton..	$\overline{\overline{aa}}$........................	10 gr.
Axonge..........		
Ammoniaque à 0,92................		30 —

en ayant soin de ne pas prolonger l'application pendant plus d'un quart d'heure.

Autres procédés de vésication. — Certaines substances végétales ou minérales possèdent aussi la propriété de produire la vésication ; c'est ainsi qu'Asclépiade se servait d'un vésicatoire composé de plantes de la famille des euphorbiacées, de nitre et de vinaigre. L'anémonine, extraite de l'anémone, de la famille des renonculacées, le cardol, huile extraite de la noix d'acajou, le chloral, l'acide phénique sont susceptibles aussi de produire des effets vésicants, mais ne sont guère utilisés.

Marteau de Mayor. — C'est un marteau ordinaire que l'on trempe dans l'eau bouillante et que l'on applique, après l'avoir essuyé, sur la peau recouverte d'un morceau de linge. Ce moyen, qui est très douloureux, détermine la formation immédiate d'une phlyctène ; il doit être réservé aux cas où il faut agir rapidement : dans la syncope, dans l'asphyxie, dans certaines intoxications, il est indiqué d'appliquer le marteau de Mayor au niveau de la région précordiale.

INCONVÉNIENTS DU VÉSICATOIRE CANTHARIDIEN

Cette question très importante est loin d'être résolue. Les divergences d'opinion qui existaient autrefois à propos de l'utilité de l'emplâtre à base de poudre de cantharide continuent de nos jours et, à côté d'un grand nombre de thérapeutes recommandant l'usage du vésicatoire dans de nombreuses affections, on en voit quelques autres, et des plus renommés, défendre une thèse absolument opposée. « Pour les vésicatoires, dit Huchard, leur principale indication consiste... à n'être pas indiqués... Dans les premières années de ma vie médicale, j'ai assisté à la grandeur du vésicatoire, et j'espère que le temps n'est pas éloigné où nous assisterons à sa décadence... car, pour continuer à faire ces applications réitérées de vésicatoires, les médecins n'auront plus que cet argument, bien insuffisant, de Grisolle : « C'est une pratique si universellement acceptée qu'elle doit avoir quelque raison d'être. »

Manquat se montre aussi l'adversaire du vésicatoire :
« Depuis longtemps, il ne se place pas un vésicatoire par
an dans mon service d'hôpital ; j'ai la conviction d'épargner ainsi à mes malades des douleurs inutiles et de
favoriser l'issue heureuse de la maladie. » Plus loin, le
même auteur ajoute : « Le vésicatoire déprime le système nerveux, congestionne les reins, met un obstacle à la dépuration urinaire, provoque ou exaspère
la fièvre, expose aux complications des plaies, en particulier à l'érysipèle, enfin occasionne souvent des poussées de furoncles ou d'anthrax et peut amener le
sphacèle de la peau. » Et pour établir ce sévère réqui-
sitoire, Manquat relève contre le vésicatoire des chefs
d'accusation que Bablon réunit sous trois titres principaux :

1° Inconvénients concernant l'état général : agitation,
insomnie, élévation de la température ;

2° Inconvénients concernant le tégument cutané :
furoncles, phlegmons, sphacèle et autres accidents des
plaies ;

3° Inconvénients concernant les voies urinaires : congestions rénale et vésicale.

L'agitation et l'insomnie sont souvent observées chez
les malades porteurs de vésicatoire ; « elles contribuent
à affaiblir les malades par la dépression nerveuse qu'elles
occasionnent » (Manquat). A ce grief, Bablon répond :
« On peut se demander si un pleurétique ou un pneumonique affligé d'un de ces violents points de côté qui
le forcent à prendre les positions les plus bizarres repo-
serait plus tranquillement si on le laissait tranquille.
L'observation de tous les jours répond négativement
en montrant que le malade supporte aisément la douleur
spéciale, lente à naître, puis sourde et prolongée du

vésicatoire et, qu'en tout cas, il préfère le léger énervement qu'elle lui cause à la douleur névralgique qu'elle combat. D'ailleurs, à certaines périodes des infections, n'est-il pas un peu risqué de laisser les sujets plongés dans une douce somnolence qui les mène par une transition insensible de la vie au trépas : hésite-t-on à réveiller la nuit le typhique engourdi pour le plonger dans un bain froid ? »

L'influence du vésicatoire sur la température n'est pas nettement établie; elle est variable et inconstante. Neumann, Riegel, Kaufmann, sont arrivés dans leurs expériences à des résultats contradictoires avec ceux obtenus par Heidenhaim ; Besson, dans un travail récent, déclare avoir observé, après l'application du vésicatoire, une élévation de température de quelques dixièmes de degré. Au point de vue clinique, Bablon, après avoir examiné 80 tracés thermométriques, n'a pas noté une seule fois cette élévation thermique, et Grasset déclare que l'usage des vésicants détermine, comme conséquence, de la stimulation générale du système nerveux, un « état d'éréthisme circulatoire » qui ressemble à la fièvre, mais qui doit en être distingué.

Les inconvénients concernant le tégument externe étaient nombreux autrefois, ils étaient même très graves; aujourd'hui ils sont devenus exceptionnels, et cette grande rareté s'explique par les raisons suivantes. On n'emploie guère plus aujourd'hui que le vésicatoire volant au lieu du vésicatoire permanent; en outre, les affections susceptibles de provoquer des complications de la plaie, telles que l'érysipèle, la diphtérie, le diabète, les états toxiques, sont autant de contre-indications, et il faut bien admettre qu'une simple plaie évoluant chez un sujet malade, il est vrai, mais non diathésique, arrivera, surtout avec le secours de l'antisepsie, jusqu'à la cicatrisation complète sans déterminer d'accidents.

Ces inconvénients concernant les voies urinaires sont connus depuis l'origine de la médecine; Hippocrate qui combattait l'anasarque par les cantharides à l'intérieur les avait constatés; Galien les redoutait et Archigène conseillait l'usage du lait pour « garantir la vessie », quand il appliquait son emplâtre cantharidien. Depuis, ils ont été signalés à différentes époques et en particulier par Ambroise Paré; mais il faut arriver à Tralles pour voir apparaître une tentative d'interprétation pathogénique ; pour cet auteur, le vésicatoire amenait une dégénérescence par l'action d'un venin mystérieux.

Les travaux de Morel-Lavallée, de Bouillaud, de Cornil et Ranvier, de Galippe permirent de se rendre compte du mécanisme des accidents du cantharidisme et de se faire une idée exacte des lésions déterminées. Les expériences de Galippe sur les chiens démontrèrent que la cantharidine était un poison vaso-moteur, susceptible de provoquer des lésions congestives et même hémorrhagiques du côté de la vessie et du rein, des plèvres, des bronches et du péricarde, lésions capables de déterminer la mort et qui expliqueraient les cas de mort signalés par Ambroise Paré, Bouillaud, Guizot, Dauvergne, Comby, etc. Toutefois, il y a lieu de remarquer que les faits expérimentaux établis par Galippe ne sont pas superposables aux faits cliniques. D'abord, il ne faut pas tenir compte d'un premier groupe de faits dans lesquels on a fait pénétrer la cantharidine par injection hypodermique et même par injection intra-veineuse, et qui « sont du ressort exclusif de la toxicologie ». (Bablon.) Dans le second groupe de faits, l'intoxication cantharidienne a été obtenue, chez les chiens par l'application de vésicatoires; or ces vésicatoires mesuraient 25 centimètres de longueur sur 25 centimètres de largeur et restaient en place pendant quatre jours; aussi rien d'étonnant d'observer consécutivement une congestion pulmonaire généralisée, des ecchymoses sous-pleurales et péricardiques ainsi que de la dilatatation pupillaire.

Pas plus que la première série, cette deuxième série d'expériences ne saurait être assimilée aux faits cliniques; les différences sont en réalité trop grandes entre le vésicatoire de 25 centimètres sur 25, appliqué pendant plusieurs jours sur le thorax du chien, ce qui pour cet animal constitue une véritable tunique, et le petit emplâtre de dimensions à peine égales à la moitié et laissé en place pendant quelques heures, que l'on emploie aujourd'hui. D'ailleurs, si les accidents du cantharidisme étaient assez fréquemment observés à une époque où l'on employait des applications permanentes, il en est autrement depuis que l'on a appris à doser et à manier avec prudence le vésicatoire cantharidien. Dans une statistique datant de 1871, Gubler sur 176 cas a noté 7 fois l'albuminurie et 16 fois des accidents vésicaux; en 1892, Lacomme, dans sa thèse inaugurale, a constaté 4 cas d'albuminurie sur 62 sujets; quelques années plus tard, en 1898, Feltz publia, dans la *Gazette hebdomadaire de Médecine et de Chirurgie*, le résultat de ses recherches ayant porté sur 60 malades soumis à des applications de vésicatoires mesurant 10 centimètres de côté; sur ces 60 malades, 51 qui n'étaient pas albuminuriques avant le vésicatoire ne le devinrent pas après; sur les 9 malades albuminuriques, 4 présentèrent une augmentation de la quantité d'albumine et 5 restèrent dans le même état.

En 1899, Bablon, dans sa thèse, donne le résumé de

100 observations de sujets atteints de maladies diverses traitées par des vésicatoires mesurant, le plus souvent, 10 centimètres de côté, et laissés en place pendant douze heures. Sur 32 de ces malades examinés spécialement au point de vue de la quantité des urines émises, il y eut seulement deux cas de diminution, ce qui donne une proportion d'environ 6 0/0. Le premier fut celui d'un manœuvre de cinquante-deux ans, atteint de broncho-pneumonie gauche, le vésicatoire mesurait 12 sur 12 et fut maintenu pendant seize heures ; la quantité de ses urines tomba de 1.000 à 60 grammes ; l'autre cas fut celui d'un manœuvre de trente-deux ans, atteint de pneumonie droite, dont les urines étaient ammoniacales et troubles ; le vésicatoire de 12 sur 12 fut appliqué pendant douze heures, la quantité des urines tomba de 1.800 grammes à 1.200 ; le lendemain, elle descendait à 800, mais elle remontait un jour après à 1.100 et, dans la suite, il n'y eut pas d'incidents.

Dans 4 cas, la quantité des urines ne fut pas influencée par le vésicatoire ; soit une proportion de 12 0/0.

Dans les 26 autres cas, l'auteur nota une augmentation nette des urines, variant de 200 à 400 grammes en moyenne, mais ayant même atteint 1500 grammes chez un pleurétique de vingt-trois ans ; la proportion est ici de 80 0/0.

D'autre part, les 100 malades furent examinés au point de vue des accidents cutanés et urinaires ; une seule fois, Bablon nota une légère cystite ; 2 fois, un peu d'albuminurie, et chez trois sujets présentant une albuminurie préexistante, il ne trouva aucune augmentation, quoique, dans l'un de ces derniers cas, l'urine renfermât de nombreuses cellules épithéliales rénales et des cellules pavimenteuses des voies urinaires.

Ajoutant sa statistique à celle de Gubler, de Lacomme et de Feltz, Bablon obtient les proportions suivantes :

    Albuminurie................................. 2,7 0/0
    Cantharidisme rénal......................... 2,5 0/0

et l'auteur ajoute : « Les inconvénients cutanés ne sont nulle part signalés, à cause sans doute de leur insignifiance, pas plus, d'ailleurs, que le retentissement anormal sur l'état général. »

AVANTAGES DU VÉSICATOIRE CANTHARIDIEN

La vésication produite par l'emplâtre cantharidien a subi, de même que la méthode révulsive, un assaut très rude des théoriciens modernes, pour qui les symptômes inflammatoires ne sont que les résultats d'un processus spontané de défense de l'organisme contre la maladie. Au nom de la diapédèse et de la phagocytose, on a proclamé que la révulsion était un « non-sens », car elle avait pour but de combattre un trouble vasculaire considéré comme éminemment respectable.

Cette opinion est fausse ; chacun sait que la congestion joue un rôle très important dans la propagation des processus microbiens, et Bablon a parfaitement raison de dire : « La congestion est la complice redoutable du microbe et souvent sa mauvaise conseillère. » La méthode thérapeutique qui a pour but de la combattre est donc légitime, et cette méthode repose en grande partie sur l'emploi des excitations cutanées dont la vésication représente un mode de production caractérisé par son action lente et progressive.

Le vésicatoire, comme tout révulsif cutané, agit par voie réflexe sur le centre du pneumogastrique, sur le centre vaso-moteur, sur le centre respiratoire ; et par conséquent, sur le cœur, sur la circulation générale et sur le poumon ; en outre, les expériences de François Franck ont montré qu'il agissait sur les vaisseaux de l'organe sous-jacent au point d'application. Il remplit donc toutes les conditions nécessaires pour modifier l'état inflammatoire. Zülzer en 1865, Mosler en 1878, Besson en 1892 ont constaté que l'emplâtre cantharidien attire le sang à la peau et anémie les organes profonds ; Brown a vu que sous l'influence du vésicatoire les battements du cœur deviennent plus énergiques. Besson a noté une élévation durable de la pression artérielle générale et une augmentation dans l'absorption d'oxygène et dans l'exhalation d'acide carbonique. Robin, en expérimentant sur l'homme malade, a trouvé que le vésicatoire augmente extrêmement la consommation d'oxygène t la ventilation pulmonaire. Il est vrai que des résultats analogues ont été obtenus à l'aide d'autres procédés : farine de moutarde, bains froids, bains salins, ointes de feu. D'autre part, le vésicatoire possède ane action spéciale sur les leucocytes et le sérum, ce qui en fait un agent thérapeutique doué de propriétés spéciales. Maragliano a constaté que le pouvoir bactéricide du sérum augmentait après l'application vésicante chez es convalescents comme chez les sujets bien portants. evoto et Lucatelli sont arrivés aux mêmes constatations en reprenant les expériences de Maragliano n 1896. A la même époque Maurel déclarait avoir observé, à la suite d'applications de préparations cantharidiennes, une hyperleucocytose réelle constituée par es leucocytes de nouvelle formation. Ces dernières expériences feront peut-être lever le décret d'ostracisme lancé contre le vésicatoire par les partisans de la conception parasitaire des maladies, puisqu'elles semblent démontrer que son application ne fait que renforcer les actes naturels de défense des tissus vis-à-vis des microbes.

INDICATIONS DU VÉSICATOIRE

Le vésicatoire possède des propriétés si nombreuses que les anciens médecins qui en avaient été frappés sans pouvoir les comprendre prescrivaient son emploi dans un grand nombre d'affections. Nous avons vu qu'on pouvait lui reconnaître une action révulsive due à l'excitation cutanée lente et continue qu'il provoque, une action dérivatrice qui résulte de l'état congestif du derme et une action spéciale sur le pouvoir bactéricide du sérum et la production des leucocytes. Cette triple action peut être mise à profit dans un certain nombre de maladies que nous allons maintenant examiner.

Pneumonie. — Dans cette affection, le vésicatoire a été tour à tour vanté et méprisé par un grand nombre d'auteurs. Bouillaud, Andral, Grisolle, Béhier, l'employaient d'une façon exagérée qui donnait lieu à des phénomènes d'intoxication, tandis que Gendrin, qui ne se servait que de petits vésicatoires souvent répétés, obtenait de bons résultats; d'autre part, Laennec, Louis et Trousseau le considéraient sinon comme nuisible, tout au moins comme inutile. Plus près de nous, Jaccoud, G. Sée, Durand-Fardel, en recommandent vivement l'emploi, et dans le camp opposé Huchard, Manquat, Talamon, Lyon, s'en montrent adversaires résolus. Ces différentes appréciations s'expliquent facilement. En effet, l'application vésicante détermine par excitation cutanée un réflexe, qui se réfléchissant sur les nerfs vasomoteurs, aboutit à une vaso-constriction des vaisseaux profonds. Cette action vaso-constrictive peut, lorsqu'elle a été sollicitée au moment opportun, contrebalancer l'action vaso-dilatatrice provoquée par les principes microbiens et enrayer la marche de la maladie. C'est pourquoi Bouchut, Desprès, qui conseillaient le vésicatoire à la première période de la pneumonie, alors que le poumon est simplement congestionné, dans le but de faire avorter la maladie, ont pu obtenir des succès, alors que d'autres médecins appliquant le vésicatoire à la seconde période, au stade d'hépatisation rouge, n'ont obtenu que des insuccès et même des mécomptes. La vésication, tout comme la révulsion, en général, ne trouve son indication dans la pneumonie que tout à fait au début ou bien au déclin, car pendant la période aiguë elle peut, par la suractivité circulatoire qu'elle provoque au niveau de l'organe touché, devenir nuisible. La prescription du vésicatoire au début de la pneumonie est donc fort délicate, elle est surtout liée aux phénomènes sthétoscopiques.

Dans ma pratique je ne mets jamais de vésicatoire dans la pneumonie dans les phases de début et d'état, sauf cependant de tous petits vésicatoires de 5 centimètres sur le point de côté. En m'en servant, je craindrais d'immobiliser la peau par une plaie m'empêchant ensuite de mettre ventouses ou pointes de feu. De plus, je traite souvent la pneumonie par des bains tièdes, auquel cas le vésicatoire devient un ennui. Et puis, à parler franchement, je n'ai jamais vu le processus pneumonique sensiblement influencé par le vésicatoire. Je le crois donc au moins inutile et je me passe de lui.

A la période de résolution l'emploi du vésicatoire redevient indiqué, surtout quand la résorption se fait lentement. Les recherches de Bradfort et Dean, vérifiées par celles de François Franck ont démontré, en effet, qu'il existe « une spécificité de l'excitation des nerfs intercostaux dont l'irritation centripète provoque des changements dans le calibre des deux systèmes aortique et pulmonaire ». (Bablon.) Ce fait permet d'expliquer l'action résolutive du vésicatoire à la fin de la pneumonie.

Ce n'est qu'à la période de résolution et seulement quand la maladie traîne qu'il faut mettre un vésicatoire et encore peu étendu. Au début de la pyrexie mieux vaut respecter la peau et se servir de ventouses, d'autant plus qu'il est exceptionnel de voir un vésicatoire arrêter le processus. Ne jamais en mettre chez les enfants ni chez les vieillards.

Pleurésie. — La pleurésie est la maladie qui a été la plus largement traitée par le vésicatoire, dont on se servait déjà pour elle au xvie siècle. La contradiction qui existe dans la pneumonie se retrouve ici. Les heureux effets du vésicatoire signalés par Bouillaud et Peter sont contestés par Woillez, G. Sée et Dieulafoy. Manquat déclare : « Dans la période fébrile, il agite le malade, le fait souffrir, augmente la fièvre, expose à l'érisypèle, tout cela en pure perte. » Galippe a constaté expérimentalement que l'abus du vésicatoire peut déterminer des lésions pleuro-pulmonaires. Dans une thèse récente, Bablon réfute ces attaques contre le vésicatoire : « Dans la pleurésie constituée, dit-il, le vésicatoire peut indifféremment être appliqué à toutes les phases sans craindre de causer une action défavorable. En effet, la pleurésie est une inflammation parvenue à la période subaiguë et d'exsudation, et nous retrouvons là les mêmes indications que dans la pneumonie, c'est-à-dire l'évacuation par dérivation des liquides d'œdème engorgeant les espaces lymphatiques et les interstices des éléments cellulaires et la stimulation de la circulation locale et générale. Localement, en effet, les frottements pulmonaires diminuent, la respiration se perçoit mieux. Quant à l'action générale elle est prouvée par ces décharges urinaires qu'amène l'application des vésicatoires et qui, dans la pleurésie ont une action si favorable sur la marche de l'épanchement. » A l'appui de son dire, Bablon donne 3 observations très démonstratives : dans l'une le taux des urines est monté de 1.000 centimètres à 2.000 centimètres cubes le lendemain et à 2.500 centimètres cubes le surlendemain de l'application d'un vésicatoire de 10 sur 10 pendant douze heures ; dans l'autre, de 1.000 centimètres cubes il est monté le lendemain à 1.250 centimètres cubes, le surlendemain à 1.900 et le troisième jour il se maintenait encore à 1.700 centimètres cubes ; dans le troisième, le taux des urines primitivement de 900 centimètres cubes était, le lendemain, de 1.700, et le surlendemain de 2.000 centimètres cubes sans qu'il fût constaté dans aucun de ces cas la moindre albuminurie. Ces trois malades guérirent de leur pleurésie assez rapidement. Cette action rapide du vésicatoire sur la résorption du liquide pleurétique avait d'ailleurs été affirmée par Bouillaud.

Contre le vésicatoire employé à la période de déclin de la pleurésie, Manquat objecte encore que « si la résolution est traînante, il est beaucoup plus simple de pratiquer la thoracentèse qui ne présente aucun inconvénient ». A cela, Bablon répond que Potain n'en pratiquait pas plus de cinq en moyenne par an dans son service; que l'état atélectasique du poumon sous-jacent à l'épanchement est un obstacle à la progression du processus tuberculeux, que la thoracentèse ne constitue pas une opération d'opportunité, mais une opération d'urgence à la suite de laquelle on a quelquefois observé des cas de granulie et de transformation purulente de l'épanchement.

Pour ma part, je préfère la thoracentèse au vésicatoire et je commence toujours par ponctionner et par reponctionner; mais quand le liquide continue à se reproduire, je place souvent un vésicatoire aussitôt après avoir fait la ponction : mieux vaut le mettre petit, de façon à ménager la surface cutanée utilisable. On peut ainsi en mettre plusieurs successivement à cinq à six jours d'intervalle. Bien entendu je ne fais cela que dans des cas où la temrature est tombée ou reste peu élevée. Ainsi employé, le vésicatoire donne des résultats et facilite la résorption définitive d'épanchements qui se reproduisaient toujours après les ponctions.

Il faut donc conclure que la vésication représente dans le traitement de la pleurésie une médication qui mérite de conserver sa place à côté de la thoracentèse et qui répond plus spécialement à certaines indications fournies par la durée de la maladie, par la coexistence d'affections qui contre-indiquent l'évacuation rapide : symphyse péricardique, affection organique du cœur, bronchite ou pleurésie ancienne du côté opposé.

La pleurésie sèche est souvent modifiée d'une façon heureuse par des vésicatoires répétés, mais à la condition de ne plus être accompagnée de phénomènes aigus. La perméabilité du poumon à l'air et la disparition des signes d'auscultation sont des résultats qui peuvent être obtenus alors en quelques jours.

Tuberculose pulmonaire. — Le vésicatoire cantharidien trouve de nombreuses indications dans le traitement des tuberculoses lentes et congestives. Pidoux l'employait d'une façon réitérée avec succès. Arnozan imite sa conduite. Grancher le regarde comme un précieux adjuvant du traitement de la phtisie chronique par la suralimentation ; Peter et Dieulafoy le considèrent comme très efficace pour combattre la congestion pérituberculeuse.

En plus de son action décongestive, le vésicatoire exerce une influence heureuse sur la dyspnée et sur les râles ; d'après Peter, son application entraîne une diminution dans la finesse et l'étendue des râles et, d'après Daremberg, on retirerait des résultats merveilleux de son emploi dans le traitement de la phtisie lente bronchique ou pulmonaire.

Ces heureux effets du vésicatoire semblent trouver une explication dans la propriété de la cantharidine signalée par Liebreich de porter son action sur les capillaires sanguins et de provoquer à leur niveau une exsudation du sérum sanguin, en quantité très faible et complètement inoffensive. Cette exsudation séreuse se produirait surtout autour des points malades du poumon et déterminerait ainsi une sorte d'œdème formant obstacle au développement du processus tuberculeux, le sérum possédant des propriétés bactéricides. Cette méthode auto-sérothérapique, ainsi que l'appelle Lépine, a été employée avec succès par Heymann, Fraenkel et Gutman sous forme d'injections sous-cutanées d'une solution étendue de cantharidine, dans le traitement de la tuberculose laryngée et pulmonaire, mais elle a l'inconvénient d'occasionner des douleurs vives autour des points d'injection et des troubles urinaires.

Contre les poussées congestives, localisées autour des

4*

zônes d'induration ou de ramollissement, les petits vésicatoires ou mieux encore les mouches de Milan bien
fraîches, font merveille. Ils ont sur les pointes de feu un
seul avantage, mais il est important, c'est de ne pas
énerver les malades et ne pas faire monter leur température. Il vaut mieux les employer tout petits et les
renouveler sou vent. On peut en poser un nouveau tous
les cinq jours sur la surface de peau voisine du précédent, le laisser une nuit, puis le faire sécher rapidement.
En effet, c'est l'action réflexe du début de l'application
qu'il faut surtout chercher.

Jamais il n'est bon de se servir chez les tuberculeux
de grands vésicatoires ; leur effet serait désastreux. Il
ne servent à rien dans la pneumonie tuberculeuse ni
dans les formes aiguës et rapides. Leur emploi est strictement limité aux petites congestions à marche lente,
mais là, il est rationnel et des plus efficaces. Rien ne
peut les remplacer.

Péricardite. — Dans la forme aiguë, les heureux
effets du vésicatoire sont signalés depuis longtemps.
Corvisart l'employait d'une façon répétée, Gendrin et
Bouillaud en faisaient autant ; Weill le croit capable de
déterminer « une sorte de famine » locale qui modère
la virulence des éléments de lutte. André Petit, dans le
Traité de Médecine de Charcot-Bouchard-Brissaud préconise les vésicatoires répétés qui, ainsi que les autres
révulsifs, permettent de combattre le processus phlegmasique et « ont, en outre, l'avantage de procurer au
malade un soulagement notable, en atténuant tout au
moins les douleurs thoraciques et l'angoisse précordiale ».
Carrière les réserve pour la fin des péricardites subaiguës.

A la période d'épanchement les vésicatoires répétés

doivent être employés de même que les purgatifs et les diurétiques pour faciliter la résorption ; la ponction du péricarde devant être réservée aux cas dans lesquels, par suite de l'abondance de l'épanchement, le myocarde présente des signes de défaillance : irrégularités et petitesse du pouls, cyanose de la face, menaces de suffocation et de syncope.

Dans la péricardite chronique, Constantin Paul déclare avoir obtenu de très bons résultats de l'emploi du vésicatoire ; « il n'est peut-être pas, dit-il, de cas dans la thérapeutique où l'on observe une action aussi prompte et aussi efficace du vésicatoire ».

A ce concert de témoignages élogieux, il convient d'ajouter l'opinion de Lyon qui déclare que « la révulsion sous forme de vésicatoires, les purgatifs, les diurétiques n'ont pas plus d'action sur l'épanchement du péricarde que sur celui de la plèvre ».

Nous croyons cette opinion exagérée, il est incontestable que dans nombre de cas, la vésication faite à la région précordiale exerce une heureuse influence sur l'évolution de l'épanchement péricardique et, d'autre part, comme nous l'avons déjà dit à propos de la péricardite aiguë, la paracentèse du péricarde ne doit pas être appliquée à tous les cas ; elle souffre d'ailleurs des contre-indications et elle n'est pas exempte de dangers.

Endocardite. — Le vésicatoire trouve son indication dans la forme aiguë, bénigne, non infectante et surtout dans l'endocardite rhumatismale. Avec le salicylate de soude pris à dose suffisamment élevée, il peut être considéré comme un excellent moyen préventif contre l'éclosion des complications endocardiques du rhumatisme articulaire aigu. Pour obtenir ce résultat, il faut appliquer le vésicatoire à la moindre modification des bruits du cœur. J'ai l'habitude de prescrire chez les rhumatisants aigus suspects de localisation cardiaque, de petits vésicatoires de 6 sur 6 cent. que je fais poser au niveau de la pointe du cœur et que je fais répéter tant que durent les menaces d'endocardite. Dans certains cas où il existait un souffle très léger d'insuffisance mitrale, j'ai pu obtenir, ainsi que Notta (de Lisieux) l'avait obtenu par application de cautères profonds, la disparition complète et définitive du souffle.

Le vésicatoire est donc à conseiller ici, mais il ne faut pas oublier qu'il est un mode de traitement dont les résultats sont beaucoup plus sûrs, c'est la glace mise en permanence sur la région précordiale dès les premiers signes d'endocardite. Par elle on a des succès que ne donne jamais le vésicatoire. Ce dernier ne devra donc être employé que dans les formes où la glace a échoué et où les lésions sont déjà en voie d'organisation.

Myocardite. — Dans les formes aiguës de myocardite et d'aortite, il est indiqué de faire de la révulsion ; mais je crois, avec Renaut et Huchard, que celle-ci doit être faite avec des moyens moins énergiques que le vésicatoire.

Dans la forme chronique, dans l'artério-sclérose du cœur, le vésicatoire est nettement contre-indiqué, car il existe presque toujours un certain degré de sclérose rénale qui, d'après Huchard, constitue la plus sévère contre-indication à l'emploi du vésicatoire cantharidien parce que de toutes les affections du rein c'est elle, avec la néphrite interstitielle, « qui compromet le plus complètement la perméabilité de l'émonctoire ». L'indication de relever les forces vacillantes du myocarde altéré, doit être remplie par d'autres moyens de révulsion.

En outre, dans la myocardite chronique, il n'y a pas inflammation mais dégénérescence de la fibre cardiaque et « les vésicatoires capables de calmer la douleur et d'anémier les parties sous-jacentes ne sont pas indiqués dans une maladie, comme la cardio-sclérose, où la douleur est absente et où le principal danger réside dans l'ischémie du cœur ». (Huchard.)

Affections rénales. — L'indication du vésicatoire est ici très discutée. Il est prouvé, en effet, que la cantharide possède une action diurétique, action qui a été signalée dès la plus haute antiquité par Galien et qui a été reconnue depuis par d'autres médecins puisque nous voyons Sydenham au xviie siècle recommander l'usage du vésicatoire dans le traitement des hydropisies, et qu'à une époque plus récente, Cruveilhier, Rayer, Gubler, Lancereaux publièrent des faits tendant, de nouveau, à établir cette propriété diurétique de la cantharide. Mais cette substance employée comme agent diurétique constitue une arme à double tranchant. Il est vrai que Gubler déclare n'avoir jamais eu l'occasion d'observer un seul exemple de cantharidisme dans les cas de mal de Bright où l'imminence d'accidents graves lui semblait exiger l'application de grands vésicatoires volants et que Teissier, dans les congestions rénales, n'a jamais vu l'albuminurie augmenter après un vésicatoire, mais il n'est pas moins vrai, comme le déclare Huchard, que cette diurèse cantharidienne est très infidèle et inconstante. « Il est à craindre, dit-il, qu'on la paie trop cher au prix d'une congestion de l'organe, toujours à éviter dans le cours de certaines affections rénales. Compte-t-on, du reste, tous les faits où la cantharide ferme le rein déjà malade et où elle aboutit à l'anurie ? »

Névralgies. — Le vésicatoire est employé depuis très longtemps dans le traitement des névralgies ; aujourd'hui l'accord entre les auteurs est presque unanime pour reconnaître les bons effet obtenus à l'aide de cette médication.

L'indication semble avoir été posée pour la première fois en 1764 par Cotugno (de Naples) qui se servit avec profit dans le traitement de la sciatique de vésicatoires appliqués au niveau des trois points d'élection : fesse, tête du péroné, malléole externe ; sa conduite fut imitée par de nombreux médecins. En 1841, Valleix dans son *Traité des névralgies* loue « l'effet avantageux des vésicatoires volants multipliés dans les névralgies ». Trousseau ne partage pas cette opinion et déclare que « cette médication n'a dû sa faveur qu'à la facilité extrême de son emploi » ; il utilise, toutefois, la pommade ammoniacale et se sert également du vésicatoire ammoniacal pour dénuder le derme sur lequel il fait alors des applications de sulfate de morphine. Manquat reconnaît que le vésicatoire « calme souvent la douleur mais au prix d'une autre douleur qu'il crée lui-même », et ajoute qu'avant d'employer l'emplâtre cantharidien, il serait peut-être bon d'épuiser la série des révulsifs. « Les vésicatoires, disent Grasset et Rauzier, sont très utiles ; d'abord, c'est une voie ouverte aux pansements sédatifs, mais, de plus, ils sont par eux-mêmes un puissant moyen de traitement..... Il y a bien des sciatiques dont on ne peut se débarrasser qu'en les poursuivant point par point par une série de vésicatoires. »

Je suis absolument de l'avis de Grasset. Contre la scia-

ique, en particulier, les bandes de vésicatoire placées
ur le trajet du nerf constituent un traitement des plus
ctifs. On doit en dire autant des mouches de Milan der-
ière l'oreille contre les névralgies faciales et des mouches
u des petits vésicatoires contre les névralgies intercostales.

En résumé, l'indication du vésicatoire est, ainsi que
l'avait déclaré Cotugno, d'une nécessité formelle dans le
traitement des névralgies rebelles.

Épilepsie. — C'est dans le traitement de cette affec-
ion que l'on retrouve une des premières indications de
'emplâtre cantharidien : Arétée traitait les épileptiques
ar les frictions de poudre de cantharides sur le crâne ;
es médecins grecs, romains et arabes imitèrent sa con-
uite, de sorte qu'au xvi⁰ siècle, le mal comitial repré-
entait, d'après Nicolas Pison, la seule maladie à la
ure de laquelle le vésicatoire était employé.

Actuellement le vésicatoire permanent à la nuque est
onsidéré comme un précieux adjuvant au traitement
romuré de l'épilepsie.

Les vésicatoires volants appliqués sur le crâne et
répétés tous les dix à quinze jours réussissent souvent
ien et beaucoup d'épileptiques leur doivent une dimi-
ution très appréciable du nombre de leurs accès.

Épilepsie jacksonienne. — Le traitement de l'épilepsie
acksonienne par les vésicatoires est connu depuis
es temps les plus reculés de la médecine. En effet, contre
ette forme d'épilepsie qu'ils désignaient sous le nom
l'épilepsie sympathique, les anciens employaient les
noxas, les sétons, les caustiques et les vésicatoires. Galien
apporte le cas d'un enfant de treize ans dont l'accès

débutait par la cuisse et qui fut guéri par l'application d'un emplâtre composé de thapsia et de moutarde, jointe à la ligature du membre au-dessus du point de départ de l'aura. Todd, Récamier, Brown-Séquard, obtinrent des guérisons par l'application de vésicatoires au niveau de l'apparition de l'aura. Buzzard et Pitres préconisent aujourd'hui l'emploi de vésicatoires disposés en forme de bracelet autour du membre d'où part l'aura ; Féré recommande également les vésicatoires volants, Hirt signale un cas de transfert obtenu à l'aide d'une mouche de Milan.

J'emploie couramment les vésicatoires dans le traitement de l'épilepsie jacksonienne ; mais, au lieu de les appliquer au niveau de la région d'apparition de l'aura, j'applique directement les vésicatoires sur le crâne vers la région psycho-motrice sur le point supposé lésé. Cette région est placée au-delà de la suture coronale, mais ne lui est pas parallèle, son extrémité supérieure est située à 45 à 50 millimètres en arrière de cette suture, l'inférieure à 26 à 30. La région ayant été préalablement rasée et lavée, on y applique un vésicatoire de 4 centimètres de long sur 4 de large, protégé et maintenu par une bande de tarlatane. Le lendemain, le vésicatoire est enlevé ; le jour suivant, on en applique un nouveau. Cette application peut être répétée sans inconvénient sept à huit fois de suite, puis, après un arrêt de quelques jours, être reprise jusqu'à cessation des accidents. Depuis 1898, j'ai eu l'occasion d'observer 5 malades atteints de crises d'épilepsie jacksonienne, dont le début remontait chez quelques-uns à plusieurs années et qui, chez l'un d'eux, avaient persisté après une trépanation. Ces 5 malades furent soumis aux vésicatoires, répétés selon les règles que je viens d'exposer : le premier malade, dont les crises duraient depuis douze ans, fut guéri complètement après cinq mois de traitement ; le suivant, homme de quarante-huit ans, présentant depuis l'âge de vingt-neuf ans des crises d'abord espacées, puis devenues quotidiennes depuis deux ans, retira une telle amélioration, que les crises, très diminuées d'intensité, ne se reproduisaient plus que tous les dix jours environ. Chez le troisième malade, un enfant de cinq ans, à développement intellectuel très retardé, l'application d'une quinzaine de vésicatoires en six mois amena la disparition complète des crises et eut une très heureuse influence sur l'état de l'intelligence ; le quatrième malade fut très amélioré après dix jours de traitement ; chez le cinquième, malade trépané, qui avait jusqu'à huit et même neuf attaques quotidiennement, les vésicatoires répétés tous les deux jours amenèrent leur disparition après quinze jours de traitement.

Méningites craniennes. — Dans la méningité tuberculeuse le vésicatoire ne saurait, semble-t-il, exercer aucune action, et on devrait partager l'opinion de Manquat qui considère son emploi comme capable « d'avoir pour résultat de provoquer de l'agitation chez des malades qui ont tant besoin d'être calmés ».

Cependant, R. Tripier (de Lyon) vient de publier récemment des faits très curieux de méningite tuberculeuse, sinon guérie, du moins arrêtée dans son évolution par des vésicatoires répétés. J'ai obtenu le retour de la conscience et la disparition des contractures chez un adulte, dans les mêmes conditions, par l'emploi de frictions à l'huile de Croton ; les vésicatoires peuvent agir de même.

Il en est autrement dans la méningite aiguë ; ici le

vésicatoire, agent puissant de révulsion, mérite sa place tout au début de la maladie. Grasset considère l'usage des vésicatoires, s'il n'y a rien dans les urines, comme un moyen propre à remplir l'indication de modifier le trouble vasculaire inflammatoire dont le résultat est presque constamment nuisible.

Méningites rachidiennes. — Dans la forme aiguë, Rauzier emploie les vésicatoires répétés tous les cinq ou six jours quand « la fluxion fait place à l'inflammation dûment constituée » ; dans le traitement de la forme chronique, le même auteur les emploie aussi et répète leur application tous les quinze jours.

Hydrocéphalie. — Henoch conseille l'emploi du vésicatoire au niveau de la nuque quand la maladie a dépassé la période inflammatoire pour entrer dans la période chronique, Aviragnet le préconise aussi.

Coma. — L'indication du vésicatoire n'est pas formelle ici, elle ne s'adresse qu'au symptôme, tandis que la principale indication thérapeutique du coma doit être dirigée contre la cause. Or, le coma étant généralement déterminé par des phénomènes d'intoxication, il importe, avant de prescrire le vésicatoire, de rechercher si l'on ne se trouve pas en présence d'un coma urémique.

Affections de la moelle. — Dans la myélite diffuse aiguë, l'emploi du vésicatoire est indiqué par Leyden, surtout quand il existe des douleurs fixes le long du rachis, Grasset recommande l'application des vésicatoires après l'application des ventouses et avant celle des pointes de feu. Rauzier préconise l'usage des vésicatoires à la

deuxième période de l'inflammation médullaire, c'est-à-
dire quand la maladie est en décroissance ou station-
naire ; mais il fait quelques réserves : « Les vésicatoires,
dit-il, qui sont d'utilisation banale, nous paraissent contre-
indiqués, à moins qu'il ne s'agisse d'un composé sans
cantharide, à cause de leur retentissement vésical dans
une maladie où la cystite n'attend qu'une occasion pour
se montrer. » A cette opinion, il est bon d'opposer
celle de Guyon qui déclare : « Je n'ai jamais eu l'occasion d'observer la cystite cantharidienne, ce qui tient à
la courte durée habituelle et à la rareté de cette affection. »

Les vésicatoires répétés sont aussi indiqués dans le
traitement de la poliomyélite ou inflammation localisée
à la substance grise de la moelle épinière et dans le
traitement du tabès au début, mais je leur préfère les
pointes de feu, plus faciles à supporter et plus efficaces.

Affections chirurgicales. — Un certain nombre de
gynécologues vantent les bons effets obtenus à l'aide du
vésicatoire dans les affections utérines et annexielles.
Condamin déclare que dans les paramétrites son emploi
calme la douleur mieux que les injections de morphine ;
Laroyenne est du même avis.

Ziern a employé avec succès le vésicatoire dans les
infiltrations purulentes du sterno-mastoïdien consécutives à une lésion auriculaire et dans les abcès paroti-
diens.

Dans les affections articulaires et en particulier dans
l'hydarthrose du genou l'application de larges vésicatoires produit de très heureux résultats.

Gastrites. — Le vésicatoire réussit très bien à calmer

la douleur dans certaines formes de gastrites rebelles où cet élément a une grande intensité.

Contre-indications du vésicatoire. — Les principales contre-indications du vésicatoire sont déterminées par sa triple action : 1° sur le tégument ; 2° sur le système nerveux ; 3° sur l'appareil urinaire.

1° La plaie du tégument produite par le vésicatoire peut devenir l'origine d'accidents de suppuration ou de gangrène chez les diabétiques, les albuminuriques et chez les individus cachectisés ; elle peut se recouvrir de fausses membranes chez les malades atteints de diphtérie. Le vésicatoire est donc contre-indiqué dans chacune de ces circonstances ;

2° Le vésicatoire étant un excitant du système nerveux, son usage doit être évité chez les individus surexcités, et surtout chez les délirants ;

3° Comme nous l'avons dit à propos de l'action diurétique de la cantharide, le vésicatoire est d'un maniement fort dangereux quand il existe une affection rénale. Aussi, nous n'hésitons pas à en contre-indiquer formellement l'emploi quand nous soupçonnons un fonctionnement défectueux du filtre rénal ;

4° Je ne mets jamais de vésicatoires au début des affections pleuro-pulmonaires aiguës. Ils sont peu efficaces et gênent l'emploi des autres méthodes plus actives, bains, ponctions, etc. ;

5° Je n'en prescris jamais aux enfants (sauf sur le crâne, méningite, épilepsie) à cause de l'excitation nerveuse qu'ils produisent. Mêmes réserves pour les femmes nerveuses ;

6° Chez les vieillards ils sont inutiles par suite du peu de réaction de l'organisme, et dangereux quand il existe de la sclérose artérielle.

II

MÉDICATION DÉRIVATRICE

Définition et historique. — Le mot dérivation, de *derivare*, signifie détour et s'applique surtout à un acte purement hydraulique ; la plupart des médecins contemporains considèrent sa signification comme presque semblable à celle du mot révulsion. Nous avons vu au chapitre précédent que Galien avait différencié le sens de ces deux mots, tout en reconnaissant que la révulsion et la dérivation concouraient au même but ; et qu'après lui Barthez, Sabatier, Marotte avaient essayé d'établir la même distinction en faisant intervenir différents éléments : le lieu d'application de l'agent thérapeutique et la rapidité de l'action.

Les tentatives ne s'arrêtent pas là ; pour J. Guérin, la dérivation est un acte par lequel on donne issue aux humeurs ; d'après Gintrac tout agent irritant est dérivatif, tandis que son action est révulsive ; en d'autres termes, la révulsion serait le but que poursuit la dérivation, tandis que pour Luton la révulsion serait subordonnée à la dérivation. Celle-ci se diviserait en dérivation simple ou passive et en dérivation par révulsion ou active se faisant par l'intermédiaire d'un travail local reproduisant les actes pathologiques du travail morbide lui-même. Peter, Raynaud et Lereboullet regardent les deux termes révulsion et dérivation, comme ayant une signification identique, tandis que l'école de Montpellier, représentée par Grasset réunit les deux méthodes révulsive et dérivatrice sous le nom de médication contre-fluxionnaire, et conserve entre elles la distinction établie par Galien.

Dans sa thèse, qui date de 1892, Besson sépare aussi la dérivation de la révulsion et la définit ainsi : La dérivation est un acte mécanique par lequel on se propose de diminuer la pléthore dans la totalité du système circulatoire surchargé ou de remédier par une évacuation de sang ou de sérum à la congestion ou à l'œdème d'une partie. Il en est de même de Manquat, qui admet une différence capitale entre ces deux procédés : différence basée sur ce fait que l'un, la dérivation, « détourne mécaniquement le sang ou une humeur », tandis que la révulsion se propose de modifier « non seulement un état congestif, mais un état inflammatoire par une irritation locale quelconque qui modifierait le fonctionnement des éléments anatomiques ».

AGENTS DÉRIVATIFS

Les agents dérivatifs sont aussi nombreux et variés
que mal définis, chaque auteur en augmentant ou en
diminuant la liste. Je crois que d'après la définition que
nous avons posée précédemment, nous pouvons admettre
que la dérivation peut être obtenue par deux séries de
moyens :

Les moyens physiques : ventouses, émissions sanguines, bains locaux, etc. ;

Les moyens médicamenteux : purgatifs, etc.

SAIGNÉE

Une saignée est une hémorrhagie artificielle faite
dans un but thérapeutique. Il en existe deux variétés : la
saignée générale et la saignée locale.

SAIGNÉE GÉNÉRALE

La saignée est dite générale, quand le sang soustrait
à l'organisme provient d'un gros vaisseau artériel ou
veineux. Cette saignée générale possède une action dérivatrice, tandis que la saignée locale exerce à un certain degré une action révulsive.

Quand elle est faite aux dépens du sang artériel, la saignée générale prend le nom d'artériotomie ; quand, au contraire, on s'adresse au réseau veineux, ce qui est le cas le plus fréquent, on fait une phlébotomie encore appelée saignée proprement dite.

SAIGNÉE VEINEUSE OU PHLÉBOTOMIE

Définition. — La saignée veineuse ou phlébotomie est une émission sanguine volontaire, déterminée dans un but thérapeutique au moyen de l'ouverture d'une veine qui, le plus souvent, appartient au groupe des veines superficielles du pli du coude.

Historique. — La saignée veineuse est connue depuis la plus haute antiquité ; d'après Pline, son usage aurait été révélé à l'homme par un animal, l'hippopotame qui en aurait montré, sur lui-même, le secret aux premiers hommes. Étienne, de Byzance, rapporte que la première application de la saignée a été faite par Podalire, second fils d'Esculape, sur la fille de Demœthus, roi de Carie.

Hippocrate et les médecins de l'école de Cos, firent de la saignée un usage fréquent ; plus tard, les médecins de l'école de Cnide : Chrysippe, Erasistrate, Straton, Celse et Galien donnèrent les premières règles de l'emploi de la saignée. Galien ne saignait que rarement les vieillards et jamais les enfants au-dessous de quatre ans.

Jusqu'au xviie siècle, la saignée fut généralement appliquée sans opposition ; à cette époque, ses partisans comme Riolan, Chirac, Willis, Guy Patin, en firent un usage exagéré, souvent dangereux, contre lequel Van Helmont opposa une résistance sérieuse. Plus près de nous, Broussais, P. Frank, Bouillaud, préconisèrent les saignées répétées à outrance ; puis, une réaction se produisit et la saignée combattue théoriquement, étudiée au point de vue physiologique par Lorain, Arloing Vinay, Hayem, Frédéricq ne fut plus guère employée que par les médecins instruits à l'école de Bouillaud.

Actuellement la saignée occupe dans la thérapeutique une place reposant sur des indications précises.

Lieu d'élection. — Jusqu'à l'époque de la découverte de la circulation du sang et de l'anatomie des vaisseaux sanguins, la saignée fut pratiquée sur tous les points du corps. Aujourd'hui, on choisit toujours les veines du pli du coude et ce n'est que dans les cas où il est impossible d'opérer sur cette région que l'on saigne au niveau de l'avant-bras, de la main, du cou, de la nuque, de la jambe ou du pied.

Manuel opératoire. — L'opérateur prépare une lancette ou un bistouri pointu, une bande en tissu quelconque et un vase pour recueillir le sang. Puis, le malade étant assis ou de préférence couché, il se place entre le corps et le bras, si la saignée est faite à droite ; ou en dehors du membre, s'il saigne le bras gauche. Les vêtements sont alors relevés jusqu'au-dessus de la saillie du biceps, la bande est aussitôt enroulée autour du bras à ce niveau et pendant que les veines se gonflent, l'opérateur fait la toilette de la région, selon les procédés antiseptiques ordinaires (savonnage, brossage, lotions avec une solution sublimée ou phéniquée). Cela fait, il choisit la veine, la plus propice à la phlébotomie. Au niveau du pli du coude, cinq veines se dessinent sous la peau pour former une sorte d'M majuscule ; ce sont, de dehors en dedans : la veine radiale, la veine médiane céphalique, la veine médiane basilique, la veine médiane commune et la veine cubitale ; les deux veines radiale et cubitale formant les deux branches extrêmes parallèles de l'M, la veine médiane commune se bifurquant entre elles pour former les deux branches intermédiaires. La médiane céphalique est généralement saillante, de plus, elle n'affecte aucun rapport dangereux et sa situation sur la face antérieure du bras facilite l'opération; c'est la veine qui est généralement ouverte au cours de la saignée. Quand il y a impossibilité ou difficulté d'ouvrir la médiane céphalique, on s'adresse généralement soit à la radiale, soit à la cubitale; ces deux veines n'ont pas de rapport artériel, mais elles sont entourées par des filets nerveux nombreux. L'ouverture de la veine médiane commune expose à la blessure de l'artère radiale, située immédiatement au-dessous de l'aponévrose; la veine médiane basilique est généralement la plus volumineuse, mais ses rapports très voisins avec l'artère humérale la rendent très dangereuse.

Le choix de la veine étant arrêté, l'incision est faite autant que possible de trois à cinq travers de doigts au-dessous du bord inférieur de la bande. L'opérateur saisit le bras en arrière du coude avec la main gauche et en fixe l'extrémité sous son aisselle; puis, il applique le pouce sur la veine choisie afin de l'immobiliser et introduit dans la veine, entre le pouce et la bande, l'instrument piquant.

L'introduction de la lancette est le temps le plus délicat. La main droite de l'opérateur s'appuie par les deux derniers doigts sur le bras du malade, l'instrument étant tenu comme une plume à écrire par les autres doigts légèrement fléchis; ceux-ci par un mouvement d'extension font pénétrer la pointe un peu obliquement à travers les parois de la veine. L'apparition d'une gouttelette de sang sur les côtés de la lame indique que la lancette a pénétré dans le conduit veineux. Le *mouvement de ponction* est alors terminé.

L'opérateur retire l'instrument par un *mouvement d'élévation* en soulevant la main droite et en l'avançant très légèrement dans le sens de la veine afin d'agrandir l'incision. Un peu de sang s'écoule, on dispose alors le vase destiné à le recueillir et l'opérateur cesse progressivement la compression exercée sur la veine par le pouce de la main gauche, ceci dans le but d'empêcher le sang d'être projeté trop brusquement. On aide alors l'écoulement du sang en faisant tourner au malade un objet dans la main. Si l'écoulement s'arrête, on désobstrue la plaie, soit d'un peloton graisseux, soit d'un caillot, ou bien on l'agrandit ou encore on rétablit le parallélisme entre la plaie de la peau et celle de la veine en bougeant légèrement le bras et en tirant doucement sur la peau.

Quand il s'est écoulé une quantité suffisante de sang, on fait cesser les mouvements de la main et on enlève la ligature ; le sang s'arrête dans la généralité des cas. On applique ensuite un pansement antiseptique. Quelquefois, il est indiqué d'exercer au moyen de la bande du pansement une légère compression en la roulant circulairement en huit de chiffre. Le pansement appliqué, le bras est immobilisé pendant vingt-quatre heures dans une écharpe.

Ces règles opératoires sont applicables dans leurs grandes lignes à la saignée des veines saphènes externe et interne et jugulaire externe. La ponction de la veine saphène se fait au niveau de la malléole correspondante. La saignée du cou se fait à 3 centimètres au-dessus de la clavicule afin de diminuer les chances d'introduction de l'air dans la veine et d'éviter la blessure des filets nerveux qui entourent la veine dans sa partie supérieure. La compression est faite ici au moyen d'une cravate appliquée immédiatement au-dessus de la clavicule et, quand la saignée est terminée, il est prudent d'imiter la conduite de Larrey et de ne pas supprimer la compression entre la plaie veineuse et le cœur sans l'avoir établie au niveau de la plaie.

Action physiologique. — Les conséquences de la saignée retentissent sur les différents appareils ; circulatoire, respiratoire, nerveux, digestif et se traduisent par des modifications de l'état général. Ces effets sont variables avec la quantité de sang soustrait et avec la vitesse de l'écoulement sanguin ; d'autres causes, telles que le tempérament plus ou moins pléthorique et le degré de nervosisme du sujet, l'état de vacuité ou de plénitude des voies digestives, la position assise ou couchée pendant la saignée ne jouent qu'un rôle accessoire.

Nous devons donc définir les termes suivants : saignée faible, saignée moyenne, saignée forte ou copieuse.

Il est évident que l'action exercée par la soustraction d'une même quantité de sang, toutes circonstances égales d'ailleurs varie suivant la masse sanguine des individus. Celle-ci peut être évaluée d'après la méthode colorimétrique de Welcker à 1/13 du poids du corps, soit, en moyenne, pour un poids de 60 kilogrammes, un peu moins de 5 kilogrammes. -

Prenant ces chiffres pour base, nous définissons la saignée faible celle qui ne dépasse pas 250 à 300 grammes ; la saignée moyenne, celle au cours de laquelle on soustrait de 350 à 500 grammes de sang, soit près du dixième de la masse du sang ; et saignée copieuse celle qui dépasse cette quantité.

Dans notre étude de l'action physiologique de la saignée, nous envisagerons particulièrement les effets déterminés par une saignée moyenne.

La saignée possède une action déplétive, dérivatrice, portant sur la totalité du système vasculaire : la veine ouverte perd plus de sang qu'elle n'en reçoit, elle s'anémie d'abord et cette anémie rayonne vers les veines voisines en s'atténuant avec l'augmentation de la distance et l'affaiblissement des rapports anatomiques. En outre cette déplétion collatérale est combattue par la ligature qui s'oppose dans une certaine mesure au courant sanguin centripète. Aussi l'action de la saignée résulte-t-elle surtout de la diminution plus ou moins grande de la masse sanguine.

Circulation. — La saignée diminuant la masse sanguine fait baisser en même temps la résistance opposée à la contraction cardiaque ; conséquemment, d'après la loi établie par Marey, le cœur bat plus vite et le pouls augmente de fréquence. Cette influence de la saignée sur la rapidité des battements du cœur s'exerce dans la grande majorité des cas ; elle souffre cependant quelques exceptions. Le cœur peut s'arrêter par suite d'une excitation des ganglions cardiaques, due à l'émotion ou à la déplétion quand celle-ci est trop rapide ; en outre, dans la pneumonie, dans certains cas de fièvre, dans l'asphyxie imminente la saignée diminue la fréquence du pouls.

La force du pouls subit une diminution, mais son amplitude augmente sous l'influence de la saignée.

Le dicrotisme est accentué.

La pression artérielle est abaissée dès le début de la saignée, elle continue à descendre d'une façon progressive jusqu'à la fin ; puis, après la saignée, elle se relève sans toutefois atteindre le niveau qu'elle occupait antérieurement.

D'après Vinay, la vitesse diastolique augmente et la vitesse systolique diminue. Au niveau des capillaires il existerait, d'après Frédéricq, une vaso-constriction suivie, après la saignée, d'une vaso-dilatation.

RESPIRATION. — A l'état pathologique, surtout dans les cas de fièvre, la dyspnée diminue et la respiration se fait plus facilement après la saignée. Il n'en est pas de même, si l'on opère sur les animaux; d'après Gad et Holootschiner, il y a d'abord une exagération des inspirations et une accélération des mouvements respiratoires; puis, si l'écoulement sanguin continue, la respiration devient très fréquente, superficielle et finit par prendre une allure syncopale avec rythme de Cheyne-Stokes.

DIGESTION. — La saignée trouble la digestion et provoque des nausées et des vomissements.

NUTRITION. — Après la saignée, le sang est moins riche en oxyhémoglobine; il en résulte une diminution d'activité des phénomènes de la nutrition cellulaire et une sorte de ralentissement de la nutrition signalé par Gabetin qui, opérant sur des chiens et sur des poules, a pu retarder par les saignées la consolidation des fractures; d'autre part, Pressecq a constaté que les saignées répétées à petite dose favorisaient l'engraissement des bœufs. Cette action déprimante de la saignée sur la nutrition n'est pas admise par tous, car Bauer, Lépine ont vu la quantité d'urine et d'urée, celle de l'azote total et de l'acide phosphorique urinaire augmenter sous l'influence des saignées.

TEMPÉRATURE. — La température diminue chez les animaux sous l'influence de la saignée, après s'être élevée de quelques dixièmes de degré. Chez l'homme, les résultats sont discordants: Certains auteurs refusent à la saignée toute influence sur la température; d'autres comme Traube, Wunderlich, Lorain lui accordent une certaine action. Théoriquement, il semble que la saignée doive déterminer un abaissement de la température; en effet, le sang se trouve appauvri d'une certaine quantité de matériaux plastiques et surtout d'oxyhémoglobine, et la somme des frottements de la masse sanguine contre les parois vasculaires est diminuée. En outre du fait de la soustraction d'une certaine quantité de sang, des déchets sont rejetés de l'organisme, avant d'avoir subi dans le sang les termes ultimes de leur oxydation. Ces considérations théoriques expliquent les faits observés par certains auteurs qui ont vu l'abaissement thermique, consécutif à la saignée, atteindre un degré et même dépasser un degré et demi chez des fébricitants, se maintenir pendant quelques heures et se traduire subjectivement par une sensation de froid pouvant aller jusqu'au frisson.

INNERVATION. — La diminution de l'afflux sanguin et de l'apport d'oxygène au niveau du cerveau et de la moelle détermine, d'après Vulpian, une excitation qui se traduit par des vertiges, des éblouissements, des hallucinations visuelles et auditives, des spasmes des muscles lisses et des convulsions des muscles striés.

ACTION DE LA SAIGNÉE SUR LA NUTRITION ÉLÉMENTAIRE. — D'après A. Robin, la saignée à dose moyenne de 150 à 250 grammes « augmente les échanges azotés, améliore l'évolution des produits azotés de la désintégration en accroissant leur oxydation, et relève les actes chimiques qui s'accomplissent dans le système nerveux ». Vis-à-vis des échanges respiratoires, la saignée exerce la même influence : la ventilation, l'acide carbonique produit, l'oxygène total consommé, l'oxygène absorbé par les tissus sont augmentés dans de notables proportions après la saignée. Robin considère la soustraction modérée de sang comme un moyen d'oxydation générale qui trouve son indication dans des états pathologiques fort dissemblables, caractérisés par un élément morbide commun : l'insuffisance des oxydations organiques.

Dans l'urémie, la saignée agirait moins en soustrayant une certaine quantité de toxines qu'en oxydant celles qui restent dans le corps, ce qui les transforme en produits solubles dépourvus de toxicité.

Constitution du sang. — Le sang, après la saignée, récupère sa masse par l'absorption au niveau des tissus d'un liquide presque exclusivement composé d'eau, il en résulte un état d'hydrémie, auquel s'ajoute une diminution du chiffre des globules.

1° *Plasma*. — La proportion d'eau étant augmentée, le sang devient plus fluide et la circulation capillaire se fait plus facilement. La quantité des peptones augmente aussi, tandis que la fibrine est généralement diminuée. D'après Magendie, la coagulabilité du sang qui est peu modifiée par une première saignée, diminue avec les saignées suivantes.

Les gaz du sang diminuent également après la saignée.

3° *Eléments figurés*. — La diminution des globules rouges est proportionnelle à l'intensité de la saignée ; quand celle-ci est légère, l'oligoglobulie atteint son maximum immédiatement après et persiste pendant une vingtaine de jours ; quand la saignée est forte, l'abaissement du taux des globules augmente après elle pendant une dizaine de jours et disparaît ensuite irrégulièrement et lentement.

Le nombre des globules blancs augmente surtout après les grandes soustractions de sang.

Les hématoblastes subissent aussi une augmentation dans leur nombre au fur et à mesure que le degré d'anémie s'accentue, ils peuvent devenir deux fois et même trois fois plus nombreux qu'à l'état normal.

La teneur du sang en hémoglobine est diminuée après la saignée, et cette diminution est en rapport avec l'intensité de la soustraction sanguine.

Action thérapeutique. — Cette action est beaucoup plus considérable que l'action physiologique. La saignée agit mécaniquement, en diminuant la masse du sang, en facilitant la circulation capillaire, en activant la vitesse du courant sanguin, en diminuant le travail du cœur et des vaisseaux et en leur permettant de reprendre leur activité défaillante. A cette action purement mécanique, elle ajoute ses effets dépurateurs et réveille la vitalité des molécules protoplasmiques de la cellule, paralysées par des produits toxiques. Cette médication d'urgence employée dans des conditions pathologiques particulièrement graves, œdèmes pulmonaires, accès urémiques, donne des résultats aussi heureux par leur rapidité que par leur durée.

Indications thérapeutiques. — La saignée est une médication d'urgence dont les indications générales sont au nombre de trois :

1° Les congestions actives ou passives du poumon avec fatigue du cœur ;

2° Les intoxications du sang ;

3° Les états pléthoriques.

Les autres indications sont rares. Autrefois, il en était autrement et, sans remonter jusqu'à Broussais et surtout jusqu'à Guy Patin, nous voyons encore, en 1857, Grisolle dans son *Traité de Pathologie interne* préconiser la saignée dans la fièvre synoque, dans le typhus, dans la fièvre jaune, dans la peste, dans la variole, dans la rougeole, dans la scarlatine, la suette miliaire, la pléthore, la congestion active, la congestion cérébrale, la congestion pulmonaire, la congestion passive du poumon, la congestion du foie et les inflammations en général, lorsqu'elles s'accompagnent d'une fièvre intense et d'un pouls dur, fort et vibrant.

D'après A. Robin, la saignée générale ne reconnaît plus, à l'heure actuelle, qu'une seule et exceptionnelle indication : l'urgence de la déplétion.

Notre vieil arsenal thérapeutique possède dans la saignée un procédé que le médecin a le devoir de ne pas oublier, dans un assez grand nombre de circonstances.

La saignée n'est indiquée que dans les cas où elle agit avec une supériorité incontestable sur les autres procédés thérapeutiques.

CONGESTIONS DU POUMON. — La congestion pulmonaire se présente sous différentes formes cliniques :

1° Les congestions passives;

2° Les congestions actives.

Congestions actives. — On appelle ainsi les états congestifs déterminés par un afflux sanguin exagéré au niveau des capillaires pulmonaires. Ils comprennent plusieurs types cliniques qui ont été bien étudiés par Woillez, Potain, Carrière, Grasset, Grancher, Huchard et qui peuvent être divisés en deux grandes catégories :

1° les congestions actives primitives, idiopathiques;
2° les congestions actives secondaires.

Dans les congestions actives primitives, la maladie est entièrement constituée par l'état congestif, d'où le nom de congestion-maladie qu'on leur donne encore. Les congestions primitives affectent trois types cliniques principaux : le type pneumonique, le type pleuro-pulmonaire et le type spléno-pneumonique, et se caractérisent, au point de vue anatomo-pathologique, par des lésions d'hyperhémie et de phlegmasie.

Les congestions actives secondaires sont très nombreuses, elles s'observent au cours des maladies des voies respiratoires, des maladies infectieuses, des cardiopathies artérielles, des intoxications; elles se montrent encore à la suite de traumatismes, d'insolation, de submersion, de réfrigération, de brûlures étendues, de la thoracentèse et pendant la grossesse chez les cardiopathes. Elles constituent un épiphénomène qui s'ajoute aux symptômes de la maladie causale en revêtant une intensité quelquefois assez grande pour passer au premier plan du tableau clinique et constituer l'élément principal du pronostic. Dans la grippe, la congestion pulmonaire se présente sous des aspects variables : type pneumonique, type pleuro-pulmonaire, type spléno-pneumonique, type atélectasique de Ferrand, type asphyxique de Graves, bronchoplégique de Huchard. Dans le rhumatisme articulaire aigu, il se développe sous l'influence du poison rhumatismal une sorte d'hyperhémie neuro-paralytique à laquelle s'ajoute quelquefois une infiltration œdémateuse. La congestion impaludique se montre en dehors des accès ou en même temps qu'eux et se localise souvent au sommet.

La congestion pulmonaire se surajoute à presque

toutes les maladies respiratoires : bronchite aiguë, broncho-pneumonie, embolie, pneumonie, pleurésie, tuberculose.

Les maladies du tube digestif et, en particulier, l'étranglement herniaire, s'accompagnent quelquefois de congestion pulmonaire, de même que les affections utéro-ovariennes. Les cardiopathies déterminent tantôt des poussées de congestion active fugaces, unilatérales; tantôt des poussées de congestion œdémateuse, connues sous le nom d'œdème aigu du poumon, de pronostic souvent mortel.

Congestions passives. — La congestion passive du poumon est un engorgement produit par la stagnation du sang au niveau des capillaires. Elle est tantôt chronique, tantôt aiguë. La forme chronique s'observe chez les cardiaques arrivés à la période d'asystolie et s'accompagne généralement d'œdème et de sclérose pulmonaire; au point de vue anatomique, la marche des lésions est la suivante : sous l'influence de la faiblesse du cœur, la tension augmente dans la circulation pulmonaire, les capillaires situés dans la paroi alvéolaire se dilatent et laissent sourdre de la sérosité d'abord, puis du sang.

La congestion passive aiguë s'observe d'une façon presque constante au cours des maladies infectieuses à tendance adynamique; elle s'accompagne aussi d'œdème et se localise à la base des poumons.

Indications de la saignée au cours des congestions pulmonaires. — Quelle que soit la forme de congestion pulmonaire, les troubles observés dépendent toujours d'un trouble mécanique : l'excès de la masse sanguine au niveau du poumon. Cet excès entraîne une diminution du champ de l'hématose et consécutivement des accidents asphyxiques. La saignée qui agit à la fois en diminuant la masse du sang et la pression artérielle et qui favorise, par dilution, la circulation à travers le réseau capillaire, est donc indiquée théoriquement chaque fois que les procédés thérapeutiques ordinairement employés restent sans effet.

Dans les congestions actives, la saignée générale est, d'après Grisolle, le moyen de traitement par excellence; pourtant, aujourd'hui, on ne la considère que comme un moyen d'exception, ne pouvant être utilisé que dans certaines conditions bien déterminées, quand il s'agit par exemple d'individus jeunes et vigoureux en proie à des accidents de cyanose et d'asphyxie très intenses. Il me semble que les auteurs ont été trop loin dans la crainte de la saignée et que celle-ci, tout en restant une médication d'urgence, est parfaitement indiquée dans des cas plus nombreux.

En effet, toutes les fois que le cœur faiblit et quand il existe des signes de fatigue de cet organe, la saignée doit être pratiquée. D'après Hanot, la congestion pulmonaire qui accompagne la pneumonie exige la phlébotomie, quand il y a oppression extrême avec cyanose, dilatation des veines du cou, expectoration sanguinolente ou séreuse abondante, étourdissements, paralysie passagère, délire, coma.

Dans la broncho-pneumonie grippale, l'indication de faire l'ouverture de la veine se présente quand le cœur droit se laisse dilater, dilatation qui se traduit par de la dyspnée et de la cyanose.

La saignée est également indiquée dans les congestions actives secondaires consécutives aux intoxications aiguës, telles que l'alcoolisme, et au mal de Bright. Elle est le remède héroïque contre les accidents gravidocardiaques qui se caractérisent par l'apparition subite vers le sixième mois de la grossesse de phénomènes asphyxiques avec pouls filiforme, expectoration rosée abondante, râles sous crépitants fins et nombreux.

Dans les cas de congestion consécutive aux brûlures étendues, la saignée répond à plusieurs indications : elle s'adresse d'abord aux phénomènes congestifs; en outre, elle dilue le sang qui, après les brûlures graves et étendues, est toujours épaissi, et le débarrasse en partie des principes toxiques accumulés en excès par suite de la diminution de l'émonctoire cutané.

Chez les cardiaques, la congestion pulmonaire exige d'autant plus les émissions sanguines générales qu'il y a souvent en même temps un état toxique du sang déterminé par la sclérose rénale.

La saignée est encore indiquée dans la congestion active consécutive à la submersion et au coup de chaleur et surtout dans la congestion pulmonaire due au froid intense que l'on observe chez les ivrognes et que l'on a décrite sous le nom de coup de sang pulmonaire.

Dans les congestions pulmonaires passives, la saignée n'est indiquée que dans la forme chronique qui apparaît à la période d'asystolie : « Lorsque la stase des poumons est produite par la difficulté que le sang éprouve à revenir vers le centre circulatoire, lorsque l'abondance du fluide sanguin n'est plus en rapport avec le peu de capacité des cavités cardiaques, il sera alors utile d'ouvrir une veine du bras. Dans ce cas, la saignée produit quelquefois un dégorgement très rapide des poumons car, si l'on explore la poitrine quelque temps après que le sang a cessé de couler, souvent on trouve que le son est déjà moins obscur et que le murmure vésiculaire est moins faible. » (Grisolle.)

Pneumonie. — La saignée ne peut agir sur la cause première de la pneumonie qui est, au point de vue anatomique, la réaction du parenchyme pulmonaire vis-à-vis d'un agent microbien, le pneumocoque, et qui se manifeste cliniquement par une allure de phlegmasie aiguë, inflammatoire. Aussi ce mode de traitement, préconisé par Broussais d'une façon systématique, fut-il vivement combattu par Laennec, Magendie, Dielt, Bennet et d'autres auteurs qui, s'appuyant sur la pure observation des faits cliniques, montrèrent que la pneumonie traitée par l'expectation présentait une gravité moins grande que lorsqu'elle était traitée par la saignée. Pourtant cette médication, employée dans le traitement de la pneumonie, donne des résultats incontestables et, si les médecins d'autrefois obtenaient avec elle plus de mécomptes que de succès, c'est qu'ils saignaient ou trop largement comme le faisait encore Bouillaud ou sans y être amenés par une situation clinique convenable.

Comme l'a montré Hanot, la saignée ne s'applique pas à la pneumonie, mais seulement à certains éléments de la maladie. En effet, quel que soit le mécanisme intime de l'inflammation du parenchyme pulmonaire, le sang conserve une influence indirecte sur ce processus, car il fournit aux éléments cellulaires enflammés les matériaux nécessaires à leur activité exagérée. « La saignée, en réduisant les congestions locales, en résorbant les sucs interstitiels, en appauvrissant le plasma sanguin, peut indirectement combattre le travail inflammatoire, bien qu'elle ne puisse en atteindre la lésion primordiale et encore moins la cause première et intime. Les constatations cliniques sont en parfaite harmonie avec le caractère modéré de cette intervention. La saignée ne donne pas dans les inflammations des résultats hé-

roïques, mais elle lutte utilement contre les symptômes. » (Bertin.)

Il faut donc saigner, non pas tous les pneumoniques
mais seulement certains pneumoniques. D'après Jaccoud les indications de la saignée dans la pneumonie
sont les suivantes : 1° dyspnée intense et température
élevée ; 2° troubles mécaniques de la circulation pulmonaire, hyperthermie et œdème ; 3° phénomènes de stase
encéphalique.

Hanot est du même avis : « La saignée, dit-il, s'impose
à toutes les périodes de la pneumonie quand il y a oppression extrême avec cyanose, dilatation des veines du
cou, expectoration sanguinolente ou séreuse abondante,
étourdissements, paralysie passagère, délire, coma. »

De même Hayem, dans sa communication au Congrès
de 1900 : « Il est indiqué de recourir à la saignée, dé-
clare-t-il, dans certaines conditions : voici les plus
nettes : *a*) Chez les sujets jeunes, vigoureux, pléthoriques, lorsque le champ de l'hématose est très rétréci
par l'étendue des lésions, ce qui se reconnaît surtout au
développement d'une cyanose à marche progressive, on
doit recourir à une large saignée.

b) Celle-ci est encore parfaitement indiquée lorsque la
fatigue du cœur et surtout la distension du cœur droit
tendent à déterminer de l'œdème pulmonaire. Sur ce point
nous sommes d'accord avec Jürgensen, Brœnig, Albu ;
Eichorst veut qu'on saigne dans tous les cas d'œdème,
quels que soient la forme de la maladie et l'âge des sujets. La gravité de l'œdème est telle qu'il est difficile de
ne pas accepter cette proposition, car les alcooliques et
les gens âgés peuvent supporter une saignée modérée.

En résumé, nous constatons que la saignée reconnaît, au cours de l'évolution de la pneumonie, des in-

dications basées sur la coexistence de phénomènes de congestion pulmonaire et de fatigue du cœur.

Chacune de ces indications est formelle, l'émission sanguine doit être faite rapidement et assez copieusement pour faire disparaître les symptômes cliniques qui en avaient indiqué l'emploi ; si ces troubles persistent après une première saignée, on doit une seconde fois reprendre la lancette et ouvrir la veine.

Il ne faut s'abstenir de saigner, comme le conseille Grisolle, que lorsque la prostration est extrême, le pouls petit, irrégulier, fuyant sous le doigt, et lorsque, d'après l'ensemble des symptômes on doit craindre le passage de la pneumonie au troisième degré, c'est-à-dire à l'hépatisation grise.

Bronchite capillaire. — La saignée est indiquée, tout comme dans la pneumonie, dans la bronchite capillaire étendue, diffuse, produisant aussi un rétrécissement progressif et parfois considérable du champ de l'hématose à la condition qu'on n'ait affaire ni à un enfant ni à un vieillard.

Œdème aigu du poumon. — C'est une infiltration œdémateuse rapide, presque instantanée que l'on observe chez les adultes assez âgés, artério-scléreux, porteurs soit d'une lésion de l'aorte thoracique, soit d'une néphrite interstitielle chronique.

L'indication de la saignée doit être remplie avec promptitude, car les événements évoluent avec une grande rapidité. Avant même que le diagnostic ne soit posé d'une façon certaine, si l'on redoute l'œdème aigu chez un sujet porteur d'une affection des reins, du cœur ou des gros vaisseaux artériels, il faut immédiatement ouvrir la veine.

Attendre, pour saigner, l'apparition des gros accidents de l'œdème du poumon me semble une mauvaise façon de faire ; on risque ainsi d'arriver trop tard et de ne pas faire l'opération au moment opportun. Il ne faut jamais craindre de saigner trop tôt, et mieux vaudrait encore saigner pour une fausse alerte que d'attendre le moment où le cortège clinique est au complet. En effet les troubles circulatoires sont alors trop accusés, les alvéoles pulmonaires pour la plupart sont encombrés par une sérosité plus ou moins sanguinolente et la saignée ne peut arriver à les désobstruer. Au contraire, quand elle est faite d'une façon précoce, l'émission sanguine, par les modifications qu'elle imprime à la masse du sang et à la circulation de la lymphe, empêche l'envahissement des alvéoles par le liquide extravasé.

L'ouverture de la veine produit alors des effets rapides et bien marqués qui permettent de parer au plus pressé et de gagner le temps nécessaire pour remplir les indications résultant de l'affection causale.

Maladies du cœur. — En face des accidents d'asystolie qui sont dus à un excès de tension intra-cardiaque, s'il est indiqué d'exciter le cœur, il est bien plus urgent de diminuer son travail à l'aide d'une émission sanguine. Cette façon de faire, préconisée par Peter, Jaccoud, Huchard, Robin, dans les états asystoliques, donne des résultats immédiats.

La saignée est indiquée dans les lésions mitrales et tricuspidiennes accompagnées de stase veineuse très prononcée. La coexistence des signes de myocardite est considérée comme une contre-indication à la phlébotomie. « Cependant, dit Hayem, dans beaucoup de cas, un cœur affaibli réclame plus impérieusement un soulagement de charge qu'un cœur vigoureux, et se montre, après la saignée, plus sensible qu'auparavant aux agents cardiaques. «

La saignée rend de grands services dans les cas d'asystolie, mais je ne l'emploie que lorsque le cœur est résistant ou, tout au moins, sensible à l'action des médicaments. De même que je suis d'avis, quand il s'agit d'ascite, de ponctionner avant de faire une médication diurétique, de même dans l'asystolie intense je préfère saigner d'abord et donner des stimulants du cœur ensuite. Agir ainsi, c'est souvent sauver son malade.

Intoxications du sang. — Sous ce terme intoxications du sang, il faut ranger les états toxiques, observés au cours de certaines maladies de la nutrition, telles que l'arthritisme, l'artério-sclérose ; au cours des affections rénales et à la suite des intoxications aiguës accidentelles ou professionnelles.

Arthritisme. — Cet état diathésique s'accompagne souvent d'une sclérose rénale amenant, au bout d'un certain temps, une insuffisance de la dépuration urinaire suffisamment accentuée pour déterminer des accidents soit d'ordre toxique, soit d'ordre congestif. On sait en effet que les congestions sont très fréquemment observées au cours de l'arthritisme qui, d'après Cazalis, représente la diathèse congestive par excellence.

La saignée constitue donc le traitement de choix des accidents toxiques et surtout des phénomènes de congestion encéphalique ou pulmonaire si fréquents chez les arthritiques. Il faut ici la pratiquer à dose faible, 50 à 100 grammes, et la réserver aux sujets âgés de moins de soixante à soixante-cinq ans, d'une constitution vigoureuse et dont le pouls est bien senti.

Intoxications aiguës. — On peut penser, en règle générale, que dans tous les cas d'empoisonnement aigu la saignée suivie ou non d'injections de sérum artificiel est le traitement par excellence. Certaines intoxications, celles qui sont produites par les poisons du sang (oxyde de carbone, gaz d'éclairage, chlorate de potasse) exigent plus formellement encore son emploi. On ne devra pas craindre dans ce cas de pratiquer une soustraction sanguine abondante de 4 à 500 grammes et il est tout indiqué de la faire suivre d'injections de sérum artificiel.

Dans l'intoxication déterminée par le venin des serpents, les émissions sanguines générales répondent à une double indication : l'état toxique et la congestion œdémateuse du poumon qui l'accompagne généralement et qui toujours, acquiert une très grande intensité. Il en est de même dans l'alcoolisme aigu qui, ainsi que nous l'avons dit précédemment, est une cause puissante de congestion pulmonaire.

Affections rénales. — Au point de vue de l'indication de la saignée, les affections rénales soit aiguës, soit chroniques évoluent en deux périodes : 1° une période de compensation, due au régime approprié qui diminue l'apport toxique d'origine alimentaire et au bon fonctionnement des émonctoires cutané, intestinal et hépatique ; 2° une période d'insuffisance caractérisée par les manifestations plus ou moins accentuées de l'urémie. L'apparition de l'urémie est donc le signe qui doit diriger le praticien à poser et à remplir l'indication de la saignée générale.

a) *Néphrite aiguë.* — La forme aiguë de la néphrite s'observe le plus fréquemment chez l'enfant au cours et pendant la convalescence de la scarlatine, et chez l'adulte elle est souvent consécutive au refroidissement précédé ou non de surmenage.

La néphrite aiguë scarlatineuse détermine quelquefois des accidents urémiques ; elle indique formellement l'emploi de la saignée quand, à l'oligurie et à l'anurie, s'ajoutent des phénomènes de dyspnée ou de coma. L'émission sanguine devra être abondante, on pourra la faire même s'il s'agit d'un enfant de plus de 12 ans.

Les néphrites aiguës de l'adulte, d'origine *a frigore* ou consécutives à une maladie infectieuse, doivent être traitées par la saignée quand il y a menace d'accidents urémiques, quelle que soit la forme, dyspnéique, convulsive, comateuse de l'urémie. En face de toute néphrite toxique (phosphore, arsenic, mercure), il est de toute nécessité de pratiquer immédiatement une émission sanguine abondante, autant pour lutter contre l'intoxication causale que pour empêcher l'éclosion d'accidents urémiques.

b) *Néphrite chronique.* — La forme chronique s'accompagne souvent de poussées congestives vers le rein qui déterminent rapidement l'insuffisance rénale. D'après Renaut, le rein atteint de néphrite chronique possède toujours une surface suffisante d'épithélium rénal sain pour assurer la dépuration de l'organisme, mais quand la congestion touche l'organe, elle détermine une transsudation séreuse qui s'accumule autour des artérioles et qui, par le fait de sa pression, finit par aplatir, puis par oblitérer les vaisseaux sanguins et à arrêter ainsi la sécrétion urinaire.

La saignée trouve donc dans ces sortes de congestions rénales, qui se traduisent cliniquement par de la douleur lombaire et par l'émission d'urines rares, foncées et sanguinolentes, une indication reposant sur sa double action décongestive et dépurative, puisque d'après les recherches de Bouchard, 32 grammes de sang renferment $0^{gr},50$ de matières extractives, soit le 1/16 de la quantité éliminée par le rein en vingt-quatre heures.

Hanady Pacha (du Caire) préconise la saignée dans

l'urémie de la néphrite cantharidienne et de la néphrite grippale; dans un cas observé chez un sujet de quarante-cinq ans, qui avait absorbé de la cantharidine dans l'espoir de corriger son impuissance génitale, une saignée de 400 grammes fit disparaître en quelques heures le coma et l'anurie, si bien que le malade qui n'urinait plus qu'une très faible quantité d'une urine sanguinolente et albumineuse put excréter, en quelques heures, 100 grammes d'une urine à peine sanguinolente.

Éclampsie puerpérale. — Les accidents éclamptiques dépendent généralement d'un état d'intoxication du sang auquel s'ajoute un certain degré d'hyperexcitabilité des centres médullaires, autrement dit de susceptibilité nerveuse dont l'action prédisposante sur l'éclosion de l'éclampsie a été mise en évidence par Trousseau. La combinaison de ces deux causes : intoxication et excitabilité nerveuse se fait d'une façon variable selon les cas et imprime à chacun d'eux une physionomie spéciale comportant un traitement spécial aussi.

Quand on se trouve en présence d'une femme éclamptique, on doit s'enquérir très rapidement, car la situation est toujours grave et demande une thérapeutique active, s'il existe dans les antécédents héréditaires ou personnels de la malade des signes de névropathie quelconque. Si oui, on peut prescrire une médication calmante dont le chloral et le chloroforme font les frais. Dans le cas contraire, l'éclampsie doit être considérée comme une manifestation toxhémique de pronostic grave, justiciable par conséquent de la saignée. Les avantages de la saignée dans le traitement de l'éclampsie sont incontestables; dans certains cas, les accès disparaissent après une seule soustraction sanguine; dans d'autres, ils sont heureusement modifiés comme fréquence et

comme intensité. Aussi cette médication remise en honneur par Peter et Depaul est-elle employée par un grand
nombre d'accoucheurs. Tarnier, à la suite d'expériences
établissant le degré de toxicité élevé du sérum sanguin
des éclamptiques, avait institué comme traitement de
l'éclampsie puerpérale l'emploi combiné de la saignée
générale, du régime lacté et des purgatifs drastiques.

En effet à la saignée il faut presque toujours adjoindre
de larges injections de sérum. On fait ainsi un véritable
lavage du sang en remplaçant un volume de sang par
un volume de sérum égal ou supérieur. La tension
intra vasculaire est ainsi maintenue ou même augmentée et la diurèse est facilitée. La saignée constitue la
médication d'urgence, l'injection qui suit constitue la
médication définitivement curatrice.

La saignée est encore indiquée chez les éclamptiques
névropathiques présentant de l'hypertension artérielle et
des menaces d'apoplexie, et chez les femmes vigoureuses
pléthoriques. Elle est contre-indiquée en cas d'anémie
accentuée.

ÉTATS PLÉTHORIQUES. — L'ancienne pléthore, ou
polyémie, caractérisée par l'augmentation de la masse
du sang, n'existe plus dans notre conception pathologique ; d'ailleurs, la dénomination de pléthore s'appliquait autrefois à des états divers, très mal connus,
constitués par l'excès réel ou présumé des liquides de
l'organisme. L'entité vraie, la maladie pléthorique n'a
probablement jamais existé ; l'état que les anciens auteurs
ont voulu distinguer et décrire séparément n'était que
l'état pléthorique, caractérisé par une sorte de congestion de la peau qui est rouge et comme tuméfiée, par
un pouls large et dur, des battements cardiaques énergiques, un aspect saillant des veines, une augmenta-

tion de la matité précordiale et hépatique, et par des signes subjectifs tels que les bouffées de chaleur, les sueurs abondantes, les vertiges, les bourdonnements d'oreilles.

Cet état congestif s'observe dans des circonstances très différentes et avec des allures très variables selon les cas. C'est ainsi que dans la diathèse arthritique, on observe souvent quelques-uns de ces signes : rougeur de la face, congestion du foie, dilatation des veines qui constituent la pléthore ; au cours de maladies aiguës telles que la pneumonie et la variole, certains sujets présentent un pouls large et dur, des battements cardiaques énergiques tout comme les anciens pléthoriques, de sorte qu'on est autorisé à admettre l'existence de plusieurs sortes d'états pléthoriques. Les uns évoluent très insidieusement, ne déterminant que quelques malaises ; d'autres, ceux qui accompagnent des pyréxies, impriment à la marche de l'affection une allure spéciale et nécessitent dans leur traitement l'obligation formelle d'obéir à l'indication de la saignée.

Sans vouloir remonter jusqu'à l'époque où la pléthore, considérée comme une entité morbide, était traitée par la saignée générale à laquelle on adjoignait un régime sobre, des purgatifs et des diurétiques, nous voyons que la grande majorité des auteurs préconise les émissions sanguines contre les états pléthoriques. C'est ainsi qu'il y a moins de cinquante ans encore, Grisolle préconisait la saignée dans une foule de maladies aussi différentes les unes des autres par la symptomatologie que par l'étiologie quand elles offraient ce caractère commun d'évoluer chez des sujets pléthoriques. Par exemple, à propos de la contracture des extrémités Grisolle déclare : « Lorsque le pouls est large, la saignée est

utile » ; et plus loin, au traitement de l'ictère, il ajoute :
« L'état pléthorique, un pouls fort et vibrant rendront
une saignée nécessaire. »

De ces multiples indications, un grand nombre a disparu, mais les thérapeutes sont d'accord aujourd'hui
avec Hayem, pour en conserver quelques-unes.

L'hémorrhagie cérébrale. — La saignée s'adresse à
l'élément congestif qui est surajouté à l'hémorrhagie,
chez les individus pléthoriques. Cet élément congestif
est quelquefois très important car, s'il ne la détermine
pas, il favorise, du moins, la rupture vasculaire. En
outre, par suite de la diminution de la masse sanguine,
la force d'impulsion se trouve diminuée et la paroi vasculaire a une tendance à revenir sur elle-même, à se
rétracter, de sorte que, si la saignée n'exerce aucune
action sur la lésion propre, elle peut, par ce mécanisme
empêcher la marche progressive de l'hémorrhagie.

Quoique Trousseau n'ait reconnu à la saignée aucune
influence favorable sur l'hémorrhagie cérébrale, Jaccoud la recommande chez les individus vigoureux dont
le pouls est plein et les battements du cœur énergiques ;
Albu, Kroenig sont du même avis.

Je partage l'avis de Jaccoud, jamais je n'ai vu de
résultats bien tangibles produits ici par la saignée, aussi
je ne la prescris plus. Mieux vaut mettre des sangsues
derrière les oreilles pour faire une petite saignée locale
et placer de la glace sur la tête.

Surtout, il ne faut pas faire de diagnostic erroné et
saigner dans un cas d'apoplexie par thrombose cérébrale.

Hémorrhagie pulmonaire. — Cette maladie évolue
quelquefois avec une rapidité si grande qu'on lui a
donné le nom d'apoplexie pulmonaire. Cette forme exige

un traitement énergique et rapide dont la plus grande partie est constitué par les émissions sanguines ; dans les cas graves, la saignée générale, faite à haute dose, est le seul moyen qui puisse donner quelque chance de succès.

Variole. — La saignée est indiquée chez les sujets pléthoriques qui présentent des signes de congestion viscérale. Grisolle, du Castel recommandent son emploi.

Mode d'emploi. — D'une façon générale, la saignée doit être pratiquée au cours des maladies que nous venons de passer en revue quand on constate la présence isolée ou combinée de l'élément congestif, de l'élément toxique ou de l'élément pléthorique.

La dose de la soustraction sanguine varie avec diverses circonstances, qui tiennent à l'état plus ou moins congestif du malade et à l'allure de la maladie. D'après Hayem, une saignée de 500 à 700 grammes, c'est-à-dire une forte saignée, ne peut être pratiquée que sur les adultes vigoureux « atteints d'une maladie récente, n'ayant pas encore pu faire diminuer soit la masse du sang, soit la richesse globulaire ». C'est ainsi que le praticien est autorisé à faire une saignée copieuse dans la pneumonie évoluant chez des individus vigoureux, sanguins ; dans l'œdème aigu du poumon ; dans l'éclampsie puerpérale ; dans la congestion du coup de chaleur. Souvent, dans ces cas, une saignée unique suffit pour faire disparaître les accidents menaçants et la maladie évolue ensuite avec des symptômes justiciables des procédés thérapeutiques ordinaires.

Dans les affections chroniques, lorsqu'il existe en même temps un certain degré d'anémie, la saignée doit être faite à dose moyenne et même à faible dose si l'anémie est assez accentuée. Chez les cardiaques et les rénaux, chez qui il est souvent indiqué de pratiquer une émission sanguine, on ne doit faire qu'une saignée modérée, car, au degré de déglobulisation que l'on observe parfois au cours des cardiopathies et des néphrites, s'ajoute cette autre raison que la saignée doit être répétée assez souvent.

Contre-indications. — Si la saignée possède des effets rapides et énergiques qui la rendent infiniment précieuse comme médication d'urgence, elle a des inconvénients graves qui en contre-indiquent l'emploi dans certaines circonstances. D'une façon générale, la saignée ne doit pas être pratiquée aux âges extrêmes de la vie, chez les enfants et les vieillards, sauf toutefois, dans l'urémie scarlatineuse. Chez les tout jeunes enfants, toute émission sanguine est nuisible car elle diminue, par suite de l'anémie consécutive, les apports nutritifs nécessaires au développement du corps; chez les vieillards, le ralentissement du processus de l'hématopoïèse rend difficile et lente la réparation de la moindre perte de sang.

Chez les adultes, même chez les femmes, la saignée est parfaitement autorisée, car la soustraction sanguine se répare très facilement. Une exception doit être faite pour les fébricitants chroniques, car l'état fébrile prolongé est une cause de trouble dans les phénomènes de l'hématopoïèse.

Pour la même raison, l'emploi de la saignée doit être proscrit chez les individus empoisonnés par des agents méthémoglobinisants, destructeurs des globules rouges tels que les chlorates.

L'anémie pernicieuse progressive, le purpura hémorrhagique sont des contre-indications formelles, car ces maladies empêchent la rénovation du sang après la soustraction.

Les anémies symptomatiques, la chlorose, ne s'opposent à l'emploi de la phlébotomie que lorsqu'elles sont assez marquées pour entraver l'hématopoïèse, ce qui est rare, puisque certains auteurs tels que Dyes, Wilhelmi, Scholtz et Schubert ont obtenu, dans le traitement de la chlorose, des résultats favorables par l'emploi de la saignée.

La contre-indication la plus formelle est peut-être la tendance adynamique de toute affection, même s'il s'agit d'une pneumonie.

VENTOUSES

Les ventouses (ventosa, de ventus, vent) sont des appareils destinés à faire le vide à la surface de la peau. On en distingue deux variétés : les ventouses sèches et les ventouses scarifiées.

VENTOUSES SÈCHES

Par ventouse sèche, on entend une application de ventouse non suivie d'écoulement sanguin. Le plus souvent, quand on veut appliquer des ventouses sèches, on emploie de petites cloches hémisphériques construites à cet effet. Ces cloches sont en verre épais, d'un diamètre de 5 à 10 centimètres, s'ouvrant par un orifice légèrement rétréci en forme de goulot ; ce goulot a des bords mousses et épais ; à l'extrémité opposée se trouve un bouton destiné à faciliter le maniement de l'appareil. On peut très bien remplacer ces cloches par des verres de table ordinaires.

Dans certains services d'hôpital, on emploie des ventouses à pompe ; elles ont la même forme que les précédentes, le fond porte une armature métallique munie d'un robinet sur lequel on adapte une petite pompe aspiratrice. Le vide est fait au moyen de cette pompe et, quand il est obtenu, il suffit de fermer le robinet de l'armature ; la ventouse est appliquée. Cet appareil offre certains avantages : la raréfaction de l'air s'obtient plus complètement, le malade n'est pas exposé aux brûlures ; mais il est encombrant et son maniement assez délicat exige l'aide d'une autre personne. Autrefois on employait aussi la ventouse de Junod, dont l'usage est aujourd'hui tombé en désuétude.

La ventouse de Junod se compose d'un cylindre dans lequel

après avoir introduit un membre ou un segment de membre, on fait le vide au moyen d'une pompe. Cet appareil très encombrant ne saurait être utilisé que dans les services d'hôpitaux, il n'est pas pratique; en outre il détermine vers la peau une dérivation d'une intensité très grande qui ne peut être mesurée que très approximativement au moyen du manomètre. Aussi a-t-on observé des accidents quelquefois très sérieux à la suite de l'application d'une ventouse de Junod : ruptures vasculaires, épanchements sanguins suivis de suppuration, syncope.

La ventouse de Junod était autrefois employée dans le traitement de la congestion pulmonaire, de la bronchopneumonie et des hémorrhagies.

Technique. — Pour faire une application de ventouses sèches, on procède de la façon suivante : on prépare sur une table posée près du lit du malade, de préférence à gauche, un nombre suffisant de ventouses ; une lampe à alcool ou une bougie allumée et un certain nombre de morceaux de coton ou de papier froissés préalablement pour les rendre plus inflammables. On peut ou non tremper les morceaux de coton ou de papier dans l'alcool. Cela fait et seulement à ce moment, on découvrira la région du corps où doit être faite l'application. Puis très rapidement, la table étant à la gauche du médecin, celui-ci saisit de la main droite une ventouse, pendant que de la main gauche, il allume le morceau de papier ou de coton qu'il jette de suite dans l'intérieur de la ventouse, tenue avec l'ouverture tournée en haut. On laisse flamber pendant une seconde ou deux. Le papier flambant encore, la ventouse est appliquée sur la peau et maintenue en place pendant quelques instants ; en ayant bien soin dans ce temps de la manœuvre de ne pas retourner vers le bas l'ouverture de la ventouse. La main qui tient la ventouse sent que celle-ci adhère à la peau; la première ventouse est alors appliquée.

Pour éviter de brûler le malade, il est nécessaire de jeter le morceau de papier dans le fond de la ventouse, afin d'éviter l'échauffement des bords qui entrent en contact avec la peau, et non moins nécessaire de faire flamber pendant un temps très court. Je crois qu'on arrive plus facilement à ce résultat en disposant le papier ou le coton, avant l'allumage, dans le fond de la ventouse que l'on approche ensuite de la flamme, en ayant la précaution de ne pas chauffer ses bords.

On recommence immédiatement la même manœuvre pour les ventouses suivantes. Pour appliquer celles-ci, il faudra avoir soin de laisser un espace de peau suffisant entre la nouvelle ventouse et la ventouse déjà posée, car, en l'approchant trop, non seulement la ventouse n'adhérerait pas, mais elle ferait tomber celle qui est déjà adhérente. En outre, il est plus facile de faire une application, surtout quand celle-ci doit se composer d'un nombre assez important de ventouses, en posant les premières à la partie supérieure de la région de façon à former une rangée au-dessous de laquelle on disposera parallèlement les autres rangées.

Quand les ventouses sont appliquées, la région du corps où elles sont placées est alors recouverte d'une couverture légère pour éviter le froid, et dès ce moment, on commence à fixer la durée de l'application.

Cette durée varie avec l'effet que l'on veut obtenir; le plus souvent elle oscille de dix à vingt minutes.

Pour retirer les ventouses, la manœuvre est fort simple : avec l'index de la main droite on presse sur la peau tout contre le bord de la ventouse, pendant que, de l'autre main, saisissant la ventouse, on

essaie de lui imprimer un mouvement de bascule autour
du bord opposé au doigt. La ventouse se soulève un peu,
l'air entre dans sa cavité en produisant un bruit particulier et le détachement complet se produit aussitôt.

L'application est terminée.

Mode d'action. — La ventouse, une fois appliquée sur
la peau, renferme une faible quantité d'air surchauffé;
par refroidissement, cet air occupe un moins grand volume et il se produit un certain degré de raréfaction.
Le premier effet est un soulèvement de la peau qui
pénètre à l'intérieur de la ventouse, attirée par une véritable succion; ce soulèvement de la peau détermine l'ob-
turation complète de la ventouse.

Le refroidissement s'accentuant, le vide progresse, la
succion devient plus forte. On voit alors, à travers les
parois de la ventouse, la calotte de peau, formant bouchon, faire saillie de plus en plus dans la cavité, prendre
une teinte rouge d'abord, puis violette, pendant que se
dessinent sur ce fond plus ou moins teinté, des arborisa-
tions vasculaires quelquefois très prononcées. Cette
teinte congestive de la peau est le résultat d'un appel
sanguin déterminé par la diminution de la pression
atmosphérique au niveau de la ventouse.

En même temps que le sang, la lymphe est aussi attirée vers la peau et contribue à la formation de la tuméfaction cutanée.

La ventouse est donc un agent dérivatif s'adressant
aux liquides sanguin et lymphatique.

La tuméfaction s'affaisse presque aussitôt après l'enlèvement de la ventouse, mais la teinte congestive persiste assez longtemps, surtout quand la vaso-dilatation
cutanée a été très prononcée et s'est accompagnée de

rupture de petits vaisseaux, car il se forme alors une ecchymose dont la disparition ne se fait qu'au bout de plusieurs jours.

Indications thérapeutiques. — La ventouse est un agent dérivatif et non un agent révulsif; elle ne saurait, en effet, agir comme révulsif que dans les cas où son application est douloureuse; or la douleur, toujours occasionnée par la brûlure, doit être évitée.

Hippocrate préconisait les applications de ventouses contre les gonflements articulaires et contre l'angine; Galien les employait contre les hémorrhagies nasales; Celse en a précisé les indications dans les maladies aiguës et chroniques.

D'une façon générale, l'indication des applications de ventouses sèches doit être posée toutes les fois qu'il est nécessaire de soustraire momentanément à la circulation générale ou à une circulation locale une certaine quantité de sang sans qu'il en résulte une déperdition.

Cette indication se retrouve dans le traitement d'un grand nombre de maladies :

Bronchite aiguë. — Les ventouses sont indiquées chez les adultes, à la période de début. Il faut les appliquer en grand nombre (10 à 15) sur le dos d'abord, puis en avant sur la poitrine; cette application doit être renouvelée plusieurs fois par jour, ou tout au moins chaque matin, jusqu'à la disparition des phénomènes de congestion. La durée de l'application variera avec l'intensité plus ou moins grande des symptômes.

Bien faite et souvent répétée, cette application est très efficace et peut faire avorter l'évolution de la bronchite. Elle fait partie de la triade décongestive, avec bains de pieds et purgatifs.

BRONCHITE CHRONIQUE. — Chez les malades âgés, atteints de bronchite chronique et sujets à des poussées congestives sur les bronches au moindre changement de température, il est indiqué de poser des ventouses sur le thorax et plus particulièrement sur les parties congestionnées. La durée de l'application sera relativement courte et ne dépassera pas cinq minutes chez les vieillards fatigués ; elle sera plus longue si l'individu semble un peu plus résistant.

En somme, il s'agit simplement ici de lutter contre les poussées congestives qui peuvent apparaître au cours des bronchites chroniques.

BRONCHO-PNEUMONIE. — Cette maladie exige une médication presque spécifique : la balnéation ; mais dans certains cas de broncho-pneumonie prolongée, persistant pendant plus d'un mois, il est quelquefois impossible de continuer la méthode des bains. On est alors autorisé à la remplacer par des ventouses sèches répétées tous les jours, matin et soir.

EMPHYSÈME PULMONAIRE. — Certains emphysémateux ne peuvent supporter l'application de sinapismes sur le thorax pendant leur accès d'oppression ; en pareil cas, la sinapisation, qui doit être faite sur les mollets, les cuisses et les hanches, mais jamais sur la poitrine, a besoin d'être complétée par les ventouses sèches. Celles-ci sont indiquées dans les formes d'emphysème à oppression vive et intense, elles doivent être appliquées sur la poitrine, matin et soir, en nombre variable selon l'intensité des symptômes et l'âge du malade, au début de l'accès. Elles agissent surtout quand l'emphysème se complique de bronchite congestive.

PNEUMONIE. — Le point de côté de la pneumonie peut être utilement combattu par l'application de ventouses en petit nombre au niveau de l'endroit douloureux.

Quand l'élément congestif est assez accentué et que l'état du sujet ne permet pas de recourir aux émissions sanguines locales, ni générales, il faut recourir aux ventouses sèches appliquées sur le thorax en nombre aussi grand que possible, une vingtaine environ, et répétées tous les jours, matin et soir, pendant tout le temps que se montre la menace congestive.

Mais les ventouses sèches ne sont efficaces que lorsqu'il s'agit d'une pneumonie légère, bien limitée; sans quoi il vaut mieux recourir à la saignée locale ou générale. Chez les vieillards elles agissent peu. Leur action ici est surtout de calmer la douleur. Par contre elles sont très efficaces chez les adolescents.

TUBERCULOSE PULMONAIRE. — Les ventouses sèches constituent un excellent moyen de combattre la douleur thoracique et les poussées congestives si fréquentes chez les tuberculeux. Elles sont indiquées, comme les révulsifs, à toutes les périodes de la tuberculose chronique contre les points de côté, et contre les poussées congestives.

Dans le traitement des congestions pulmonaires tuberculeuses, l'emploi des ventouses sèches répond à une indication tout à fait spéciale. J'ai insisté ailleurs sur le traitement des congestions tuberculeuses et montré que les sinapismes, les pointes de feu et les petits vésicatoires y trouvaient leurs indications particulières dans les cas les plus fréquents. Mais dans les poussées congestives toutes récentes, quand on a pu, en quelque sorte, assister à l'apparition de cette complication, il est spécialement indiqué de lutter par des applications de ventouses, répétées deux et même trois fois par jour au niveau du poumon congestionné. Je crois même que l'application de ventouses sèches, faite d'une façon préventive au niveau du thorax chez les tuberculeu xà type congestif, constitue, avec les frictions alcoolisées, un procédé de dérivation méthodique, très utile en pareil cas ; ces applications préventives devront être faites tous les deux ou trois jours.

Dans la tuberculose il faut réserver l'emploi des ventouses sèches aux cas où les poussées congestives se font plutôt sur une large surface qu'en profondeur et sur un point limité, car alors les vésicatoires sont préférables. Par exemple on les posera lors des larges poussées congestives qui se montrent autour des premières zones de ramollissement ou, dès le début de la maladie, chez les arthritiques congestifs.

Congestion pulmonaire. — Quelle que soit la forme de congestion active ou passive vis-à-vis de laquelle on se trouve en présence, il est toujours indiqué d'attirer le sang vers la peau par des applications répétées de ventouses sèches ; tout en prescrivant une médication particulière s'adressant à la cause de la congestion.

Dans la congestion idiopathique ou maladie de Woillez, les ventouses sont plus particulièrement indiquées, de même que dans les congestions pulmonaires des arthritiques.

Pleurésie. — Les ventouses sont quelquefois indiquées à la première période de la pleurésie avant la constitution de l'épanchement ; elles réussissent très bien à calmer le point douloureux et combattent, dans une certaine mesure, l'élément congestif pulmonaire qui, dans certains cas, accompagne la poussée pleurétique.

Dans la forme sèche, on peut combattre le processus inflammatoire de la période du début par des applications, répétées deux fois par jour, de ventouses sèches sur le thorax. Les pointes de feu sont cependant préférables.

PÉRICARDITE. — A la période aiguë et douloureuse de la péricardite, les ventouses sèches devront être appliquées pour combattre la douleur précordiale qu'elles atténuent souvent très rapidement dans une grande mesure.

ENDOCARDITE. — Dans les formes légères de l'endocardite aiguë il est indiqué de lutter contre l'éréthisme cardiaque au moyen de ventouses sèches.

CONGESTION DU FOIE. — Les poussées congestives qui se montrent au cours de l'évolution des affections hépatiques et, en particulier, des cirrhoses, doivent être combattues par des applications de ventouses sèches répétées, tant que durent les symptômes de congestion.

Contre l'épistaxis qui se montre surtout dans la cirrhose atrophique, Galien, comme nous l'avons vu, préconisait l'application de ventouses au niveau de la région hépatique ; Verneuil en faisait autant et faisait placer des ventouses nombreuses sur le foie.

Les congestions hépatiques d'origine paludéenne peuvent aussi être traitées par des applications de ventouses sèches. Dans toutes les formes de congestion du foie liées à de l'ictère infectieux les ventouses agissent bien.

CONGESTION DE LA RATE. — Elle s'observe surtout chez les paludéens, et, comme la précédente, elle réclame l'emploi des ventouses sèches.

CONGESTION RÉNALE. — Dans la forme aiguë, l'application des ventouses sèches aide à remplir une médication capitale : la décongestion ; car de tous les organes, le rein est celui sur lequel l'action des dérivatifs est la plus sûre. Les recherches de Renaut (de Lyon) ont, en effet, montré que la circulation veineuse du rein communique largement avec celle de l'atmosphère adipeuse périnéphrétique et par l'intermédiaire de celle-ci avec les réseaux sanguins sous-cutanés et cutanés de la région lombaire. Aussi l'application de ventouses au niveau de cette région et plus particulièrement au niveau du triangle de J.-L. Petit, où la paroi abdominale est réduite à son minimum d'épaisseur, peut arriver à provoquer une décongestion très complète du rein. Cette application est plus particulièrement indiquée dans la forme légère de la congestion où il n'y a que des urines rares et foncées, sans phénomènes d'urémie. Sans quoi il faut recourir aux ventouses scarifiées ou aux sangsues.

PLAIES VIRULENTES OU VENIMEUSES. — En cas de piqûre par instrument septique ou de morsure par un animal venimeux, il est indiqué d'appliquer des ventouses sèches sur la région atteinte. Leur application peut s'opposer, dans une certaine mesure, à l'absorption des produits inoculés et permet d'attendre l'emploi de moyens plus énergiques.

VENTOUSES SCARIFIÉES

Définition. — C'est une application de ventouses sèches accompagnée d'un écoulement sanguin, déterminé par des scarifications cutanées ; la scarification étant une incision superficielle et peu étendue.

Technique. — On commence par faire une application de ventouses sèches, après avoir préalablement lavé à l'eau savonneuse tiède, et lotionné à l'alcool et au sublimé la région désignée. Dès que l'on constate la production de la tuméfaction et de la congestion sous l'influence des ventouses sèches, on prépare l'instrument scarificateur, bistouri ou rasoir de préférence, et l'on procède à la scarification exclusivement au niveau des portions du tégument soulevées et congestionnées, en tenant l'instrument à la façon d'un archet.

Pour cela les ventouses étant enlevées, l'opérateur, placé du côté convenable, à gauche s'il s'agit de scarifier le dos, à droite du malade s'il s'agit du ventre, saisit l'instrument de la main droite et, tendant la peau de la main gauche, il incise rapidement et superficiellement dans l'aire de la calotte tuméfiée. Le sang coule presque aussitôt par gouttelettes séparées, puis en minces filets qui finissent par se réunir ; un aide l'essuie aussitôt en aval de la plaie.

Les mêmes incisions sont faites sur chacun des emplacements de ventouses.

Il faut agir très rapidement car l'effet dérivatif ainsi obtenu est d'autant plus énergique que les incisions sont faites plus vite, après l'enlèvement des ventouses sèches ; ce fait d'ailleurs s'explique très bien, la congestion déterminée par l'aspiration ne durant que peu de temps après la cessation de celle-ci. Les incisions doivent être faites parallèlement les unes aux autres, à une distance de 2 à 4 millimètres, et ne doivent pas dépasser l'épaisseur du derme ; dans certains cas où la dérivation doit être assez énergique sur une petite surface, il faut, après avoir scarifié dans un sens, recommencer la scarification au niveau de la même calotte, dans un sens sensiblement perpendiculaire au premier.

Faut-il, après la scarification, laisser simplement

couler le sang ou remettre des ventouses au niveau des zones incisées ? Les avis sont partagés sur ce sujet. J'estime pourtant que la seconde façon de faire possède une supériorité sur la première. En effet, elle augmente l'effet dérivatif en augmentant le taux de l'émission sanguine, elle en prolonge la durée et, troisième avantage qui, tout en étant d'un autre genre n'en a pas moins son importance, elle supprime la manœuvre nécessitée par l'issue du sang qui, sans essuyage, irait souiller le lit du malade.

Quand on veut faire suivre les scarifications d'une nouvelle application de ventouses, il faut procéder de la façon suivante : on enlève, en premier lieu, la ventouse, placée dans la partie la plus déclive, on en scarifie la base et, très rapidement, on la remet en place ; on passe ensuite à celles situées sur le même plan horizontal, puis à celles placées plus haut. Comme le sang ne s'écoule pas immédiatement après la scarification, on arrive, en allant vite, à scarifier presque à blanc sans observer de filets de sang ; celui-ci se collecte dans les ventouses, puis se coagule. Au bout de quelques minutes, trois à six le plus souvent, le suintement sanguin s'arrête spontanément ; il ne persiste qu'au niveau des points où l'incision a été plus profonde. On enlève alors les ventouses ; l'application est terminée. On la fait suivre d'un léger pansement antiseptique : gaze boriquée, ouate aseptique et ceinture de corps.

L'emploi d'un simple bistouri ou mieux d'un rasoir m'a toujours paru préférable à celui des instruments plus ou moins compliqués, connus sous les noms de scarificateurs de Bondu, de Gilgencrantz, de Sarlandière, d'Heurteloup, etc., de sangsue artificielle, de bdellomètre ; ces appareils sont d'un maniement quelquefois difficile ; en outre, on ne peut en mesurer les effets aussi exactement qu'on le fait avec le bistouri et il est toujours difficile de les nettoyer et de les stériliser.

Mode d'action. — Avec une application de ventouses scarifiées on ajoute, à l'effet dérivatif des ventouses sèches, l'effet spoliatif déterminé par une émission sanguine locale. La ventouse scarifiée agit par conséquent, non seulement sur la répartition du sang, mais encore sur sa masse. Il résulte de cette double action une diminution de tension au niveau des veines du réseau vasculaire assurant la circulation au point d'application des ventouses scarifiées ; la tension veineuse diminuant, la stase sanguine qui accompagne toute inflammation diminue aussi. Conséquemment à cette diminution de la stase et de la tension veineuse, la circulation se fait mieux, et les phénomènes inflammatoires, tels que la formation d'exsudats et la douleur, sont très heureusement modifiés. Ces effets retentissent sur les organes sous-jacents avec une intensité variable suivant la richesse des anastomoses vasculaires qui les unissent à la peau ; ils se traduisent généralement par une décongestion plus ou moins accusée.

L'action générale des ventouses scarifiées est peu marquée, car la perte sanguine est toujours peu importante et se fait lentement. Elle se traduit dans certains cas, comme dans la pneumonie, par une diminution de la fièvre et par l'atténuation des phénomènes d'excitation et de fatigue liés à la douleur locale que les ventouses scarifiées font souvent disparaître.

Indications thérapeutiques. — L'indication des ventouses scarifiées se présente souvent ; d'une façon générale elle doit être posée toutes les fois que l'on doit lutter contre une menace congestive assez accentuée, chez des sujets dont l'état de santé ne permet pas de recourir à la saignée générale.

PNEUMONIE. — L'emploi des ventouses scarifiées est souvent très utile. Chez les individus assez âgés, légèrement pléthoriques, atteints d'une forme congestive de pneumonie, les ventouses scarifiées doivent être appliquées le plus près possible du début de la maladie.

On posera un nombre variable de ventouses, six, douze, au niveau du poumon malade, et plus particulièrement à l'endroit du souffle ou de la matité ; cette application sera faite en arrière dans la plupart des cas, et elle ne sera faite en avant que si les signes de l'affection sont manifestement beaucoup plus accentués en avant qu'en arrière. Après la scarification, on reposera les ventouses sur le thorax ; de cette façon on déterminera une dérivation assez marquée et une saignée locale suffisante pour combattre la congestion.

Sous l'influence de cette médication, le point de côté diminue, la dyspnée s'amende, la ventilation pulmonaire augmente et souvent on observe un abaissement de la température qui peut aller jusqu'à un degré.

A notre époque où la saignée est en défaveur, les ventouses scarifiées ou les sangsues sont souvent utilisées dans la pneumonie des adultes. Pour ma part je m'en sers fort souvent et il m'est arrivé, dans des cas de pneumonie grippale étendue, de combiner leur emploi avec celui des bains tièdes, n'hésitant pas à laisser les petites plaies saigner dans le bain. Il y a alors une vraie saignée locale qui rend de grands services et qui est sans danger chez les sujets vigoureux.

CONGESTION PULMONAIRE. — Certaines formes de congestion évoluant chez des individus jeunes, résistants, à tempérament sanguin indiquent formellement l'emploi des ventouses scarifiées ; c'est ainsi que la congestion pulmonaire idiopathique, la congestion d'origine grippale, la congestion des artério-scléreux et des brightiques pourront être traitées par ce moyen. Pour la congestion pulmonaire brightique, il est absolument nécessaire de recourir aux émissions sanguines locales chez les individus dont l'état général et l'âge avancé contre-indiquent la saignée générale ; dans ce cas, on appliquera sur la poitrine un nombre assez considérable (une quinzaine environ) de ventouses scarifiées que l'on reposera après la scarification.

PLEURÉSIE. — L'indication des ventouses scarifiées doit être posée toutes les fois qu'il existe un point de côté très violent et que le malade est assez vigoureux. La pleurésie diaphragmatique en particulier en indique presque toujours l'emploi de même que la pleurésie puerpérale. On les met en petit nombre, une ou deux sur le point douloureux.

PÉRICARDITE AIGUË. — Les ventouses scarifiées doivent être employées toutes les fois que la dyspnée est vive et suffocante, à la période de début avant la constitution de l'épanchement. L'application doit comprendre un petit nombre de ventouses, trois à six, appliquées au niveau de la région précordiale ; elle sera répétée tous les trois ou quatre jours tant qu'il restera des phénomènes aigus.

MYOCARDITE AIGUË. — Quand la douleur précordiale est très vive à la phase de début, c'est-à-dire d'éréthisme cardiaque, il est indiqué d'appliquer une ou deux ventouses scarifiées et de répéter cette application si la douleur persiste aussi intense.

ENDOCARDITE AIGUË. — L'indication précédente se retrouve ici dans les mêmes circonstances ; quand la tachycardie et la douleur précordiale sont très marquées, les ventouses scarifiées doivent être appliquées en petit nombre, deux à quatre. Elles donnent dans le traitement de cette maladie des résultats supérieurs à ceux obtenus par les autres médications externes.

En résumé les ventouses scarifiées constituent un des meilleurs moyens à mettre en œuvre pour arrêter l'évolution des endo-péricardites, mais à la condition que ce soit au début de la maladie. Leur action jointe à celle du salicylate de soude peut faire avorter le processus inflammatoire sur les valvules. On peut aussi se servir des applications de glace après avoir posé les ventouses.

PÉRITONITE PUERPÉRALE. — Appliquées au début de la péritonite puerpérale, les ventouses scarifiées ont donné de bons résultats à Hervieux : « Sous leur influence, dit-il, et dans les cas les plus graves, les plus inévitablement mortels, le phénomène douleur, qui joue un si grand rôle dans la série des accidents caractéristiques de cette horrible maladie, était toujours considérablement atténué et suivi d'un soulagement très sensible. Le météorisme abdominal subissait du même coup un amoindrissement notable... Dans le traitement curatif de la péritonite puerpérale, elles constituent un auxiliaire puissant ne pouvant être remplacé que très imparfaitement par des sangsues et n'exposant jamais comme celles-ci à des hémorrhagies regrettables. »

ARTHRITES PUERPÉRALES. — Les phénomènes douloureux sont très heureusement influencés par une application de ventouses scarifiées.

CONGESTION HÉPATIQUE. — La congestion hépatique,

qui apparaît à la suite de maladies infectieuses, ou consécutivement à des troubles gastro-intestinaux, exige quelquefois l'emploi de ventouses scarifiées. Cette indication doit être satisfaite chaque fois qu'il existe de vives douleurs au niveau du foie et que l'état général du sujet ne s'oppose pas à une déperdition sanguine, car dans la plupart des cas, l'application des ventouses doit être répétée. On appliquera ici une dizaine de ventouses couvrant l'hypochondre droit depuis le rebord costal jusqu'à la fosse iliaque.

Congestion splénique. — L'indication des ventouses est assez rare dans le traitement de cette affection ; néanmoins, elle est susceptible de rendre de grands services chez les paludéens jeunes, non anémiés, atteints de congestion grave ne cédant pas aux ventouses sèches.

Néphrite aiguë. — Les ventouses scarifiées ne sont indiquées que lorsqu'il existe une contre-indication à l'usage de la saignée générale. En effet, le traitement véritablement héroïque de la néphrite aiguë grave avec urémie est la saignée au pli du coude ; mais, si l'âge du sujet ou sa faiblesse s'oppose à l'emploi de cette médication, il faut, dans les cas graves, avoir recours aux ventouses scarifiées, largement appliquées au niveau de la région lombaire, de chaque côté de la colonne vertébrale. Nous avons dit ailleurs que la circulation du rein subissait, plus que celle des autres organes, les modifications vasculaires du tégument sus-jacent ; ceci nous permet de comprendre l'action très efficace des émissions sanguines locales vis-à-vis des manifestations de la néphrite aiguë.

Dans ce cas, les ventouses devront être appliquées en grand nombre, une vingtaine environ, dix de chaque côté ; les scarifications seront faites assez profondément, car il vaut mieux faire couler trop de sang que pas assez et, en outre, on scarifiera dans les deux sens au niveau de l'emplacement de chaque ventouse.

On pourra ainsi faire une saignée locale d'une quantité suffisante pour enrayer la marche de la maladie. Si les symptômes ne s'amendaient pas après une première application, on serait parfaitement autorisé à la recommencer aussi largement le lendemain, pendant trois ou quatre jours, à la condition expresse de remplacer le liquide sanguin soustrait à l'organisme par une quantité équivalente de sérum artificiel.

Myélites aiguës. — Les ventouses scarifiées réussissent très bien contre l'élément congestif qui accompagne toujours l'élément infectieux. Il faut les appliquer le long du rachis à des intervalles assez rapprochés tous les quatre à six jours environ, tant que durent les phénomènes aigus : douleurs dorsales, irradiations douloureuses, contractures, etc.

Contre-indications. — Elles sont déterminées par la spoliation sanguine ; ainsi les ventouses scarifiées seront contre-indiquées chez les malades très affaiblis, chez les convalescents d'affections hémorrhagiques, chez les hémophiliques, les jeunes enfants et les vieillards.

SANGSUES

Le mot sangsue dérive du latin sanguisuga, de *sanguis*, sang et *sugo*, je suce. Il désigne un animal invertébré, de l'embranchement des Vers, classe des Annélides, famille des Hirudinées. En médecine, on ne fait usage que de certaines espèces; les principales sont :

1° La sangsue grise (*Hirudo medicinalis*) dont le ventre est maculé de noir, bordé d'une bande droite et le dos garni de six bandes rousses longitudinales;

2° La sangsue verte (*Hirudo officinalis*), qui a une teinte un peu plus verdâtre que la précédente, et dont le ventre n'est pas maculé; c'est la plus grosse;

3° La sangsue dragon ou truite (*Hirudo tióctina*), dont l'abdomen est bordé d'une bande en zigzag et le dos parsemé de points noirs et roussâtres;

4° La sangsue granuleuse (*Hirudo granulata*), d'un vert brun, avec trois bandes foncées sur le dos et dont les anneaux intermédiaires portent de nombreux tubercules;

5° La sangsue ponctuée de blanc (*Hirudo alba punctata*), dont les anneaux sont verruqueux et tachés de blanc et le corps brun noir avec six bandes longitudinales.

Les Hirudinées ont le corps allongé, relevé et déprimé en avant, formé d'anneaux; elles portent une ventouse antérieure, munie de trois mâchoires et une ventouse postérieure. Les sangsues vivent dans les eaux de l'Europe, de l'Afrique septentrionale et de l'Asie. Certaines régions de la France sont le siège du commerce des sangsues, ce sont les régions marécageuses, telles que les Landes et les environs de Douai; une grande partie des sangsues employées dans le nord de la France provient des vastes marais qui s'étendent entre Douai et Arras. Au point de vue commercial, les sangsues sont divisées, suivant leur grosseur, en petites ou filets, en moyennes, en grosses ou vaches ; d'après Carlet, une bonne sangsue doit peser 2 grammes.

Technique. — Avant de commencer l'application de sangsues, certaines précautions préliminaires doivent être prises : il faut d'abord laver la peau et la débarrasser de la sueur ou du pus qui peuvent la souiller et, après s'être servi d'eau savonneuse tiède, il est absolument nécessaire de rincer à l'eau tiède pure afin d'enlever toute trace de savon. La sangsue possède, en effet, à un assez haut degré, le sens du goût et recherche de préférence certaines substances telles que le lait ou le sucre, aussi dans certains cas où la sangsue ne veut pas mordre, il faut étendre un peu de lait ou d'eau sucrée sur la peau. Si la région est recouverte de poils, il faudra nécessairement la raser, puis procéder au lavage comme il vient d'être dit.

Cela fait, la ou les sangsues sont placées dans un verre d'ouverture assez étroite mais d'une profondeur suffisante, un verre à Bordeaux par exemple ; puis très rapidement, pour qu'elle n'aient pas le temps de sortir du verre, on applique l'ouverture de celui-ci sur la peau. Au bout de quelques minutes, on voit la sangsue se coller sur la peau et s'y maintenir à l'aide de l'enduit visqueux qui recouvre son corps ; puis, on la voit se courber et adhérer par l'une ou l'autre de ses extrémités qui toutes deux sont munies d'une ventouse.

La sangsue doit adhérer par la ventouse antérieure et non par la ventouse postérieure ; la ventouse antérieure se reconnaît à sa lèvre supérieure très allongée, tandis que la postérieure est circulaire ; en outre, la ventouse antérieure se trouve du côté du corps rétréci et déprimé.

Lorsque la sangsue veut mordre, elle allonge la lèvre supérieure de la ventouse antérieure et semble palper la peau pour y choisir l'endroit convenable. Chez les femmes et chez les enfants, les sangsues mordent généralement plus vite que chez les vieillards et les adultes ; chez les individus dont la peau semble épaisse il faut faire, avant l'application, quelques lotions à l'eau tiède afin de l'assouplir.

Une fois adhérente, la sangsue commence à aspirer le sang. La ventouse antérieure appliquée sur la peau s'aplatit, de sorte que la peau vient en contact immédiat avec la bouche qui se trouve située au fond de la ventouse. Puis, la ventouse reprend sa forme et attire la peau vers les denticules des mâchoires ; ces denticules sont très pointues et nombreuses, elles ont la forme de chevrons placés à cheval sur le bord tranchant des mâchoires et sont mises en mouvement par des fibrilles musculaires qui pénètrent dans leur épaisseur, tandis que les mâchoires sont actionnées par des muscles spéciaux. Pour mordre, les mâchoires sont repoussées d'avant en arrière par une contraction musculaire pendant que les denticules sollicitées par leurs fibrilles deviennent plus saillantes et entament la peau emprisonnée dans la ventouse, suivant une incision en forme d'étoile à trois branches. Le sang est aspiré par des contractions péristaltiques de l'œsophage qui refoulent le sang en arrière et qui se traduisent par un mouvement d'ondulation. Le médecin est alors averti que la sangsue *prend* et retire le récipient qui la contenait.

L'aspiration du sang s'effectue au moyen de la ventouse et de l'œsophage, c'est-à-dire de la partie antérieure du corps de la sangsue, car, si l'on divise celle-ci en deux tronçons pendant son application, la succion persiste et le sang aspiré s'écoule au niveau de la section. Cette particularité est quelquefois mise à profit quand on veut prolonger la durée de l'application des sangsues pour obtenir un effet dérivatif plus marqué.

Le mouvement d'ondulation dure pendant toute la durée de la succion jusqu'à ce que la sangsue soit gorgée de sang. En moyenne, la durée de la succion peut être évaluée d'une demi-heure à deux heures. Une fois gorgée de sang, la sangsue s'immobilise peu à peu, puis se détache spontanément et tombe. Il arrive quelquefois, mais rarement, que les sangsues s'arrêtent de sucer au bout d'un temps relativement long et ne se détachent pas ; il faut alors se garder, pour les enlever, de tirer avec force, car on s'exposerait à laisser leurs mâchoires dans la plaie qui se guérirait moins vite ; il suffit de jeter sur les sangsues adhérentes et inactives un peu de sel de cuisine ou un peu de tabac pour leur faire lâcher prise.

Quelquefois, on voit au bout d'un temps très court, après le commencement de la succion, l'ondulation diminuer et s'arrêter presque complètement, la sangsue semble dormir ; il est alors indiqué de la réveiller en la touchant légèrement ou, mieux, en faisant couler sur son corps un mince filet d'eau froide que l'on étanche de façon à ne pas impressionner le malade.

Quand la sangsue est tombée, le sang continue à couler par la morsure triangulaire, puis il s'arrête spontanément ; si l'on veut en prolonger l'écoulement, il suffit d'appliquer des ventouses ou un cataplasme de farine de lin.

Cas particuliers. — Nous avons vu que dans certains cas l'application des sangsues exigeait des précautions particulières et nous ajoutons qu'elle demande en outre une très grande patience ; les sangsues ne se plaisent à mordre qu'au bout d'un temps plus ou moins long.

Quand la région est fortement engorgée, il faut, à l'exemple de Maisonneuve, faire de petites mouchetures à la surface de la peau, le sang perle alors au niveau de ces petites plaies et les sangsues s'y attachent facilement.

Quand la sangsue doit être appliquée en un point précis, il faut la mettre dans un tube de verre, un tube à essai par exemple, ou plus simplement dans un morceau de carton enroulé; on approche alors de la peau l'extrémité antérieure de la sangsue.

Si l'application doit comprendre un nombre assez important de sangsues, cinq à dix, je suppose, il est préférable de la faire en un seul temps, c'est-à-dire de mettre toutes les sangsues dans un verre suffisamment large, plutôt que d'appliquer une ou deux sangsues à la fois.

Pour augmenter l'effet dérivatif, on peut, préalablement à l'application, déterminer un état congestif de la région, soit au moyen de fomentations chaudes, soit au moyen d'un sinapisme, soit au moyen d'un bain de pieds chaud si l'on doit poser les sangsues sur les jambes; soit au moyen d'un lavement chaud, si l'application doit être faite autour de l'anus.

Quand, au contraire, l'hémorrhagie persiste d'une façon exagérée, il devient indiqué de la faire cesser; on y arrive généralement au moyen de la compression faite par des tampons de coton trempés dans une solution hémostatique : eau oxygénée, solution concentrée d'antipyrine, perchlorure de fer. Ce n'est que dans les cas exceptionnels qu'on est obligé d'avoir recours à la cautérisation au moyen du thermocautère ou à la ligature en masse de la région voisine de la plaie.

Mode d'action. — Les sangsues agissent en déterminant une émission sanguine locale; leur mode d'action se confond donc avec celui des ventouses scarifiées que nous avons étudié dans un autre chapitre.

Les expérimentateurs ne sont pas d'accord sur la quantité de sang soustraite par une sangsue; certains auteurs la croient égale au double du poids de l'animal; d'autres déclarent qu'elle peut aller jusqu'au quintuple. En moyenne, nous pouvons admettre qu'une sangsue de moyenne taille, de 2 grammes, est capable d'absorber 7 grammes environ de sang sans compter l'écoulement consécutif à la chute. Cet écoulement varie avec une foule de circonstances dont les principales sont le degré de congestion de la région et la constitution du sujet; mais, en pratique, il peut être considéré comme équivalent à la quantité absorbée par l'animal, de sorte que nous concluons qu'une sangsue moyenne fait une saignée de 15 grammes.

Ce chiffre permet de servir de base pour l'évaluation du nombre de sangsues à appliquer dans chaque cas particulier. D'une façon générale, on ne doit pas prescrire plus de deux à quatre sangsues chez l'enfant âgé de plus de six ans, tandis que chez l'adulte on peut aller jusqu'à dix et même jusqu'à quinze et vingt.

Localement, l'application d'une sangsue détermine une douleur assez vive au moment où l'animal commence à mordre; puis cette douleur diminue sans toutefois disparaître complètement et présente de temps en temps des exacerbations, quand la sangsue fait des mouvements de succion plus énergiques. Après la chute de la sangsue et l'arrêt du sang, la région voisine de la morsure se gonfle et devient légèrement douloureuse pendant un jour ou deux; une ecchymose apparaît, puis la région

pâlit, reprend sa teinte naturelle et, au bout de quelques
jours, il ne reste plus qu'une cicatrice blanchâtre, étoi-
lée, indélébile.

Indications et lieux d'application. — Nous étudions
ensemble ces deux questions car elles nous semblent
avoir trop de connexité pour les séparer : l'indication
d'une application de sangsues en déterminant le lieu.

D'une façon générale, ainsi que le recommande
Hayem, les sangsues doivent être appliquées le plus tôt
possible, car elles ont pour but de modérer l'intensité
des premiers phénomènes inflammatoires, et en assez
grand nombre pour qu'il ne se produise pas un engorgement de la région enflammée au lieu d'une déplétion.
En outre elles seront placées non pas sur la partie
enflammée, mais dans le voisinage suivant des rapports
anatomiques variables avec chaque organe.

Affections pulmonaires et pleurales. — Les indications des sangsues sont ici exactement celles des ventouses scarifiées. En général on peut choisir l'une ou
l'autre de ces deux méthodes de saignée locale. La
sangsue est moins douloureuse, effraye moins le malade
qui la préfère au bistouri.

Quand on désire une large saignée locale il vaut
mieux employer les sangsues, car par elles on peut retirer davantage de sang en laissant suinter les plaies et
même en activant l'écoulement par l'application de cataplasmes bien chauds.

Contre les douleurs thoraciques de la pleurésie et de
la pneumonie, il est préférable d'employer les ventouses
scarifiées.

Affections laryngées. — Contre les laryngites à
type congestif ou œdémateux, il est indiqué de faire usage

de sangsues en nombre moyen, quatre à huit par exemple. Les sangsues seront appliquées, non pas au niveau de la fourchette du sternum, mais au-dessus du larynx, au niveau de l'espace thyro-hyoidien, où se trouvent en effet des anastomoses assez larges entre les veines supérieures du larynx et la veine laryngée supérieure.

ENDOCARDITE ET PÉRICARDITE AIGUES. — Les sangsues ne semblent pas donner de résultats aussi satisfaisants que ceux obtenus à l'aide des ventouses scarifiées; néanmoins, comme certains malades acceptent plus volontiers les sangsues que les ventouses, il faut, dans de semblables cas, y avoir recours. Elles devront être appliquées en nombre moyen, quatre à huit, au niveau des troisième, quatrième et cinquième espaces intercostaux gauches, car une partie des veines du péricarde se déverse dans la mammaire interne qui rampe immédiatement derrière le squelette thoracique.

AFFECTIONS AIGUES DU FOIE. — Cet organe est en connexion vasculaire avec la région épigastrique par l'intermédiaire du ligament rond et du ligament falciforme; il faut donc, quand on veut lutter au moyen de sangsues contre la congestion qui accompagne certaines affections du foie, faire l'application au niveau de l'épigastre surtout, et accessoirement au pourtour de l'anus, car les veines hémorrhoïdales, bien qu'anastomosées avec les veines mésentériques, n'ont qu'une faible influence sur les ramifications intra-hépatiques de la veine porte.

ÉPIDIDYMITE BLENNORRHAGIQUE. — Les sangsues sont ici formellement indiquées, car elles exercent une sédation très nette sur la douleur et le gonflement; il faut les appliquer en nombre considérable, une dizaine, par exemple, non sur le scrotum, à cause de l'infiltration sanguine consécutive, mais le long du canal déférent dans son trajet dans le canal inguinal.

APPENDICITE AIGUE. — Les sangsues appliquées en grand nombre, deux chez les enfants au-dessus de six ans, huit à quinze chez les adultes, réussissent parfois à modifier le processus inflammatoire et à calmer la douleur.

L'application doit être faite au niveau de la région inguinale supérieure, car les veines de cette partie du corps communiquent par les veines spermatique interne, circonflexe iliaque et iléo-lombaire, avec celles qui irriguent le tissu cellulaire qui entoure le cœcum.

Aujourd'hui où le traitement chirurgical de l'appendicite est circonscrit dans des limites plus étroites, le traitement médical reprend ses droits. Bien des cas, où la suppuration n'existe pas encore ou reste insignifiante, sont enrayés par des applications de sangsues et de glace. Il faut les faire en attendant l'opération et bien souvent, grâce à elles, l'opération devient inutile.

SALPINGO-OVARITE AIGUË. — L'application de sangsues au niveau de l'aîne, en nombre moyen, exerce ici une action calmante sur la douleur, probablement par une déplétion analogue à celle qui se produit autour de l'appendice vermiculaire, bien qu'il ne semble pas exister d'anastomose vasculaire, comme |dans le cas précédent.

NÉPHRITE AIGUË. — Les sangsues sont indiquées au même titre que les ventouses scarifiées ; elles seront appliquées en nombre assez considérable, chez l'adulte.

Le lieu d'application est la région lombaire et plus particulièrement le triangle de J.-L. Petit. Chez les enfants n'en mettre qu'une ou deux.

MYÉLITE AIGUË. — L'indication que nous avons signalée à propos des ventouses scarifiées se retrouve dans le traitement de la myélite aiguë. La déplétion sanguine déterminée par une application de sangsues retentit sur la vascularisation de la moelle par l'intermédiaire des réseaux vasculaires périvertébraux.

AFFECTIONS OCULAIRES. — Certaines affections oculaires telles que l'iritis et l'apoplexie rétinienne indiquent l'emploi des sangsues. En pareil cas l'application se fera au niveau de l'apophyse mastoïde car la veine ophtalmique débouche dans le sinus caverneux, lequel communique avec les sinus pétreux et les sinus latéraux.

CONGESTION CÉRÉBRALE. — L'indication de l'emploi des sangsues doit surtout être posée quand il y a impossibilité de pratiquer une saignée générale ; l'application se fait au niveau de l'angle de la mâchoire ou derrière l'oreille, à cause des anastomoses qui unissent les veines de cette région avec les sinus crâniens.

Les sangsues provoquent ici une déplétion rapide et suffisante dans les vaisseaux céphaliques ; elles diminuent même la tension du pouls. Dans la plupart des cas il faut les préférer à la saignée, car leur action est plus facile à mesurer et on peut les renouveler plus souvent. Il ne faut jamais craindre de les mettre nombreuses ni de les laisser saigner. Les sangsues et les applications de glace sur le crâne constituent, à mon avis, le traitement de choix de la congestion et de l'hémorrhagie cérébrale.

Contre-indications. — Les sangsues ne doivent être employées ni chez les enfants âgés de moins de trois ans, ni chez les vieillards ; on doit également s'en abstenir chez les hémophiliques, les chlorotiques et les individus débilités par une affection chronique ou par une cachexie.

On évitera les régions où il existe de gros vaisseaux ou de grosses branches nerveuses superficielles : jugulaire externe, artère temporale superficielle, par exemple ; de même que celles où la peau est doublée d'un tissu cellulaire lâche, susceptible de s'infiltrer : paupières, scrotum. Chez les femmes, à moins de nécessité absolue, on épargnera les épaules et le cou, de même que le visage et les mains pour éviter des cicatrices visibles et ménager leur coquetterie.

Ne pas mettre de sangsues sur des régions qui viennent d'être le siège d'une contusion, car on crée, par les petites plaies des morsures, une porte d'entrée aux microorganismes pathogènes qui trouvent dans les tissus malades un excellent terrain de culture.

N'en mettre qu'avec prudence et en se servant d'une asepsie rigoureuse chez les diabétiques.

BAIN DE MAINS

Définition. — Le bain de mains, encore appelé manuluve, peut être simple ou médicamenteux ; simple, c'est une sorte d'immersion plus ou moins prolongée dans l'eau froide ou tiède ; il est dit médicamenteux quand on ajoute une substance quelconque à l'eau du bain. Le bain de mains, répondant à un besoin de propreté des plus élémentaires, a été utilisé dès que les premières notions d'hygiène ont été acquises par l'esprit humain, et son application comme agent thérapeutique a suivi de près son emploi au point de vue hygiénique.

Technique. — Elle est d'une grande simplicité et varie selon qu'on prépare un manuluve simple ou médicamenteux.

Le manuluve simple se prend dans un récipient quelconque, cuvette, bassin, renfermant l'eau chaude ou froide ; quand on veut en augmenter l'effet en faisant participer le bras au bain, on a recours à une petite baignoire de forme allongée qui permet l'immersion du bras jusqu'au-dessus du coude.

La température chaude ou froide du bain devant être maintenue égale pendant toute sa durée, il est nécessaire d'ajouter de temps en temps de l'eau à une température convenable.

Le manuluve médicamenteux s'administre de la même façon, mais la préparation du liquide exige une préparation préalable qui varie avec la nature du médicament. A ce propos, on a pu établir une grande variété de manuluves : manuluves émollient, calmant, alcalin, sulfureux, arsenical.

Le manuluve émollient se prépare au moyen d'une infusion de feuilles de guimauve à raison de 50 à 100 grammes par litre, d'eau de son (même dose), d'infusion de graines de lin (même dose) ; on peut encore se servir de l'amidon dont on prépare l'empois séparément en mélangeant 20 à 30 grammes d'amidon à une quantité d'eau chaude à 60° suffisante et qu'on ajoute à l'eau du bain en agitant fortement.

Le manuluve calmant s'obtient au moyen de feuilles de morelle et de belladone à la dose de 15 à 30 grammes pour 1.000 grammes d'eau, ou de capsules de pavot à la dose d'une ou deux par litre en infusion. Pour ces diverses préparations, la durée de l'infusion doit être d'une demi-heure à une heure.

Le manuluve alcalin se prépare en faisant fondre du carbonate de soude à la dose de 25 à 50 grammes par litre.

Le manuluve sulfureux se prépare en faisant fondre à part dans un flacon spécial 10 à 20 grammes de trisulfure de potassium finement concassé dans 50 à 100 grammes d'eau chaude et en mélangeant cette dissolution au liquide du bain au moment de s'en servir ; le manuluve sulfureux doit être pris dans un récipient en faïence, en bois, ou en métal émaillé.

Le manuluve arsenical se prépare au moyen de l'arséniate de soude à la dose de 0^{gr},10 à 0^{gr},20 par litre.

Le manuluve sinapisé se prépare avec de l'eau tiède, à laquelle on ajoute par litre de liquide 25 grammes de farine de moutarde préalablement délayée dans une quantité suffisante d'eau froide. Il faut, dans ce cas, avoir soin, pendant la durée du bain, de recouvrir le récipient et le bras du sujet d'une couverture afin d'éviter l'action irritante des vapeurs d'essence de moutarde sur les muqueuses de la face.

Le manuluve antiseptique se compose d'eau bouillie à laquelle on ajoute un verre à vin de liqueur de Van Swieten par litre.

Mode d'action. — Le manuluve agit à la fois d'une façon locale et sur l'organisme en général.

Localement, l'action varie avec la nature du liquide employé; le bain froid agit comme antithermique par la soustraction de calorique qu'il détermine et consécutivement comme révulsif; le bain chaud possède plutôt des propriétés dérivatrices; tant qu'aux manuluves médicamenteux, leur action locale sera mieux étudiée avec leurs indications particulières qu'ici.

Au point de vue général, le bain chaud détermine un appel sanguin dans le membre immergé par suite des phénomènes de vaso-dilatation déterminés par la chaleur; il possède en outre une action diaphorétique qui se fait sentir sur tout le corps.

Indications. — Les bains de mains sont très employés dans la pratique courante contre certaines affections chirurgicales, mais il existe un grand nombre d'affections médicales qui, bien que généralement traitées par d'autres moyens, sont très heureusement influencées par cette méthode thérapeutique.

Brûlures. — En cas de brûlure, quelqu'en soit le degré, qu'il s'agisse d'une simple rubéfaction, d'une brûlure au deuxième degré ou d'une destruction plus ou moins profonde des tissus, il est indiqué de prescrire les manuluves froids, prolongés pendant plusieurs heures ; quand le derme est à nu il faut se servir, autant que possible, de liquide aseptique (eau bouillie) ou mieux de liquide légèrement antiseptique, afin d'éviter les accidents infectieux.

Ce genre de traitement était surtout fort employé autrefois, mais actuellement on le délaisse avec raison et on lui préfère les applications d'acide picrique qui calment la douleur, ou les pansements occlusifs.

ENTORSE DU POIGNET. — Les bains de mains froids réussissent très bien à calmer la douleur et à diminuer le gonflement périarticulaire ; tout au début de l'entorse, il y a indication absolue à plonger le membre blessé dans l'eau froide et à l'y maintenir pendant plusieurs heures. Plus tard, quand les séances de massage sont commencées, il est indiqué de faire prendre, dans l'intervalle, des bains de mains froids d'une durée d'une demi-heure à une heure.

ENGELURES. — Les manuluves froids sont souvent employés avec succès dans le traitement des engelures ; dans quelques cas, on y ajoute de l'hypochlorite de soude ou de potasse à la dose de 25 à 50 grammes pour 1.000 grammes d'eau ; au contraire, les manuluves chauds sont préconisés à titre préventif.

LYMPHANGITES. — Les bains prolongés tièdes additionnés de liqueur de Van Swieten constituent le traitement de choix des lymphangites ; ils doivent être pris deux à quatre fois par jour et avoir une durée d'une demi-heure à une heure. Leur action antiphlogistique est ici vraiment remarquable : sous leur influence, en effet, on voit la rougeur diminuer, le gonflement disparaître peu à peu ainsi que la douleur et les symptômes généraux. Quand la douleur est très vive, il est bon d'employer un manuluve émollient auquel on ajoute la solution antiseptique.

Abcès et phlegmons. — Les manuluves tièdes et antiseptiques doivent être employés concuremment avec les autres modes de traitement : incision, pansements humides, etc., et sont surtout indiqués à la période aiguë, quand la douleur est très vive.

Panaris. — Cette affection souvent si douloureuse est depuis très longtemps traitée par les manuluves tièdes que, dans ces dernières années, on a rendu plus efficaces en leur ajoutant une solution antiseptique.

Congestion cérébrale. — Au même titre que les bains de pieds dont l'application, quoique simple, est pourtant moins commode, les manuluves sinapisés sont indiqués dans le cas de congestion cérébrale ou de menace de congestion chez les individus pléthoriques.

C'est surtout un traitement préventif, mais son action est efficace. Je l'emploie souvent car il me paraît agir plus rapidement que les bains de pieds.

Angines. — Dans les angines avec inflammation vive, congestion, douleur, les manuluves chauds ou sinapisés sont susceptibles de donner de bons résultats par l'appel sanguin qu'ils provoquent vers les extrémités.

Congestion pulmonaire. — Les manuluves chauds ou sinapisés, quoique peu employés, constituent un dérivatif puissant qui peut être très utilement mis à profit dans le traitement des congestions pulmonaires. D'une façon générale, toutes les fois qu'il s'agit de détourner un mouvement congestif de la partie supérieure du tronc et de la tête, les manuluves doivent être employés aussi bien que les bains de pied.

Rhumatisme articulaire chronique. — Quand les articulations des doigts, du poignet ou du coude sont le siège de lésions et de douleurs d'origine rhumatismale, il y a indication à prescrire les manuluves alcalins d'une durée d'une heure, répétés quotidiennement pendant cinq jours par semaine.

Si le rhumatisme s'accompagne de nodosités, il y a avantage à remplacer le manuluve alcalin par le manuluve arsénical.

Contre-indications. — Les bains de mains froids sont absolument contre-indiqués chez les femmes pendant la période menstruelle, car ils sont capables de déterminer des troubles circulatoires aboutissant à l'arrêt du flux cataménial ; ils le sont aussi chez les malades atteints de maladies aiguës des voies respiratoires, de fièvre éruptive, de poussée rhumatismale aiguë. Dans certains cas exceptionnels, les manuluves froids doivent être proscrits à cause de l'impressionnabilité extrême ou de la grande faiblesse du sujet.

BAIN DE PIEDS

Définition. — Le bain de pieds, ou pédiluve, est un procédé de dérivation au moyen duquel on se propose de modifier la circulation locale des membres inférieurs et consécutivement la circulation générale.

Technique. — Le bain de pieds peut s'administrer de différentes façons, selon que l'eau est simple ou additionnée d'un principe médicamenteux; dans le premier cas, le bain de pieds est froid, tiède ou chaud ; médicamenteux, il peut être sinapisé, alcalin, salé. Le pédiluve sinapisé se prépare avec 100 à 150 grammes de farine de moutarde que l'on délaye dans une quantité suffisante d'eau froide et que l'on ajoute à l'eau tiède du bain au moment de s'en servir.

Le pédiluve salin se prépare en ajoutant à l'eau du bain 250 à 500 grammes de gros sel non raffiné.

Le pédiluve alcalin se prépare en faisant fondre 125 grammes de carbonate de soude du commerce dans l'eau du bain.

On emploie encore, mais beaucoup plus rarement, le pédiluve au chlorhydrate d'ammoniaque (250 grammes de sel pour 6 litres d'eau), le pédiluve à l'eau chlorhydrique (100 grammes d'acide), le pédiluve à l'eau régale (75 grammes d'acide chlorhydrique et 25 grammes d'acide nitrique).

Le bain de pieds, quel qu'il soit, doit être pris à jeun, le matin de préférence ou dans la journée, deux à trois heures après le repas, c'est-à-dire quand la période digestive est terminée.

L'administration des bains de pieds froids, tièdes ou médicamenteux, est d'une simplicité extrême ; toutefois, quelques précautions doivent être prises. C'est ainsi que lorsqu'on se sert de farine de moutarde, il faut, comme pour le manuluve, avoir la précaution de recouvrir le récipient d'une couverture, afin d'éviter l'action toujours nuisible des vapeurs de moutarde au niveau des muqueuses de la face. En outre, quand on emploie l'acide chlorhydrique ou l'eau régale, on doit prendre un récipient non métallique.

Au contraire, le pédiluve chaud exige une technique spéciale : le récipient est d'abord rempli d'eau tiède et le sujet y plonge les pieds ; au bout de quelques instants, on fait couler le long des parois du récipient de l'eau très chaude mais en mince filet, afin de laisser faire le mélange et éviter ainsi les brûlures. En procédant avec lenteur, on élève progressivement le degré de l'eau du bain et on peut arriver à faire supporter au malade une température de 45° et même 50°. Quand on a atteint le degré nécessaire, on maintient l'eau du pédiluve à la même température en ajoutant, de temps en temps, un peu d'eau très chaude.

Mode d'action. — L'action principale des bains de pieds en général est dérivatrice ; le pédiluve chaud et les pédiluves médicamenteux, qui sont toujours chauds aussi, agissent sur la circulation locale en déterminant une vaso-dilatation, tandis que le pédiluve froid possède une action particulière, sédative et antiphlogistique, vaso-constrictive.

L'action locale du pédiluve froid est bien connue : elle se manifeste par une diminution de volume du segment immergé et par un refroidissement de la température locale qui arrive presque à se mettre en équilibre avec celle du liquide ambiant.

Le bain de pieds chaud provoque, au contraire, une sensation de chaleur plus ou moins accusée ; puis la peau rougit, les veines sous-cutanées apparaissent sous forme de cordons bleuâtres très saillants et la région semble avoir augmenté de volume et de poids. Les pédiluves médicamenteux, agissent plutôt comme révulsifs par l'action spéciale exercée sur le tégument par l'essence de moutarde ou par les acides nitrique ou chlorhydrique. Ces deux catégories de pédiluves, chauds ou médicamenteux, déterminent, en résumé, l'irritation et la congestion de la peau et consécutivement un appel sanguin vers les extrémités inférieures.

Indications thérapeutiques. — A ce point de vue, il importe d'étudier d'une part les pédiluves froids et d'autre part les pédiluves chauds et médicamenteux.

A. Pédiluve froid. — L'action vaso-constrictive et antiphlogistique de ce bain partiel est utilement employée dans un certain nombre de circonstances.

1° *Fatigue.* — Le bain de pieds froid combat très efficacement la sensation de fatigue, quelquefois très pénible, consécutive aux longues marches. Le bain doit être de courte durée, trois à cinq minutes, et suivi d'une friction avec un linge un peu dur ou trempé dans un liquide stimulant.

2° *Froid aux pieds habituel.* — Un bon moyen pour faire disparaître le froid aux pieds habituel consiste à prendre, tous les jours, un pédiluve froid, d'une durée de deux à trois minutes et de faire ensuite des frictions stimulantes avec une lotion alcoolisée.

3° *Entorse du pied.* — Il est de notion courante de plonger le pied forcé dans l'eau froide aussitôt après l'accident; cette façon de faire a l'avantage de modérer le gonflement et la douleur. Certains chirurgiens préconisent les pédiluves froids répétés tous les jours, au début de l'entorse; d'autres conseillent de les prendre deux fois par jour et pendant une durée de deux ou trois heures.

Dans les contusions et dans les écrasements, les bains de pieds froids prolongés sont aussi indiqués que dans l'entorse à cause de leur action calmante et antiphlogistique.

4° *Hémorrhagie capillaire.* — Le séjour suffisamment

prolongé dans l'eau froide d'un pied qui est le siège d'une hémorrhagie capillaire plus ou moins abondante est un excellent moyen de provoquer une vaso-constriction souvent suffisante pour amener la cessation de l'écoulement sanguin.

5° *Hémorrhagies à distance.* — Le pédiluve froid de longue durée possède une action hémostatique qui retentit à distance d'une façon assez puissante pour arrêter certains flux sanguins : épistaxis, hémoptysies, hémorrhagies intestinales, métrorrhagies, flux hémorrhoïdaire.

6° *Nervosisme.* — Chez les sujets nerveux, irritables, les bains de pieds froids sont susceptibles de produire une certaine détente qui combat la fatigue exagérée et procure un sommeil plus calme.

B. Pédiluve chaud. — L'indication thérapeutique des pédiluves chauds est simple à formuler : cette médication est indiquée toutes les fois que l'on veut attirer le sang aux pieds. Mais cette indication demande à être satisfaite dans un assez grand nombre d'états pathologiques.

Migraine congestive. — La migraine du type congestif apparaît de préférence chez les individus arthritiques ou pléthoriques et se caractérise par des phénomènes de vaso-dilatation : face rouge, violacée, yeux larmoyants et injectés, quelquefois saillants, artères turgescentes et animées de battements énergiques. L'accès de migraine de ce type est justiciable des bains de pieds chauds et prolongés, répétés plusieurs fois par jour pendant la durée des phénomènes aigus. Administrés d'une façon préventive, à l'époque du retour probable de l'accès, les pédiluves chauds sont susceptibles, sinon d'en empêcher l'éclosion, du moins d'en diminuer l'acuité et la durée.

Congestion cérébrale. — Le pédiluve chaud ne peut être employé comme moyen curatif que dans les cas où la bénignité du processus laisse au malade assez de connaissance pour lui permettre quelques mouvements; il n'est donc indiqué que dans les formes légères. Dans les formes moyennes ou graves, le malade étant dans l'immobilité, le pédiluve ne saurait être administré et la dérivation vers les membres inférieurs est obtenue avec d'autres moyens : bouillottes d'eau chaude, sinapismes, etc.

Chez les sujets arthritiques et pléthoriques, sujets à des poussées congestives vers la tête, le pédiluve chaud doit être prescrit journellement d'une façon préventive.

Ophthalmies.—La conjonctivite hyperhémique et la conjonctivite catarrhale réclament, dans les cas où l'élément congestif est très marqué, l'emploi des pédiluves chauds. Autrefois on se servait des pédiluves sinapisés, mais la difficulté de soustraire complètement la muqueuse oculaire à l'action des vapeurs de moutarde les a fait remplacer par les pédiluves chauds et quelquefois, mais rarement, par les pédiluves à l'acide chlorhydrique ou à l'eau régale.

Congestion pulmonaire. — Les bains de pieds chauds constituent en même temps qu'un dérivatif un excellent moyen de diminuer la dyspnée de la congestion pulmonaire. Que la congestion soit passive ou active, le pédiluve chaud, ou mieux sinapisé, doit être prescrit d'une façon quotidienne et prolongée, concurremment avec les autres procédés de révulsion et de dérivation.

Le pédiluve très chaud et de très courte durée est indiqué dans les congestions pulmonaires avec menace d'apoplexie.

Tuberculose pulmonaire. — Les bains de pieds chauds

ou sinapisés sont fréquemment utilisés pour combattre les poussées congestives péri-tuberculeuses, et leur emploi donne généralement de bons résultats. En pareille circonstance, j'ai l'habitude de faire prendre au malade deux bains de pieds dans les vingt-quatre heures, l'un vers onze heures du matin, l'autre vers cinq heures du soir. Le degré de chaleur varie nécessairement, de même que la durée du bain, avec la susceptibilité individuelle, mais d'une façon générale il faut une immersion prolongée au moins pendant dix à quinze minutes pour obtenir une décongestion du poumon suffisante et durable.

Contre-indications. — Les contre-indications des pédiluves et, en particulier, celles des pédiluves froids, sont identiques à celles des manuluves.

BAIN DE SIÈGE

Définition. — Ce que nous venons de dire à propos des bains de pieds et de mains nous permettra d'être bref sur cette question, car le bain de siège, ou sédiluve, est un bain partiel produisant, d'une façon habituelle, les mêmes effets physiologiques.

Technique. — On emploie généralement une baignoire spéciale, de forme arrondie, dont le pourtour est surmonté d'une sorte de dossier, mais à défaut de cette baignoire, on peut employer toute espèce de récipient, pourvu qu'il soit suffisamment grand.

Le bain peut être simple, c'est-à-dire, froid, tiède,

ou chaud, ou médicamenteux par l'adjonction de substances émollientes. La durée varie suivant le degré de susceptibilité individuelle et les indications particulières. En général elle peut varier de dix minutes à une heure.

Mode d'action. — Froid, le sédiluve exerce une action à la fois tonique et révulsive qui est susceptible de modifier très heureusement la circulation du réseau cutané du bassin et consécutivement la circulation des organes du pelvis et de l'abdomen.

Tiède, il possède une action calmante d'autant plus accusée que le bain est plus prolongé, il est utilement employé, comme nous le verrons plus loin, dans le traitement des affections abdominales et pelviennes. Chaud, il est surtout vaso-dilatateur et provoque dans la circulation périphérique du petit bassin des phénomènes d'irritation et de congestion.

Indications thérapeutiques. — *A.* Le *sédiluve froid* est indiqué dans la congestion chronique des organes du petit bassin (utérus et annexes); suffisamment prolongé, on le prescrit encore dans la congestion chronique du foie et de la rate.

Chez les jeunes filles chlorotiques ou anémiques, dont la menstruation s'établit difficilement, les bains de siège froids sont indiqués pour faciliter l'apparition des règles ou pour en déterminer le retour après leur arrêt; ils agissent en stimulant la circulation et l'innervation utéro-ovariennes.

B. Le *sédiluve tiède* est d'un usage thérapeutique plus fréquent.

1° PLAIES ET TRAUMATISMES. — Le bain de siège pris à une température moyenne modère les phénomènes inflammatoires ou douloureux consécutifs aux traumatismes de la zone génitale ou de la région périnéale.

2° INFLAMMATIONS. — Les inflammations des organes génitaux externes et les fluxions hémorrhoïdaires sont heureusement influencées par l'emploi des sédiluves tièdes ; dans l'uréthrite blennorrhagique on peut arriver, par l'emploi du bain de siège, à limiter le processus inflammatoire ; il en est de même dans le traitement des autres affections, telles que la vaginite, la métrite, la métro-péritonite et la salpingo-ovarite.

C. Le *sédiluve chaud* s'emploie pour rappeler le flux hémorrhoïdaire et le flux cataménial quand l'aménorrhée doit être traitée.

PURGATIFS

Définition. — Ce sont des médicaments à l'aide desquels on se propose de déterminer une évacuation intestinale. Les purgatifs s'administrent le plus souvent par la voie stomacale, ce n'est que dans certains cas, que l'on a recours à la voie rectale ou à la voie hypodermique.

Variétés. — Les médicaments purgatifs sont extrêmement nombreux. L'action de chacun d'eux sur l'intestin se traduit par une chasse plus ou moins abondante de matières fécales, de liquides séreux ou biliaires, mais elle peut se produire par un mécanisme variable. Certains agissent d'une façon purement mécanique ; d'autres exercent une action excitante sur les fibres musculaires lisses de la paroi intestinale et en provoquent les contractions ; une troisième catégorie comprend les purgatifs qui portent leur action sur la sécrétion biliaire ; les purgatifs salins et sucrés augmentent la sécrétion intestinale sans agir sur le péristaltisme de la paroi ; enfin les purgatifs drastiques agissent en même temps sur la sécrétion et sur la contractilité intestinales.

Chacune de ces cinq classes de purgatifs renferme un grand nombre de substances que nous allons passer en revue.

Purgatifs mécaniques. — Le type de cette variété de purgatifs est l'huile ordinaire, qui agit en lubréfiant la surface interne de l'intestin et en facilitant ainsi la progression des matières fécales. On peut employer comme purgatif toutes les variétés d'huile : œillette, olive, ricin, lin ; la dose purgative doit atteindre ou dépasser 30 gr. A côté de l'huile se placent les corps mucilagineux : les semences de psyllium et surtout la graine de lin que l'on emploie sous forme de macération selon la formule :

    Graine de lin...............................   25 gr.
    Eau tiède ....   125 —

Faire macérer pendant cinq heures, puis passer et exprimer. On peut encore préparer avec les graines de psyllium une sorte de gelée qui agit plutôt comme laxatif et que l'on emploie beaucoup en Espagne.

Huile de ricin. — C'est un liquide d'aspect visqueux, légèrement coloré, de saveur désagréable, insoluble dans l'eau, soluble dans l'alcool absolu, renfermant un principe particulier l'acide ricinoléïque. Cette huile est fournie par les graines d'une euphorbiacée, le *Ricinus communis* ou *Palma Christi* qui croît naturellement dans les régions chaudes de l'Asie et de l'Amérique et qu'on cultive en Italie et dans le sud de la France. Les graines renferment, en plus de l'huile, diverses substances sucrées, mucilagineuses, albuminoïdes, et une toxalbumine : la ricine. Le principe purgatif est peu soluble dans l'huile, car celle-ci possède une action moins énergique que le tourteau qui résulte de sa fabrication.

L'huile de ricin agit d'une façon complexe ; comme corps gras, elle possède une action mécanique qui détermine, une heure ou deux après l'ingestion, des selles abondantes non douloureuses contenant des goutelettes huileuses ; par l'acide ricinoléïque elle provoque un certain degré de congestion de la muqueuse intestinale et, d'après Huseman, il y aurait un troisième agent purgatif qui agirait à la façon des drastiques et provoquerait la sécrétion des glandes intestinales.

L'huile de ricin s'administre à la dose de 30 à 60 grammes chez l'adulte, de 5 à 20 grammes chez l'enfant ; son action certaine et rapide en fait un purgatif précieux, mais sa saveur fade et désagréable en rend l'emploi difficile chez certains sujets et surtout chez les femmes et les enfants ; elle provoque, en outre, le vomissement. On arrive à masquer sa saveur en mélangeant l'huile avec du café ou avec du jus d'orange ou de citron ; on emploie encore le sirop de gomme et le sirop de menthe.

Quand on veut dissimuler complètement le goût de l'huile et, en même temps, éviter le vomissement, il faut avoir recourt à l'émulsion. On pourra employer la formule suivante :

Huile de ricin......................................	30 gr.
Sirop d'orgeat....................................	30 —
Sirop de gomme.................................	30 —
Eau de menthe....................................	10 —
Eau distillée q. s. p.............................	150 —

(PATEIN.)

On mélange d'abord les sirops de gomme et d'orgeat, puis on ajoute l'huile en agitant vivement pendant plusieurs minutes, puis on complète avec l'eau de menthe et l'eau distillée tout en continuant à agiter de façon que le liquide ait l'apparence d'un looch blanc.

On administre encore l'huile de ricin en capsules gélatineuses renfermant 2 à 5 grammes de médicament.

PURGATIFS MUSCULAIRES. — Ce sont les purgatifs qui

agissent en excitant les fibres musculaires de l'intestin ;
les uns sont tirés des végétaux (strychnées, solanées),
les autres sont constitués par les agents physiques
(massage, électricité, lavements et lavages froids). Nous
n'étudierons que les premiers.

Les *strychnées*, ou strychniques, sont ainsi appelées
parce qu'elles renferment de la strychnine. On n'emploie
guère en médecine que la noix vomique et la fève de
Saint-Ignace.

Noix vomique. — C'est la semence du *Strychnos nux
vomica ;* elle se présente sous la forme de graines orbi-
culaires de 25 millimètres de diamètre, à face ventrale
légèrement convexe et à face dorsale concave, d'odeur
nulle, de saveur très amère.

La noix vomique s'administre soit sous forme de teinture à la dose de V à XXX gouttes par jour, soit sous
forme de poudre à la dose de 2 à 5 centigrammes pendant
quatre à huit jours par semaine, car l'élimination ne se
fait qu'au bout de deux à trois jours.

Elle agit surtout par la strychnine et accessoirement
par la brucine pour provoquer une excitation du pouvoir
réflexe qui se traduit par une augmentation de la contractilité des muscles striés et des muscles lisses. Vis-
à-vis de l'intestin, la strychnine détermine non seulement une exagération des contractions, mais encore
une hypersécrétion dont l'effet s'ajoute à l'action péris-
taltique pour déterminer l'évacuation des matières intestinales.

La noix vomique est indiquée dans la parésie
intestinale, quand la constipation s'accompagne de
digestions pénibles et laborieuses et de météorisme ; que
cette parésie soit essentielle ou qu'elle soit liée à un
affaiblissement de l'activité des centres bulbaires et

médullaires. On peut employer à sa place les composés à base de strychnine; les plus usités sont les granules de strychnine dosés à 1 milligramme (deux à huit par jour) et le sirop de sulfate de strychnine dont 20 grammes renferment 5 milligrammes de sel (une demi-cuillerée à deux cuillerées à bouche par jour).

Fève de Saint-Ignace. — C'est la semence du *Strychnos Ignatii*; elle a une forme ovalaire et renferme beaucoup plus de strychnine que de brucine. Ses propriétés et ses indications sont identiques à celles de la noix vomique. Elle sert surtout à la fabrication de la strychnine et ne se prescrit que sous la forme de gouttes amères de Beaumé préparées suivant la formule :

Alcool	1.000 gr.
Fèves de Saint-Ignace râpées	500 —
Carbonate de potasse	5 —
Suie	1 —

Après macération pendant dix jours, expression et filtration.

et dont on prend de I à X gouttes dans un peu d'eau au moment du repas.

Les solanées sont représentées par une seule plante, la *belladone* qui agit par son alcaloïde, l'atropine. Ce corps possède une action analogue à celle de la strychnine sur les fibres musculaires lisses de l'intestin ; en outre, il exagère la sécrétion intestinale en déterminant un certain degré de paralysie du nerf vague qui est le nerf frénateur des sécrétions et des mouvements péristaltiques de l'intestin. La belladone s'administre sous forme de pilules contenant 1 ou 2 centigrammes d'extrait ou de poudre de racines de belladone, à la dose d'une à trois, le soir, au moment de se coucher. Généralement on associe la belladone à un autre purgatif et l'on formule :

Extrait de belladone...................... 0 gr. 40
Extrait de rhubarbe........)
Aloès pulvérisé............} ãã.......... 0 — 80

Poudre de réglisse q. s. p. 20 pilules ; 1 ou 2 le soir en se couchant.

Purgatifs cholagogues. — On appelle ainsi les purgatifs qui agissent par l'intermédiaire de la fonction biliaire et qui provoquent des selles renfermant une grande proportion de bile. Le purgatif cholagogue porte son action sur l'excrétion du liquide biliaire ou sur la sécrétion même, selon qu'il agit sur l'appareil d'excrétion, voies biliaires, ou sur l'appareil de sécrétion, cellule hépatique et nerfs sécréteurs.

Le *calomel* peut être considéré comme le type du cholagogue excréteur. C'est un protochlorure de mercure qui peut être obtenu par plusieurs procédés chimiques et qui, selon son mode de préparation, se présente sous un aspect physique différent. On n'emploie comme purgatif que le calomel à la vapeur, ainsi appelé parce qu'on le préparait autrefois en faisant arriver en même temps dans un récipient des vapeurs de chlorure mercureux et de la vapeur d'eau. Le calomel à la vapeur est une poudre blanche, insoluble dans l'eau bouillante, l'alcool et l'éther, se volatilisant complètement par la chaleur. Les selles qu'il provoque ont une coloration jaune verdâtre due à la présence du pigment biliaire, et ne renferment pas d'indol ni de scatol ; cette augmentation de la bile est due à la contraction des conduits excréteurs. Le calomel n'exerce pas d'action sur les ferments gastrique et pancréatique, il n'irrite pas l'intestin et s'oppose aux fermentations putrides des albuminoïdes. C'est donc aussi un excellent désinfectant du tube intestinal, particulièrement indiqué dans les états inflammatoires de l'intestin (fièvre typhoïde, dysenterie, diarrhée putride) en même temps que dans les affections du foie.

Le calomel peut s'administrer de différentes façons : soit à forte dose, c'est-à-dire 25 à 50 centigrammes en une fois ; soit à doses fractionnées. La méthode des doses fractionnés préconisée par Law et Trousseau, consiste à faire prendre au malade de très petites quantités de calomel : 1 à 3 centigrammes toutes les heures. Le médicament se prend alors en pilules ou en cachets, tandis que dans l'autre méthode, on formule généralement de la façon suivante.

Calomel à la vapeur...................... 0 gr. 25
Lactose................................. 0 — 50
Pour un paquet.
Chaque paquet étant pris dans un peu de lait.

Le calomel peut s'administrer pendant trois ou quatre jours ; il faut le cesser dès qu'on constate l'apparition de la stomatite ou d'une salivation exagérée ; la présence de l'albumine dans les urines ou la diminution du taux des urines contre-indiquent son emploi.

Dans les diarrhées et la dysenterie, le calomel est surtout indiqué quand il existe en même temps des phénomènes de congestion hépatique et quand les symptômes généraux se sont amendés.

Dans l'ictère, le calomel est utilisé pour combattre la constipation et pour stimuler le fonctionnement des conduits biliaires.

Comme purgatif, on l'emploie dans les maladies de l'encéphale et, en particulier, dans la méningite et dans l'hydrocéphalie aiguë, à cause de son action dérivatrice au niveau de l'intestin.

Chez les enfants, le calomel est souvent prescrit contre les oxyures vermiculaires et contre les ascarides ; on l'administre soit en pastilles de sucre ou de chocolat renfermant chacune 5 centigrammes de calomel, à la dose de 2 à 5 : soit en lavement composé suivant la formule :

```
Calomel.............................  0 gr. 30
Mucilage de graines de lin..........  25  —
```

Soit encore en suppositoires :

```
Calomel...............  0 gr. 10   à  0 gr. 30
Beurre de cacao........  1  —       à  2  —
          Pour un suppositoire.
```

Contre le tœnia, on l'associe souvent à l'extrait éthéré de fougère mâle ; on formule ainsi :

```
Extrait éthéré de fougère mâle.......  0 gr. 50
Calomel à la vapeur..................  0  —  05
          Pour une capsule.
```
Prendre 8 à 12 capsules semblables, après avoir observé la diète lactée pendant une journée.

Il est nécessaire d'observer certaines précautions pendant l'administration du calomel. Il faut éviter les aliments contenant du sel, à cause de la transformation possible du calomel en sublimé ; quoique le danger qui en résulte ne me semble pas très grand, il est de bonne pratique de ne pas s'y exposer. Le calomel ne sera jamais prescrit en même temps qu'un iodure alcalin, car il est décomposé et donne lieu à la formation d'iodure mercu-reux qui se transforme facilement en iodure mercurique ; on évitera aussi le looch blanc ou les potions renfermant de l'eau de laurier-cerise, parce que l'acide cyanhydrique qui s'y trouve contenu agit sur le calomel et forme du cyanure de mercure, du mercure métallique et de l'acide cyanhydrique.

Les cholagogues sécréteurs sont très nombreux ; on emploie plus particulièrement le podophyllin, l'aloès, la rhubarbe, l'évonymin, le séné, l'iridin, le leptan-drin.

Le podophyllin est une résine extraite des rhizomes du *Podophyllum peltatum ;* il se présente sous l'aspect d'une poudre jaune-verdâtre, d'une saveur âcre et amère, insoluble dans l'eau, soluble dans l'acool et les essences. Il est composé d'acide podophyllique, de substances cristallisables et d'un principe purgatif, la podophyllotoxine.

Le podophyllin est très usité en Angleterre et en Amérique sous le nom de calomel végétal. On l'administre sous la forme pilulaire à la dose quotidienne de 2 à 6 centigrammes par jour, seul ou associé à la jusquiame ou à la belladone. On pourra formuler :

Podophyllin .... 0 gr. 40
Extrait de belladone..... ⎰
Extrait de jusquiame......⎱ āā........... 0 — 10
Excipient q. s. p. 20 pilules.
A prendre 1 à 3 le soir, car l'effet purgatif ne se produit qu'au bout de plusieurs heures.

A dose faible, c'est-à-dire à la dose de 2 à 3 centigrammes, le podophyllin produit surtout une exagération du flux biliaire ; à dose moyenne de 2 à 4 centigrammes, l'action se traduit par une purgation accompagnée de coliques apparaissant huit heures environ après l'ingestion ; si la dose dépasse 6 centigrammes, il peut se produire des vomissements et des coliques.

Le podophyllin ne détermine pas de constipation consécutive ; aussi, est-il tout indiqué dans la constipation habituelle liée à une insuffisance de la fonction biliaire ; son action cholagogue énergique en rend l'emploi précieux dans l'ictère, la congestion du foie et la cholélithiase.

L'*évonymine* est également une résine. On la retire de l'écorce de l'*Evonymus atropurpureus* ou fusain, plante de la famille des célestracées qui croît dans l'Amérique du Nord. C'est une fine poudre verte, d'odeur forte et nauséeuse, insoluble dans l'eau, soluble dans l'alcool et l'éther.

On l'administre en pilules à la dose de 5 à 15 centigrammes, le soir ; l'effet purgatif ne se produit que le lendemain matin. On formulera de la façon suivante :

   « Evonymine brune......................... 0 gr. 50
     Extrait de jusquiame...................... 0 — 20
   Poudre de rhubarbe q. s. p. 30 pilules, 1 à 3 le soir.

Il faut avoir soin de bien spécifier évonymine brune, car des trois variétés, brune, verte et liquide, c'est la première qui est seule d'un usage courant.

A dose élevée, supérieure à 15 centigrammes, l'évonymine produit des coliques violentes et de la dépression cardiaque. Ses indications sont identiques à celles du podophyllin.

L'*iridine* est une poudre résineuse brunâtre tirée de

la racine de l'*Iris versicolor* ou glaïeul bleu ; elle est insoluble dans l'eau et soluble dans l'alcool. Elle est très employée en Amérique et en Angleterre comme un stimulant de la fonction biliaire, indiqué dans la constipation et les congestions du foie. On l'administre en pilules associée à la jusquiame ou à la bile de bœuf, à la dose de 10 à 20 centigrammes par jour.

> Iridine.................................... 0 gr. 50
> Extrait de jusquiame...................... 0 — 10
> Poudre de rhubarbe q. s. p. 10 pilules
> A prendre 2 à 4 pilules, le soir en se couchant.

> Iridine...,...............................)
> Bile de bœuf purifiée et desséchée..} āā.. 0 gr. 50
> Mucilage de gomme arabique q. s. p. 10 pilules.
> (RUTERFORD.)
> Saupoudrer de poudre de cannelle.
> Prendre 2 à 4 pilules, le soir en se couchant.

Le leptandrin est une résine extraite du rhizome du *Leptandra Virginica* (Scrofularinées). On l'ordonne à la dose de 1 à 5 centigrammes par jour, en pilules, seul ou associé au podophyllin. Il est indiqué dans les affections du foie, la dysenterie et le choléra infantile.

On emploie encore la poudre desséchée du rhizome à dose quotidienne de 2 à 4 grammes divisée en cachets que l'on fait prendre à intervalles réguliers.

L'aloès, la rhubarbe et le séné que l'on emploie comme purgatifs cholagogues seront étudiés avec les drastiques.

PURGATIFS SUCRÉS. — Ces purgatifs agissent sur la sécrétion intestinale sans retentir sur la contractilité de la paroi musculaire.

Les purgatifs sucrés ont une action faible et sont plutôt des laxatifs que des purgatifs proprement dits; ils ne font que provoquer des selles molles ou hâter une évacuation normale. Les plus employés sont les pruneaux, les confitures de pomme, de poire, le miel, la glycérine, la manne, la casse, le tamarin et le petit-lait.

Les pruneaux sont les fruits séchés au soleil du prunier commun ou du prunier de Damas; on les prescrit comme aliment aux personnes constipées à la dose quotidienne de 50 à 150 grammes, soit en nature, soit sous forme de confiture.

Les confitures de pomme et de poire se prescrivent à la même dose. Ces différents corps ne sont que des laxatifs légers.

Le miel a une action plus marquée; c'est un corps complexe formé d'un mélange de glucose, de lévulose, de sucre de canne, d'acides organiques, de substances grasses, de principes azotés, colorants et aromatiques. Il en existe plusieurs variétés; les plus employées sont le miel de Narbonne, le miel du Gâtinais et le miel de Bretagne. On le prescrit à la dose de 30 à 60 grammes par jour.

La glycérine est un liquide sirupeux, de saveur sucrée, obtenu par dédoublement des corps gras. On l'emploie comme laxatif à la dose de 30 à 60 grammes par jour. La glycérine possède, en outre, une action fluidifiante sur la bile qui la fait employer dans la lithiase biliaire. D'après Ferrand, à la dose de 20 à 30 grammes, la glycérine détermine la fin de la crise de coliques hépatiques, tandis qu'à dose faible (10 grammes) et quotidienne, elle empêche le retour des attaques.

La glycérine est encore indiquée dans la dysenterie

et les affections hémorrhoïdaires ; elle agit par son affinité pour l'eau, aussi faut-il la prescrire sans addition d'eau.

La glycérine s'administre par la voie rectale en lavements ou en suppositoires.

> Glycérine.................................... 30 gr.
> Eau q. s. p.............................. 250 —
>   Pour un lavement.

> Glycérine ....(āā........ 2 gr.
> Lanoline.................(
> Beurre de cacao.........{ āā........ 1 —
> Cire blanche............(
>   Pour un suppositoire.

La *manne* est un suc concret extrait par incisions de l'écorce du *Fraxinus ornus* et du *Cycada orti* qui croissent en Sicile et en Calabre. La manne est d'autant meilleure qu'elle provient de rameaux plus jeunes et que la récolte a été faite par les temps secs et chauds. Elle renferme environ 70 0/0 de sucre de manne ou mannite, de la gomme, une substance résineuse, une substance mucilagineuse, et un sucre incristallisable. On en distingue plusieurs types commerciaux : la manne en larmes ou en stalactites, la manne en sorte ou en grabeaux, la manne grasse ou de Calabre. On emploie surtout la première qui est la plus pure et qui renferme quelquefois jusqu'à 80 0/0 de mannite ; cette manne se présente en stalactites de 5 à 10 centimètres de long sur 5 à 10 millimètres de large, l'une des faces étant convexe, l'autre concave, solubles dans l'eau et l'alcool.

La manne agit par la mannite (Buchheim) et par la résine (Rabuteau). Elle détermine une purgation douce, sans coliques mais lente, aussi est-elle surtout employée chez les enfants, à la dose de 20 à 40 grammes, dans du lait tiède ou de l'eau. Chez les adultes, on la prescrit à la dose de 40 à 100 grammes. On l'associe quelquefois à d'autres purgatifs pour la faire prendre en potion.

Feuilles de séné...............................	10 gr.
Eau bouillante.................................	120 —
Faire infuser et ajouter	
Sulfate de soude..............................	10 —
Manne en sorte...............................	60 —

A prendre en une ou deux fois.

Le Codex indique des tablettes de manne contenant 0,20 centigrammes de manne.

La *casse* est la pulpe du fruit du canéfier (*cassia fistula*); ce fruit a une forme cylindrique, une coloration noirâtre, une longueur de 20 à 50 centimètres et renferme un certain nombre de loges remplies d'une pulpe noir-rougeâtre, de saveur sucrée.

Cette pulpe est traitée par l'eau et transformée en un extrait mou qui constitue la casse mondée.

La casse est laxative à la dose de 10 grammes, et purgative à la dose de 20 à 60 grammes; elle purge doucement, mais elle est susceptible, à dose élevée, de produire des coliques.

On la prescrit en infusion dans l'eau bouillante ou sous forme de conserve de casse, préparée selon la formule :

Pulpe de casse...............................	50 gr.
Eau distillée.................................	50 —
Sucre en poudre.............................	125 —

Le *tamarin* est le fruit d'une légumineuse (*Tamarindus radica*) dont on emploie la pulpe. Celle-ci est d'une coloration brun-rougeâtre, d'une saveur légèrement sucrée et astringente ; elle s'administre sous forme de conserve, préparée de la même façon que la pulpe de casse, ou sous forme de tisane à la dose de 20 grammes pour 1.000 grammes d'eau.

Le *petit-lait* est une modification du lait ordinaire traité par une solution d'acide citrique ou par la présure retirée de l'estomac des jeunes veaux ; il renferme environ 5 0/0 de lactose, une assez grande quantité de matières albuminoïdes, un peu de matières grasses et des substances extractives.

Il est employé dans des stations de cure par le petit-lait, très nombreuses en Suisse et dans le Tyrol où il donne de bons résultats dans le traitement des troubles gastriques des tuberculeux. On l'utilise encore pour combattre la constipation chez les hémorrhoïdaires et les sujets dont le foie est congestionné.

PURGATIFS SALINS. — Comme les précédents, les purgatifs salins n'exercent leur action que sur la sécrétion intestinale ; les plus employés sont les sels de soude et de magnésie.

Le *sulfate de soude* ou sel d'Epsom ou de Glauber se présente en petits cristaux ou en prismes diaphanes assez volumineux, solubles dans le triple de leur volume d'eau à 15° et dans le tiers de leur volume d'eau à 32°. Il agit au bout de trois à quatre heures et détermine, pendant dix heures environ, des selles séro-bilieuses, non douloureuses, quelquefois suivies de constipation opiniâtre. Le sulfate est très employé, mais sa saveur désagréable provoque des nausées ou des vomissements. On le prescrit à la dose de 15 à 60 grammes à prendre le matin à jeun dans de l'eau sucrée avec du jus de citron ou du jus d'orange. Chez les personnes sujettes aux vomissements on le fera prendre dans l'eau de Seltz et en plusieurs fois, à un quart d'heure d'intervalle.

Les indications du sulfate de soude sont très nombreuses. C'est le purgatif par excellence que l'on ordonne dans un but purement hygiénique ; on l'emploie comme dérivatif dans les affections cérébrales et pulmonaires à type congestif ; on le substitue, dans le traitement des hydropisies, aux purgatifs drastiques quand ces derniers ne peuvent être employés. Dans l'embarras gastrique, le sulfate de soude à dose purgative est indiqué tout à fait au début ou à la fin de l'affection, quand la résolution est lente. Dans les diarrhées purement catarrhales ou bilieuses, le sulfate de soude s'administre à petite dose (5 à 10 grammes) pendant plusieurs jours. Dans les affections cutanées où l'indication d'une purgation se présente souvent, le sulfate de soude trouve aussi son emploi. Il a été préconisé par Ziemssen à la dose quotidienne de 8 à 15 grammes en quatre ou cinq fois contre l'ulcère de l'estomac. Chez les personnes habituellement constipées, on le prescrit comme laxatif à la dose de 5 à 10 grammes, dans un verre d'eau, à prendre le matin à jeun.

Le sulfate de soude peut être pris sans inconvénient par les femmes enceintes.

Certains auteurs recommandent ce sel, tout particulièrement, dans le traitement des entéro-colites ; on le donne alors à petite dose laxative tous les jours. Je n'ai jamais eu beaucoup à me louer de son emploi.

Dans l'empoisonnement aigu par le plomb, surtout quand le toxique a été introduit par la voie stomacale. il y a indication à faire usage du sulfate de soude qui agit comme antidote en formant un sulfate de plomb insoluble.

La solution étendue, à 5 0/0, sert comme liquide laveur dans le lavage de l'estomac. Le sulfate de soude s'administre en lavement à la dose de 15 à 30 grammes ; le lavement purgatif du Codex en renferme 15 grammes associés à une quantité égale de séné.

Associé à l'émétique, le sulfate de soude constitue un éméto-cathartique très souvent employé dans l'embarras gastrique accompagné de vomissements biliaires ; on formule ainsi :

> Sulfate de soude........... 20 gr.   à 30 gr.
> Emétique................... 0 — 05 à 0 — 10
> A prendre en une seule fois, dans un verre d'eau.

Le *phosphate neutre de soude* est un purgatif doux, très soluble dans l'eau, de saveur saline peu prononcée qui le fait employer chez les enfants. Il se présente sous la forme de cristaux prismatiques, solubles dans 6 parties d'eau froide. A faible dose, il est absorbé et agit comme médicament phosphoré ; au-dessus de 15 grammes il agit comme purgatif. On l'administre généralement à la dose de 30 à 60 grammes dans de l'eau de seltz, ou dans de l'eau édulcorée avec du sirop de groseilles ou de framboises.

Le *tartrate neutre de soude* se prescrit à la dose de 20 à 40 grammes, le matin à jeun, dans de l'eau sucrée et aromatisée avec du jus de citron ou d'orange. Ce sel est surtout employé à la confection des limonades purgatives où il est obtenu d'une façon extemporanée par l'action de l'acide tartrique sur le bicarbonate de soude ; on formule ainsi :

> Acide tartrique..................... 20 gr.
> Bicarbonate de soude................ 22 —
> Sirop de limons..................... 50 —
> Eau q. s. p......................... 500 —
> A prendre le matin à jeun, en 2 à 4 fois.

Le *tartrate double de potasse et de soude* ou sel de Seignette est purgatif à la dose de 20 à 60 grammes et se prend en trois ou quatre fois.

Le *sulfate de magnésie*, ou sel de Sedlitz, se présente sous forme de cristaux prismatiques, de saveur très amère ; il est soluble dans son poids d'eau froide. Il ressemble beaucoup par ses propriétés au sulfate de soude, mais il détermine des selles aqueuses et non bilieuses. Il employé comme ce dernier sel et s'administre de la même façon, dans les mêmes circonstances. Toutefois, le sulfate de magnésie est plus facilement précipitable ; aussi faut-il éviter de l'associer aux alcalins, à leurs carbonates et aux phosphates solubles. Cette incompatibilité n'existe pas pour les bicarbonates. Il a, sur le sulfate de soude, l'avantage de pouvoir être employé pendant longtemps sans amener d'irritation gastro-intestinale.

Le *citrate de magnésie* est un purgatif très employé sous forme de limonade, c'est le sel purgatif de la limonade Rogé. On le prépare extemporanément, à cause de la difficulté de sa conservation, en saturant l'acide citrique par du carbonate de magnésie.

La limonade Rogé a pour formule :

Acide citrique............................	30 gr.
Carbonate de magnésie..............	18 —
Eau distillée.............................	300 —
Sirop de sucre..........................	100 —
Alcoolature de citron.................	1 —

Elle doit être employée fraîche car, au bout de quelques ours, elle devient trouble et visqueuse ; on la prend le natin à jeun, en deux à trois fois. Elle est surtout employée chez les femmes et chez les enfants.

Quand la limonade au citrate de magnésie est rendue

gazeuse par l'addition de bicarbonate de soude, elle ne purge pas sûrement à cause de l'acide carbonique qui agit comme anesthésique sur la paroi intestinale; il faut alors la prescrire non gazeuse.

Le *tartrate de magnésie* s'emploie comme le précédent, aux mêmes doses, sous forme de limonade.

La *magnésie calcinée* est une poudre blanche, très peu soluble dans l'eau; elle ne produit des effets purgatifs qu'à la dose de 5 à 10 grammes; à faible dose elle est transformée dans l'estomac par l'acide chlorhydrique en chlorure de magnésium et passe dans l'organisme. Dans l'intestin, elle se transforme en bicarbonate qui agit comme purgatif. On l'administre délayée dans de l'eau sucrée ou dans du lait. Elle est indiquée dans la constipation accompagnée de flatulence, de météorisme ou de pyrosis et dans l'empoisonnement par les acides et l'acide arsénieux. Les selles qu'elle provoque ont une consistance semi-liquide, un aspect de fécule et n'apparaissent que six à douze heures après l'ingestion.

Les sels de potasse ne sont pas employés, à l'exception du bitartrate de potasse ou crème de tartre, qui se prescrit à la dose de 15 à 30 grammes, mais qui a l'inconvénient d'occasionner quelques coliques.

Purgatifs drastiques. — Ces purgatifs augmentent la sécrétion intestinale et exagèrent en même temps les mouvements péristaltiques; cette action musculaire est plus ou moins vive selon la substance employée. Tandis que les uns, les purgatifs drastiques proprement dits, provoquent des contractions énergiques et douloureuses de la paroi intestinale, d'autres excitent d'une façon très modérée la contraction normale et forment une classe en quelque sorte intermédiaire entre les purgatifs salins et les purgatifs drastiques.

A. Cette classe comprend le nerprun, la bourdaine, la cascara sagrada, la rhubarbe, le séné, l'aloès.

Le *nerprun* est le fruit du *Rhamnus catharticus*, qui croit en Europe ; ce fruit renferme des matières colorantes et un principe purgatif (cathartine ou acide cathartique) et sert à confectionner un sirop qui est la seule forme pharmaceutique sous laquelle on emploie le nerprun. Ce sirop se prescrit à la dose de 30 à 60 grammes, seul ou associé à l'eau-de-vie allemande. On formule souvent de la façon suivante :

        Eau-de-vie allemande................. 20 gr.
        Sirop de nerprun.................... 40 —
A prendre en une fois, dans une tasse de café ou de thé.

La *bourdaine*, ou bourgène, est l'écorce sèche du *Rhamnus frangula*, c'est un purgatif énergique qui détermine des selles abondantes sans coliques ; le principe actif est représenté par deux glucosides : la cathartine et la franguline. La bourdaine, très employée en Belgique et en Allemagne, se prend en cachet à la dose de 1 gramme à 1^{gr},50. On formulera ainsi :

        Poudre de bourdaine en 3 cachets.....   1 gr. 50
En prendre un ou deux cachets le soir en se couchant.

On peut encore employer le décocté préparé avec 20 à 30 grammes d'écorce pour 1.000 grammes d'eau, à la dose de 40 à 60 grammes, le soir en se couchant.

La *cascara sagrada* ou écorce sacrée est fournie par le *Rhamnus purshiana ;* elle renferme du tannin, différents acides, une diastase, des résines et un corps cristallisable, la cascarine. On l'administre en cachets renfermant 25 centigrammes de cascara pulvérisée, deux ou

trois le soir en se couchant, ou en pilules, à la dose de
2 à 4, renfermant chacune 15 centigrammes d'extrait
fluide. Les préparations liquides, vin ou potion ne peuvent
être utilisées à cause du goût nauséeux de la cascara. Il
existe en outre des granules et des suppositoires de cascarine.

La *rhubarbe* est la tige aérienne d'une polygonée
(*Rheum officinale*) originaire du Thibet; dans le commerce elle se présente en morceaux cylindriques ou
ovoïdes, marbrés sur la surface plane, portant un
fin réseau blanc sur la face convexe, d'odeur forte donnant par écrasement une poudre d'une teinte jaune-
orange d'une saveur amère et nauséeuse. Elle renferme
de la cellulose, de l'oxalate de chaux, des matières amyla-
cées et tanniques, des acides chrysophanique, rheumique,
cathartique, différentes résines (phéorétine, érythro-
rétine, aporétine.)

A dose faible (25 à 50 centigrammes) la rhubarbe est
laxative et stomachique ; aussi se prend-elle au moment
du repas ; à dose forte (1 à 4 grammes), elle agit comme
purgatif doux et provoque, au bout de cinq ou six
heures, des selles molles, colorées en jaune, se produisant
sans colique. Les principes colorants qu'elle renferme
et, en particulier, l'acide chrysophanique communiquent
une teinte jaune rougeâtre à l'urine et au lait qui devient
alors purgatif. L'emploi de la rhubarbe est souvent
suivi de constipation due aux matières tanniques ; aussi
faut-il éviter de la prescrire dans la constipation habituelle, car celle-ci peut augmenter. La rhubarbe est également contre-indiquée chez les hémorrhoïdaires, chez
les goutteux et les malades atteints de cystite ou de
gravelle oxalique, et chez les nourrices.

On l'utilise sous forme de poudre, en cachets de 50 centigrammes à la dose de 1 à 4 grammes ; on l'associe souvent aux préparations ferrugineuses pour éviter la constipation :

Poudre de rhubarbe........................... 10 gr.
Protoxalate de fer........................... 5 —
Pour 20 cachets.

Il existe aussi un extrait qui sert à confectionner des pilules, renfermant chacune 10 centigrammes d'extrait et utilisées comme laxatif, et une teinture alcoolique obtenue par macération dans l'alcool, renfermant le quart de son poids de rhubarbe.

La rhubarbe entre dans la composition du sirop de chicorée si fréquemment employé chez les nouveaux-nés.

Le *séné* est constitué par les fruits et les folioles de plusieurs légumineuses du genre Cassia ou Senna ; les folioles sont d'une forme lancéolée, de teinte vert-pâle, d'odeur nauséeuse, de saveur amère ; les fruits sont des gousses de forme aplatie, de teinte vert-sombre et sont improprement appelés follicules. Il en existe plusieurs variétés commerciales ; la plus employée est le séné de la Palthe. Le produit doit être séparé des débris de feuilles, de tiges et de bûchettes connus sous le nom de grabeaux ; il constitue alors le séné mondé ; en outre, il ne doit pas présenter de taches brunâtres ni de coloration jaune.

Le séné renferme différentes substances : de la chlorophylle, des principes gommeux et albuminoïdes, une matière colorante jaune, de la cathartomannite, de l'acide chrysophanique et de la cathartine ; les folioles renferment plus de principe actif que les follicules. On le prescrit à la dose de 5 à 15 grammes ; il détermine souvent des coliques et quelquefois des nausées quand la dose atteint ou dépasse 5 grammes. Les selles provoquées sont d'abord molles, puis liquides et diarrhéiques, mais elles ne sont jamais dues à une inflammation de la muqueuse intestinale. Le séné ne provoque pas de constipation consécutive à la purgation ; à forte dose il peut agir, non seulement sur les fibres musculaires lisses de l'intestin mais aussi sur celles de la vessie et de l'utérus. En outre, ses principes actifs passent dans l'urine et le lait.

L'effet purgatif du séné se manifeste trois à quatre heures après l'ingestion et persiste quelquefois le lendemain. Malgré les coliques qu'il occasionne, le séné est un purgatif très employé ; Dujardin-Beaumetz conseille, pour éviter cet inconvénient, de faire macérer les follicules dans l'alcool avant de les employer. *Il est contre-indiqué* chez les sujets atteints de cystite, de spasme vésical et chez les femmes enceintes ou nourrices.

On l'emploie sous forme de poudre de follicules ou de poudre de folioles, à la dose de 2 à 8 grammes, mélangée à du miel ; mais, le plus souvent, on le prescrit en tisanes purgatives qui sont presque toutes à base de séné (tisane impériale, tisane du curé de Deuil, tisane de l'hôpital Saint-Louis, etc.) ou en thés purgatifs. Le séné entre dans la composition de l'apozème laxatif et de l'apozème purgatif ou médecine noire.

APOZÈME LAXATIF

Feuilles fraîches de persil.....................	15 gr.
Feuilles de séné mondées....................	15 —
Fruits d'anis.............................	5 —
Fruits de coriandre......................	5 —
Sulfate de soude........................	15 —
Citron................................	n° 1
Eau froide............................	1 litre

Laisser macérer pendant vingt-quatre heures et remuer de temps en temps. Passer avec expression et filtrer.

A boire par verres dans la matinée.

APOZÈME PURGATIF

Feuilles de séné mondées	10 gr.
Rhubarbe choisie	5 —
Sulfate de soude	15 —
Manne en sorte	60 —
Eau bouillante	100 —

Verser l'eau bouillante sur le séné et la rhubarbe et laisser infuser pendant une demi-heure, passer avec expression, ajouter le sulfate de soude et la manne que l'on fera dissoudre à une douce chaleur, puis passer, laisser déposer et décanter.

A prendre en une fois, le matin à jeun.

La tisane purgative de l'hôpital Saint-Louis a pour formule :

Séné	
Pensées sauvages	} $\overline{aa}$ .... 8 gr.

Faire infuser pendant une demi-heure dans un litre d'eau bouillante, passer et édulcorer avec du miel.

Le thé purgatif de Saint-Germain que le Codex désigne sous le nom d'espèces purgatives se formule ainsi :

Feuilles de séné	2 gr.
Fleurs de sureau	1 —
Fruits d'anis vert	1 —
Fruits de fenouil	0 — 50
Bitartrate de potasse	0 — 50

Mêler et faire infuser dans une tasse d'eau bouillante.

Le séné forme encore la base de la médecine au café :

Séné	10 gr.
Sulfate de magnésie	15 —
Café torréfié pulvérisé	15 —

Mêler et faire infuser dans une tasse d'eau bouillante.

On l'emploie également dans la confection du sirop de Desessart ou d'ipéca composé.

Le séné s'administre souvent par la voie rectale ; avec le sulfate de soude, il entre dans la composition du lavement purgatif du Codex :

Feuilles de séné .... ⎰ ãã.... 15 gr.
Sulfate de soude .... ⎱
Eau bouillante .... 500 —

Laisser infuser les feuilles pendant une demi-heure, passer et dissoudre le sulfate de soude.

L'*aloès* est le suc des feuilles de plusieurs espèces de plantes du genre Aloès de la famille des Liliacées. On en distingue plusieurs espèces suivant le lieu d'origine : aloès du Cap, aloés des Barbades, aloès Socotrin (de l'île de Socotora) ; la première est la plus employée. Elle se présente en masses d'un brun foncé à reflets verdâtres caractéristiques, à cassure brillante, d'odeur forte, de saveur très amère ; la poudre a une teinte jaune-verdâtre. L'aloès contient un glucoside : l'aloïne qui cristallise en petites aiguilles prismatiques jaunes, peu solubles dans l'eau froide et une résine, l'aloètine, insoluble dans l'eau froide.

A faible dose (5 à 15 centigrammes), l'aloès est stomachique, au delà il est purgatif. Pris à la dose de 15 à 30 centigrammes, il ne provoque que deux ou trois évacuations au bout de douze à dix-huit heures, avec quelques légères douleurs ; si la dose est plus forte, les selles deviennent plus fréquentes, prennent un aspect bilieux et sont accompagnées de coliques violentes. Si ces fortes doses sont répétées, elles produisent, dans la plupart des cas, une irritation gastro-intestinale qui est surtout marquée vers l'extrémité du gros intestin et qui se manifeste par des selles sanguinolentes et du ténesme rectal chez les sujets prédisposés par une poussée hémorrhoïdaire. L'abus de l'aloès détermine, du côté de la vessie, des phénomènes de dysurie et des douleurs plus ou moins vives; chez les femmes, on peut voir survenir des troubles dans la fonction menstruelle, des douleurs utérines, des métrorrhagies et des décollements placentaires. Chez les hommes âgés prédisposés aux accidents de l'hypertrophie de la prostate, l'aloès peut déterminer des poussées congestives et des accès de rétention urinaire. En outre de ces accidents locaux dus à la congestion des veines du petit bassin, l'aloès à haute dose détermine des accidents généraux : grande faiblesse, ralentissement du pouls et abaissement de la température.

L'usage de l'aloès est contre-indiqué dans un grand nombre de circonstances : chez les hémorrhoïdaires et chez les prédisposés aux hémorrhoïdes, chez les femmes enceintes ou atteintes d'une affection utérine aiguë ou chronique, chez les femmes dont le flux menstruel est abondant, chez les malades porteurs d'une affection du gros intestin et en particulier chez les dysentériques, chez les malades atteints d'une affection rénale ou vésicale et surtout chez les prostatiques. L'aloès est encore contre-indiqué pendant la période menstruelle.

Les indications de l'aloès sont tirées de ses propriétés purgatives et dérivatrices. C'est le purgatif, par excellence, des constipés sujets en même temps à des poussées congestives vers l'encéphale, la moelle ou vers le foie ; son emploi est utile aussi dans le traitement des affections cardiaques arrivées à la période des hydropisies, quand on veut produire en même temps qu'une évacuation séreuse une dérivation vers l'intestin et une déplétion du système veineux. Dans la congestion pulmonaire l'aloès est tout aussi indiqué et donne généralement de bons résultats.

L'aloès s'administre de différentes façons. En poudre à la dose de 0gr,50 à 1gr,50 ; sous forme de pilules, renfermant chacune 10 à 20 centigrammes, prises le soir en se couchant ; en teinture simple à la dose de 5 à 15 grammes ; en teinture composée ou élixir de longue vie, dont voici la formule :

Aloès	40 gr.
Racine de gentiane	5 —
Rhubarbe	5 —
Zédoaire	5 —
Safran	5 —
Agaric blanc	5 —
Thériaque	5 —
Alcool à 60°	2.000 —

A la dose de 10 à 40 grammes.

L'aloès entre dans la confection d'un grand nombre de pilules :

PILULES ANTE-CIBUM

Aloès pulvérisé	1 gr.
Cannelle pulvérisée	0 — 20
Extrait de quinquina	0 — 50
Miel q. s. p.	10 pilules

Prendre 1 ou 2 pilules au commencement du repas comme digestif.

PILULES ÉCOSSAISES OU D'ANDERSON

Aloès pulvérisé	1 gr.
Gomme-gutte	1 —
Essence d'anis	0 — 10
Miel q. s. p.	10 pilules

On peut le prescrire par la voie rectale en lavement ou en suppositoire dans le cas où l'on veut rappeler un flux hémorrhoïdal.

Aloès pulvérisé......................	0 gr. 50
Beurre de cacao......................	3 —
Pour un suppositoire.	

Aloès...........................	1 à 6 gr.
Jaune d'œuf......................	n° 1
Eau tiède........................	250 gr.
Pour un lavement.	

B. Les purgatifs drastiques proprement dits comprennent : le jalap, la scamonnée, le turbith, l'huile de croton, l'épurge, la coloquinte, le concombre, la bryone, la gomme-gutte ; seuls les deux premiers sont d'un usage courant, les autres ne s'emploient que dans de rares circonstances ou sont complètement tombés en désuétude.

Le *jalap* est la résine d'une convolvulacée (l'*Exogomum jalapa*), il a un aspect tubériforme, et la coupe montre des couches concentriques plus ou moins résineuses ; les tubérosités varient dans leurs dimensions depuis la grosseur d'une noix jusqu'à celle d'une banane. La teinte est d'autant plus foncée que le jalap est plus desséché, l'odeur est nauséabonde, la saveur âcre. Le jalap renferme deux glucosides : la jalapine et la convolvuline, des matières gommeuses et mucilagineuses, de l'amidon, un sucre incristallisable et des sels minéraux. La résine brute obtenue en traitant le jalap par l'alcool a une saveur âcre et produit une irritation très vive au niveau des muqueuses ; cette résine qui existe dans la proportion de 15 0/0 dans la racine renferme 1 partie de jalapine pour 9 de convolvuline. Une bonne racine de jalap doit renfermer plus de 10 0/0 de résine, car celle-ci est le principe actif.

Cette résine ne se dissout pas dans les acides ; elle ne se dissout que dans les alcalins ; aussi, quand on introduit un peu de poudre de jalap dans la bouche, la salive qui a une réaction alcaline fait développer une saveur âcre due à la dissolution de la résine. Dans l'estomac qui est un milieu acide, le jalap ne produit pas d'effet ; son action commence à se manifester dans l'intestin, grâce à la présence des sucs intestinaux et surtout de la bile. La présence de la bile paraît même indispensable à l'action du jalap, car Rabuteau a montré que, si l'on empêche le contact de ces deux substances de se produire dans l'intestin, on n'observe aucun effet purgatif. Le jalap est un purgatif très énergique mais dont l'action est inégale à cause de sa teneur variable en principe actif.

Prise à la dose de 25 à 50 centigrammes, la poudre de racine produit, au bout de deux à quatre heures, des selles molles, non douloureuses ; à doses plus élevées de 50 centigrammes à 2 grammes, les selles deviennent liquides et fréquentes et sont accompagnées de nausées ou de vomissements, de coliques et de ténesme. A la dose de 4 grammes, le jalap peut produire la mort, soit par entérite, soit par accidents cholériformes.

Le jalap s'administre en poudre ou en résine. La poudre qui a une teinte grise, une odeur nauséeuse et une saveur âcre, se prend à la dose de 50 centigrammes à 2 grammes, délayée dans du miel ou incluse dans des cachets où elle est souvent associée à d'autres purgatifs qui en diminuent l'action irritante sur la muqueuse intestinale. On pourra formuler ainsi :

```
Jalap pulvérisé...........................    0 gr. 50
Magnésie calcinée.........................    0 — 25
                 Pour un cachet.
               A prendre le matin.
```

```
Jalap pulvérisé...........................    1 gr.
Calomel...................................    0 — 50
               En quatre cachets.
       A prendre à la dose de 1 à 2 le matin.
```

La poudre de jalap peut encore être administrée en pilules :

```
Poudre de jalap...........................    2 gr.
Poudre de scammonée ......................    1 —
          Excipient q. s. p. 20 pilules.
       Prendre 4 à 8 pour une purgation.
```

La résine de jalap se prescrit à la dose de 30 à 60 centigrammes, sous forme d'émulsion.

```
Résine de jalap...........................    0 gr. 40
Eau distillée.............................  100 —
Sirop de limons...........................   50 gr.
Jaune d'œuf...............................   n° 1
                 Émulsionner.
              A prendre en une fois.
```

On peut encore émulsionner avec les amendes douces :

```
Eau distillée.............................  100 gr.
Sucre.....................................   30 —
Amandes douces............................   n° 10
   Faire une émulsion et ajouter, après trituration.
```

```
Résine de jalap...........................    0 gr. 40
Sucre pulvérisé...........................    2 —
Gomme pulvérisée..........................    4 —
```

La résine de jalap s'administre souvent en pilules :

Résine de jalap...................... 1 gr.
Savon médicinal...................... 2 —
Alcool.............................. q. s.
(MIALHE.)

F. S. A. 10 pilules.
Prendre 3 à 6 pour une purgation.

Le jalap associé au turbith et à la scammonée forme une teinture alcoolique connue sous le nom d'eau-de-vie allemande ou de teinture de jalap composée :

Racine de jalap..................... 80 gr.
Racine de turbith................... 10 —
Scammonée d'Alep'.................. 20 —
Alcool à 60°........................ 960 —

Faire macérer pendant dix jours et filtrer.

L'eau-de-vie allemande est très employée, on en fait prendre de 10 à 30 grammes, seule ou mélangée à poids égal de sirop de nerprun ou de sirop de séné.

Le jalap, à cause de son action irritante vis-à-vis de la muqueuse intestinale, est contre-indiqué dans tous les états inflammatoires de l'intestin. On l'emploie beaucoup dans la constipation habituelle, car il reste efficace malgré un usage répété. A cause de son action dérivatrice, analogue à celle de l'aloès, on l'utilise avec succès dans les hydropisies cardiaques, dans les états congestifs de l'encéphale et des poumons, dans l'aménorrhée.

La *scammonée* est un suc extrait par incision des racines d'une convolvulacée (*Convolvulus scammonia*); il en existe plusieurs variétés : scammonée d'Alep ou de Syrie, scammonée de Smyrne, scammonée de Trébizonde, scammonée de Montpellier ; la première est la plus usitée. Elle se présente en morceaux irréguliers, légers, poreux, friables, gris foncé, à cassure noire et brillante, de saveur amère et âcre. Elle blanchit quand elle est exposée à l'humidité. La scammonée renferme environ 75 0/0 d'une résine connue sous le nom de scammonine possédant des propriétés purgatives analogues à celles de la jalapine. Son action est très inégale car sa composition varie beaucoup ; en outre les doses élevées agiraient moins que les doses faibles. Comme le jalap, la scammonée agit en milieu alcalin sous l'influence des sécrétions intestinales et hépatiques. Elle provoque rapidement des selles séreuses abondantes, accompagnées de coliques et d'une sensation de chaleur à l'anus. A cause de son peu de saveur, on l'emploie beaucoup chez les enfants sous forme de poudre, à la dose de 10 à 40 centigrammes, délayée dans du lait ou incluse en cachets. Elle sert à confectionner des pastilles de chocolat renfermant 10 centigrammes de poudre et des biscuits renfermant 50 centigrammes.

La résine de scammonée se prescrit chez l'adulte à la dose de 30 à 60 centigrammes, en potion, en pilules ou dans du lait sucré suivant la formule suivante :

Résine de scammonée.. .... 0 gr. 50
Sucre blanc.................. .... 10 —

Triturer ensemble et ajouter peu à peu :

Lait pur.......................... 120 gr.
Eau de laurier cerise................ 5 —

(PLANCHE.)

A prendre en une fois.

La teinture de scammonée s'administre en potion, à la dose de 2 à 8 grammes.

Teinture de scammonée...................... 5 gr.
Sirop de punch............................ 30 —
Eau chaude.............................. 100 —

A prendre en une ou deux fois.

La scammonée a les mêmes indications que le jalap : constipation habituelle, aménorrhée, congestions cérébrale ou pulmonaire ; elle est contre-indiquée dans les états inflammatoires du tube intestinal.

L'*huile de croton* est retirée des graines d'une euphorbiacée (*croton tiglium*) ; elle possède en plus de son action révulsive étudiée ailleurs, des effets purgatifs et dérivatifs qu'on utilise dans le traitement des affections du cerveau et de la moelle et de l'aliénation mentale.

Le principe actif semble être l'acide crotonique.

L'huile de croton ne s'administre jamais pure, on la prescrit à la dose de I à II gouttes dans une tasse de bouillon ou associée à la gomme-gutte et à la coloquinte sous forme de pilules :

Huile de croton........................ V gouttes
Gomme-gutte....... |
Coloquinte .... | āā............... 0 gr. 10

Poudre de guimauve q. s. p. 10 pilules.

Chaque pilule renferme une demi-goutte d'huile de croton, 2 à 4 par jour.

L'effet purgatif de l'huile de croton se manifeste souvent une heure ou deux après l'ingestion, mais quelquefois il ne se produit qu'après douze et même vingt-quatre heures. Les selles, d'abord solides, deviennent liquides et sont accompagnées de vives coliques et de ténesme rectal. Il ne faut jamais dépasser la dose de IV gouttes dans les cas où la dose ordinaire est restée inefficace, car l'huile de croton peut produire des accidents cholériformes et nerveux, quelquefois mortels.

On mélange aussi l'huile de croton à l'huile de ricin dans les proportions suivantes :

      Huile de croton...................... I ou II gouttes
      Huile de ricin...................... 30 gr.

On emploie aussi l'huile de croton en lavement, la dose peut alors être portée à III gouttes.

      Huile de croton...................... III gouttes,
      Jaune d'œuf...................... n° 1
      Eau.............................. 250 gr.

L'huile de croton est, comme tous les drastiques, contre-indiquée dans toutes les inflammations gastro-intestinales; en outre, comme son emploi provoque quelquefois de la dysurie et de l'irritation des reins, on ne devra pas en faire usage chez les sujets atteints d'affections de l'appareil urinaire.

Le *turbith végétal* est fourni par l'*Ipomœa turpethum*, la partie employée est l'écorce de la racine qui renferme un principe actif, la turpéthine. La racine de turbith entre dans la composition de l'eau-de-vie allemande et du purgatif Leroy, très employé jadis; on ne l'emploie jamais seule.

L'huile d'*épurge* est retirée des semences de l'*Euphorbia lathyris*; elle agit comme l'huile de croton, mais elle est dix fois moins active. On ne l'emploie guère en médecine courante.

— La *coloquinte* est le fruit d'une cucurbitacée (*Citrullus colocynthis*) ; ce fruit a la grosseur d'une orange, il est divisé intérieurement par plusieurs loges renfermant une substance spongieuse et des graines blanches, d'une amertume extrême ; on le pulvérise et le produit ainsi obtenu est employé comme drastique sous le nom de poudre de coloquinte. La poudre de coloquinte renferme des principes résineux, des matières gommeuses, une huile grasse, etc., et deux principes actifs : la colocynthine et la citrulline. La colocynthine est une substance amorphe, jaune en poudre, rougeâtre en masse, d'une amertume extrême, très soluble dans l'eau ; la citrulline est une résine insoluble dans l'eau ordinaire, mais soluble dans l'eau alcaline.

La coloquinte est un drastique très énergique. D'après Rabuteau, l'absorption de la poudre par les voies respiratoires déterminerait des effets purgatifs de même que l'application de la teinture alcoolique sur la peau.

Elle s'administre sous forme de poudre à la dose de 10 à 40 centigrammes par jour ; les selles qu'elle provoque sont très liquides, non douloureuses, et souvent très abondantes ; à plus haute dose, de 40 à 60 centigrammes, la coloquinte détermine une irritation de l'intestin se traduisant par des douleurs vives, des selles fréquentes et souvent sanguinolentes. C'est un purgatif à la fois hydragogue et dérivatif ; cette double action le fait employer dans le traitement des hydropisies et des congestions viscérales. Il y a contre-indication à son emploi dans les affections du tube gastro-intestinal, de l'appareil génital, de l'appareil urinaire et dans l'état de grossesse.

La coloquinte à dose faible, 5 à 20 centigrammes, est indiquée dans le traitement de la constipation chronique ; à dose moyenne (20 à 40 centigrammes), on l'emploie comme hydragogue dans l'hydropisie d'origine cardiaque ou hépatique et comme dérivatif contre les congestions encéphalique, médullaire et pulmonaire. On l'employait beaucoup autrefois dans le traitement de la goutte et du rhumatisme ; la liqueur de Laville à base de coloquinte est encore très en usage, elle est ainsi composée :

<pre>
Vin de malaga......................... 800 gr.
Alcool pur .... 100 —
Extrait alcoolique de coloquinte....... 15 —
Quinine .... 15 —
</pre>

Prendre de 2 à 10 grammes dans un demi-verre d'eau sucrée.

La coloquinte s'administre encore en extrait à la dose de 5 à 25 centigrammes sous forme de pilules où elle est souvent associée à d'autres purgatifs. Trousseau qui la considérait comme un agent dérivatif puissant l'employait beaucoup en pilules selon la formule suivante :

<pre>
Extrait de coloquinte.. ⎞
Aloès.................. ⎬ āā............... 1 gr.
Gomme-gutte........... ⎠
Extrait de jusquiame...................... 0 — 25
</pre>

Pour 20 pilules, une à prendre le soir.

Le *concombre* sauvage ou concombre d'âne est le fruit de l'*Ecbalium agreste* (Cucurbitacées) ; on en extrait un suc connu sous le nom d'élaterium et renfermant dans la proportion de 40 0/0, un principe actif, l'élatérine. C'est un drastique très énergique, à la fois hydragogue et dérivatif, très employé en Angleterre. Elle est indiquée et contre-indiquée dans les mêmes circonstances que la coloquinte.

On emploie surtout l'élatérine qui cristallise en prismes, solubles dans l'alcool et l'éther, insolubles dans l'eau, à la dose de 2 milligrammes à 2 centigrammes. La teinture d'élatérine est ainsi composée :

Elatérine	0 gr. 10
Alcool à 60°...................................	20 —
Acide nitrique................................	0 — 20

Prendre XX à XL gouttes dans un peu d'eau sucrée (X gouttes de cette teinture représentent 1 milligramme d'élatérine).

La *bryone* ou navet du diable est la racine d'une cucurbitacée (*Bryonia dioica*) ; elle croît dans toutes les haies ; on la trouve en pharmacie sous forme de rondelles sèches, de saveur amère et désagréable. C'est un purgatif très employé par le public ; il agit par un principe brun jaunâtre, soluble dans l'eau et l'alcool, appelé bryonine. La bryonine possède des propriétés purgatives et émétiques mais son action est moins énergique que celle de la coloquinte. Le suc de la racine appliqué sur la peau produit une irritation qui peut aller jusqu'à la vésication et peut déterminer des effets purgatifs.

La bryone est employée par les homœopathes dans le traitement de toutes les phlegmasies ; Huchard la recommande contre la coqueluche et les affections de l'appareil respiratoire. Elle agit à la façon d'un drastique en déterminant, au niveau du tube intestinal, une congestion et une irritation dont l'intensité varie avec la dose employée ; à dose élevée, la racine de bryone produit un état cholériforme et des phénomènes nerveux (convulsions et coma) qui se terminent par la mort.

La bryone s'administre sous forme de poudre de racine, à la dose de 50 centigrammes à 4 grammes, en pilules ; sous forme d'alcoolature à la dose de 3 à 4 grammes ; sous forme d'infusion à la dose de 4 à 6 grammes de poudre de racine pour 1 litre d'eau. On emploie encore la bryonine en pilules, à la dose de 1 à 2 centigrammes. La bryone est contre-indiquée dans les affections gastro-intestinales et génitales.

La *gomme-gutte* est une gomme-résine provenant d'incisions faites sur l'écorce du *Garcinia morella* (Clusiacées). Elle se présente dans le commerce sous deux aspects : en cylindres longs de 20 centimètres et en gâteaux. Ces cylindres constituent la gomme-gutte en canon qui est la plus employée.

La gomme-gutte est un purgatif drastique énergique, dont le principe actif est l'acide cambogique, acide résineux d'un jaune orangé, légèrement soluble dans l'alcool, entièrement soluble dans l'éther, existant dans la proportion de 70 0/0 dans la gomme-gutte.

A la dose de 20 à 40 centigrammes, la gomme-gutte produit des évacuations séreuses abondantes souvent douloureuses et un état congestif très accusé des organes pelviens ; elle agit donc comme l'aloès ; à dose élevée, elle produit des phénomènes de gastro-entérite aiguë et des troubles nerveux plus ou moins graves. La gomme-gutte est indiquée comme hydragogue dans le traitement des hydropisies ; comme dérivatif contre les congestions de l'encéphale et du poumon ; comme purgatif, à dose faible (5 à 10 centigrammes) dans la constipation chronique ; on l'emploie encore pour ramener le flux cataménial et le flux hémorrhoïdal.

On l'administre en pilules, seule ou associée à d'autres purgatifs.

<pre>
Gomme-gutte...........)
Gomme ammoniaque.... } āā............. 5 gr.
Aloès...................)
Vinaigre blanc q. s. p............. 50 pilules
</pre>

1 à 2 par jour, chaque pilule renferme 10 centigrammes de gomme-gutte.

Mode d'administration. — Les purgatifs s'administrent le plus souvent par la bouche, soit en nature, soit associés à un liquide sucré ou aromatisé, soit inclus dans des cachets, des capsules ou des pilules. Nous avons vu que quelques-uns d'entre eux pouvaient se prendre sous forme de lavements ou de suppositoires par la voie rectale. Certains drastiques sont susceptibles de produire des effets purgatifs consécutivement à l'application sur la peau d'une préparation alcoolique, la teinture de coloquinte, par exemple, ou à l'absorption par les voies respiratoires de poussières provenant de la trituration du produit brut.

On peut citer aussi l'introduction dans l'organisme des purgatifs par la voie hypodermique; cette question a été étudiée par Claude Bernard qui déterminait des effets purgatifs par injection sous-cutanée d'une solution de sulfate de soude et par Luton qui employait une solution aqueuse d'aloès; mais, au point de vue clinique, la voie hypodermique n'est pas utilisée.

Indications et contre-indications des purgatifs. — Les indications des purgatifs sont subordonnées à leur propriétés particulières, car l'étude que nous venons de faire montre que ces corps possèdent, en plus de l'action évacuante qui leur est commune, des propriétés particulières sur la sécrétion intestinale, sur le péristaltisme, sur la sécrétion biliaire et sur le contenu du tube intestinal. D'une façon générale, l'emploi des purgatifs est indiqué chaque fois qu'il y a lieu de produire une évacuation intestinale, mais le choix du purgatif varie dans chaque circonstance avec le but que l'on poursuit.

Dans la constipation habituelle résultant de l'atonie de la paroi intestinale, il faut recourir aux purgatifs musculaires et aux purgatifs légèrement drastiques et avoir soin d'éviter les purgatifs qui, à l'exemple des composés salins, déterminent, consécutivement à leur emploi, un certain degré de constipation. S'il s'agit, au contraire, d'une constipation d'origine spasmodique, ce qui est assez fréquent chez les névropathes, on aura recours à la belladone ainsi qu'aux purgatifs mécaniques, huile de ricin de préférence.

Quand on se propose de modifier le contenu intestinal, il faut avoir recours aux purgatifs salins et surtout au calomel qui joint à son action purgative ses propriétés antiseptiques et antiputrescibles.

En présence d'un état inflammatoire de l'estomac ou de l'intestin, c'est encore aux purgatifs salins qu'il faut avoir recours ; il est, dans cette circonstance, absolument défendu de faire usage des purgatifs drastiques qui augmenteraient l'irritation gastro-intestinale ; quant aux purgatifs musculaires mécaniques, leur action est de beaucoup inférieure à celle des purgatifs salins. Ces derniers modifient très heureusement l'état inflammatoire de la muqueuse gastro-intestinale en produisant une sorte d'inflammation artificielle qui se substitue à la première.

Quand on veut débarrasser l'intestin de corps étrangers, des vers intestinaux par exemple, on emploiera des purgatifs doués en même temps de propriétés parasiticides, tels que le calomel ou l'huile de ricin ; si le corps étranger est toxique, on aura recours à un purgatif à action rapide et formant un précipité insoluble avec le poison.

Dans le traitement des hydropisies, les purgatifs sont indiqués pour produire une spoliation séreuse ; en pareil cas, il faut faire usage de drastiques assez énergiques mais d'une façon prudente, afin d'éviter leur action congestive vers la vessie et de là vers les reins. Dans un but préventif, les drastiques sont indiqués au cours des affections cardiaques, avant l'apparition des hydropisies, pour entretenir le bon fonctionnement de l'intestin. Lorsqu'on veut produire, en cas de congestion viscérale, une dérivation vers l'intestin et le pelvis, c'est aussi aux drastiques qu'il faut s'adresser.

Les purgatifs drastiques sont encore indiqués dans le traitement des accès de goutte et de rhumatisme articulaire aigu, quand il existe des menaces de complications du côté de l'encéphale ; l'action révulsive qu'ils déterminent au niveau de l'intestin n'est pas exempte de dangers, mais elle permet d'atténuer ou de déplacer une complication viscérale plus dangereuse encore à cause de sa localisation.

Dans tous les cas où il est indiqué de réaliser l'antisepsie du tube intestinal (maladies de la peau, affections rénales), les purgatifs salins et le calomel constituent un excellent moyen de remplir cette indication.

Dans les affections hépatiques (congestion, lithiase, ictère), ou dans les affections gastro-intestinales à retentissement hépatique, il faut faire usage des purgatifs cholagogues.

LAVEMENT

Définition. — Le lavement est l'introduction par l'orifice
anal d'une certaine quantité de liquide dans l'ampoule rectale. Le lavement est donc différent de l'entéroclyse, par
laquelle on se propose d'introduire une quantité de liquide
dans une grande étendue du tube intestinal. Le terme
lavement s'applique encore au liquide que l'on introduit
dans le rectum et l'on dit couramment : lavement de telle
ou de telle quantité et dans un autre genre : lavement huileux, etc.

Historique. — L'origine du lavement est fort ancienne,
une légende veut que l'usage, comme celui de la saignée, en
ait été indiqué aux premiers médecins par un animal : la
cigogne ou ibis égyptien ; en effet, d'après la fable, cet
nimal s'introduisait de l'eau de mer par l'anus au moyen
e son bec pour se nettoyer l'intestin.

Les médecins de l'antiquité, Hippocrate, Celse, Asclépiade,
ecommandent souvent le lavement et en signalent quelques
ndications ; Galien l'emploie même comme agent nutritif.
es médecins arabes, malgré la prohibition mentionnée dans
ertains textes religieux, se servent largement de ce médicament; et Avicenne, en particulier, en pose les indications
l'une façon très nette.

Pendant le moyen âge, le lavement fut très souvent employé
our « rejeter les superfluités qui sont aux boyaux » ; et Guy
e Chauliac en distinguait trois espèces : le rémollitif, le mon-
licatif et le restrictif. A cette époque, la bourse à clystère
es Anciens, composée d'une vessie et d'un tube de sureau,
ut remplacée par la seringue à clystère, dont l'invention
erait due à Guatimaria d'après les uns, à Avicenne d'après

les autres. Grâce à ce perfectionnement, l'usage du lavement se généralisa et, sous le règne de Louis XIV, on en était arrivé à prendre son clystère plusieurs fois par jour, autant pour imiter la conduite du roi que pour combattre les conséquences d'une alimentation trop abondante. Colson rapporte dans sa thèse sur la méthode intestinale que, dans un procès plaidé à Troyes, une garde-malade réclamait à son maître François Bourgeois, le payement de 2.190 lavements administrés en l'espace de deux ans.

Sous l'influence de Mme de Maintenon et de Molière, l'engouement tomba peu à peu, l'abus cessa ; mais les indications thérapeutiques du lavement furent de nouveau étudiées et augmentées par de nombreux auteurs. Au xviiie siècle, Helvétius dans son livre sur le *Traitement des fièvres*, « sans rien faire prendre par la bouche », lance le lavement médicamenteux en recommandant l'administration du quinquina par la voie intestinale. Depuis, les indications du lavement se sont encore accrues, et les médicaments introduits par la voie rectale sont aujourd'hui si nombreux qu'ils sont quotidiennement employés.

Variétés. — Il existe de très nombreuses variétés de lavements ; déjà, sous Louis XIV, on en connaissait un grand nombre et le *Journal de la santé du roi* renferme, en effet, des formules de lavement calmant, de lavement laxatif, purgatif, etc. Aujourd'hui le nombre des lavements médicamenteux de toutes sortes serait trop long à énumérer, aussi ne citerons-nous que les lavements les plus employés.

Lavement simple. — Il se compose d'eau bouillie tiède en quantité oscillant autour de 500 grammes.

Lavement laxatif. — Mellite de mercuriale, 100 grammes ; eau tiède, 400 grammes (Codex).

Lavement huileux. — Huile d'olives ou d'amandes douces, 60 grammes, décoction de guimauve ou de graine de lin, 500 grammes.

Lavement purgatif. — Feuilles de séné, 15 grammes, sulfate de soude, 15 grammes. On fait infuser une demi-heure, on passe, on fait fondre le sulfate de soude et on ajoute de l'eau en quantité suffisante pour faire 500 grammes.

Lavement purgatif des peintres. — On fait infuser 8 grammes de séné dans 500 grammes d'eau, puis on passe et l'on ajoute 4 grammes de jalap pulvérisé, 30 grammes de diaphœnix et 30 grammes de sirop de nerprun.

Lavement astringent. — On fait infuser 10 grammes de roses rouges et de racine de bistorte dans 300 grammes d'eau ; on passe et l'on ajoute V gouttes de laudanum.

Lavement laudanisé. — On ajoute X gouttes de laudanum de Sydenham à 250 grammes de décoction de guimauve.

Lavement d'amidon. — On ajoute 15 grammes d'amidon délayé à froid à 250 grammes de décoction de guimauve.

Lavement antidiarrhéique. — Il se compose de : eau de chaux, eau de riz, de chaque 200 grammes, laudanum de Sydenham 1 gramme.

Lavement nutritif. — On délaye un jaune d'œuf et 2 grammes de salep pulvérisé dans 125 grammes de bouillon de viande ne renfermant pas de sel.

Lavements médicamenteux. — Pour ce genre de lavements, la nature et la quantité de la substance médicamenteuse varient avec l'indication spéciale.

Lavements antiseptiques. — Il en est de même pour ce genre de lavements.

Action physiologique. — L'action du lavement varie suivant un grand nombre de facteurs ; ce médicament

agit, dit Lasègue, par sa quantité, sa température, sa
force de propulsion et la durée de son séjour dans le
rectum.

La quantité de véhicule ne dépasse guère 500 grammes,
la température oscille souvent entre 25 et 30°, à moins
d'indications spéciales exigeant l'emploi des lavements
froids, la force de propulsion est généralement faible,
surtout depuis que l'on emploie comme appareil à lavement le bock à injection qui donne une pression d'eau
dont on peut exactement mesurer l'intensité. Tant qu'au
séjour dans l'intestin, il varie lui-même avec la température du liquide injecté, avec sa quantité et surtout avec
le degré de réaction de la paroi rectale vis-à-vis de l'introduction du lavement.

Action locale. — Introduit dans l'intestin, le lavement
agit sur le contenant et sur le contenu, c'est-à-dire sur
la muqueuse rectale et sur les matières fécales. Sur
la muqueuse, il produit une excitation qui est d'autant
plus vive que sa température s'écarte plus, soit dans
un sens, soit dans un autre, de celle du corps et que
son volume est plus grand. Cette excitation aboutit
généralement à la provocation des mouvements péristaltiques.

D'autre part, le liquide du lavement imprègne les
matières fécales, les ramollit, les dilue, et facilite ainsi
les contractions intestinales et par suite l'évacuation
des matières. Suivant la nature de la substance incor-
porée au véhicule, le lavement produit sur la muqueuse
rectale un effet variable : émollient, astringent, antiseptique, etc.

Le lavement est en grande partie expulsé avec les
matières fécales ; une faible partie peut être absorbée ;

lorsque la contraction intestinale ne se produit pas, le lavement est absorbé en presque totalité.

Le lavement n'agit guère au-delà de l'ampoule rectale quand son volume ne dépasse pas 500 centimètres cubes chez l'adulte ; lorsqu'on se propose d'agir sur tout l'intestin, il faut recourir à l'entéroclyse que nous étudions dans un autre chapitre.

Action générale. — Cette action est subordonnée à deux facteurs principaux : l'évacuation intestinale ; la résorption du lavement.

Les effets généraux consécutifs à l'évacuation de l'intestin dépendent eux-mêmes du degré de rétention des matières fécales, celle-ci pouvant déterminer des troubles fort variables s'étendant depuis la simple sensation de pesanteur au niveau de l'anus jusqu'aux phénomènes plus ou moins graves de la stercorhémie. Tant qu'aux autres effets généraux, ils sont liés à la nature et à la quantité du liquide absorbé. Il est, en effet, parfaitement démontré que la muqueuse du gros intestin possède un pouvoir absorbant assez prononcé.

L'expérimentation et la clinique ont montré que certaines substances étaient absorbées plus facilement par la voie anale que par la voie buccale : les solutions de curare et de strychine introduites dans l'estomac s'absorbent très lentement et ne produisent pas d'accidents tandis que par le rectum, elles passent assez vite dans le sang pour déterminer des phénomènes d'intoxication ; il en est de même de l'opium et de la belladone qui gissent plus vite en lavement qu'en potion.

Technique et instrumentation. — On n'emploie plus la seringue, si en honneur du temps de Molière ; on se sert maintenant soit de l'appareil du Dr Eguisier, soit du bock à injection vaginale muni de son tube en caoutchouc et d'une canule rectale en caoutchouc durci. L'appareil Eguisier se compose d'un cylindre métallique dans lequel se déplace un piston actionné par un ressort que l'on met en tension en tournant une clef située à la partie supérieure de l'appareil; un robinet muni d'un tube flexible terminé par une canule en ivoire se trouve à la partie inférieure du cylindre. La manœuvre de cet appareil est fort simple : le liquide étant introduit dans le cylindre et le piston amené au haut de sa course par la tige à crémaillière manœuvrée par la clef, il suffit d'ouvrir le robinet pour que le piston se mette en mouvement et chasse le liquide dans le tube.

Avec le bock injecteur, la manœuvre est encore plus simple; un autre avantage est que l'on peut avoir avec cet appareil une pression plus douce qu'avec l'irrigateur Eguisier.

Le lavement se prend soit dans la position couchée, soit dans la position accroupie, soit dans la position genu-pectorale; ce n'est que lorsqu'on veut pratiquer l'entéroclyse que l'on met le corps dans le décubitus dorsolatéral droit.

Le véhicule le plus souvent utilisé est l'eau. Suivant la quantité de liquide employé, on a divisé les lavements en lavements entiers de 500 grammes, en demi-lavements de 250 grammes, en quart de lavement de 125 grammes.

Indications thérapeutiques. — Le lavement, d'après Lasègue, constitue la médication topique par excellence de l'intestin; c'est encore le traitement de choix de la constipation et un moyen très commode de faire pénétrer

dans l'organisme soit des substances nutritives, soit des
substances médicamenteuses. On voit par là que ses
indications sont nombreuses.

Constipation. — Il faut, dans ce cas, faire usage de
lavements simples ou laxatifs composés d'une assez
grande quantité d'eau, 250 grammes au moins. La température du liquide doit être notablement différente de
celle du corps; le lavement sera, par conséquent, froid,
c'est-à-dire à une température de 18 à 22°, ou sera
chaud, c'est-à-dire à une température de 40 à 50°.

On est quelquefois obligé d'ajouter à l'eau froide ou
chaude une certaine quantité d'huile ou de glycérine
(25 à 50 grammes par lavement) et, dans certains cas de
constipation rebelle, de prescrire un lavement laxatif ou
purgatif.

Chez les femmes enceintes, il faut avoir soin de ne
pas provoquer de grandes perturbations vasculaires
dans la zone pelvienne; aussi doit-on faire usage avec
une extrême prudence des lavements froids ou chauds;
on devra, en pareille circonstance, donner au liquide une
température assez voisine de celle du corps. Il en sera
de même chez les vieillards et chez les sujets atteints de
cardiopathie mal compensée.

Dans la constipation habituelle, le lavement sera pris
quotidiennement, sensiblement à la même heure et, dans
les cas invétérés, il est bon, comme le conseille Manquat,
de faire prendre au malade un ou deux petits lavements
tièdes, destinés à ramollir les matières fécales, que l'on
faire suivre d'un lavement froid assez abondant qui provoquera la contraction intestinale.

La constipation habituelle des nourrissons alimentés
artificiellement exige souvent l'emploi des lavements.
Cette constipation qui est due le plus souvent, non pas

à un processus de colite ou d'entérite, mais à une simple atonie de l'intestin et à une insuffisance des sécrétions, guérit généralement sous l'influence des massages du ventre répétés quotidiennement, des frictions générales à l'eau tiède additionnée d'un peu d'alcool et de l'addition d'une petite quantité de beurre (une cuillerée à café) à la quantité de lait absorbée dans les vingt-quatre heures; mais il est des cas où cette médication échoue. Les lavements quotidiens sont alors indiqués. On les prépare de la façon suivante; l'eau bouillie est ramenée à la température de la chambre et on ajoute au lavement une ou deux cuillerées à bouche d'eau minérale : Hunyadi Janos, Carabana, Villacabras, Apenta, etc. Les lavements d'eau purgative ramollissent les matières fécales et provoquent une sécrétion abandante des glandes intestinales. Ils sont aussi indiqués chez les enfants habituellement constipés et, dans ce cas, on ajoute à l'eau du lavement une cuillerée à soupe d'eau purgative par année d'âge.

Contre la constipation, on a encore préconisé les lavements d'huile de 400 à 500 centimètres cubes; ce lavement doit être pratiqué lentement, et l'on doit mettre environ un quart d'heure pour injecter la quantité d'huile. L'expulsion ainsi cherchée ne se produit guère que quelques heures après.

Diarrhée. — Les lavements émollients ou laudanisés sont indiqués dans le traitement des diarrhées en général, pour calmer les phénomènes douloureux et le ténesme qu'ils déterminent au niveau de l'anus et du rectum. Les lavements ne doivent pas dépasser 250 grammes, et la quantité de substances émollientes ou calmantes variera avec l'intensité des douleurs.

Contre les diarrhées cholériformes, dysentériformes

les diarrhées des pays chauds, les lavements sont indiqués ; mais ils doivent être pratiqués d'une façon suffisamment abondante pour constituer le lavage de l'intestin. (Voir le chapitre spécial.) Néanmoins, dans les cas où l'entéroclyse n'est pas possible, il faudra la remplacer par les lavements que l'on formulera suivant les indications données dans le chapitre de l'entéroclyse.

Fièvre typhoïde. — Lorsqu'il m'est impossible d'employer la méthode de Brandt, j'ai l'habitude de la remplacer par des lavements d'eau bouillie froide, à la température de 18 à 22°, donnés toutes les trois heures, tant que la température du malade atteint ou dépasse 39°. La quantité d'eau injectée doit être assez copieuse, plus que dans le lavement ordinaire, moins que dans l'entéroclyse, car on ne saurait ici vouloir franchir la valvule iléo-cœcale dans la crainte de déterminer la rupture de la paroi intestinale au niveau d'une plaque de Peyer ulcérée. Il faut à chaque lavement faire passer dans l'intestin un à deux litres d'eau et se servir d'une canule rectale assez profondément enfoncée ; l'eau sera lancée sous une faible pression (20 à 30 centimètres) et avec une grande lenteur ; il faudra, en outre, avoir soin d'interrompre le courant de temps en temps afin de permettre à l'intestin de se vider.

Le lavement froid ainsi pratiqué agit d'abord comme évacuant, mais il agit surtout en abaissant la température et en désinfectant l'intestin. Il abaisse la température d'une façon plus rapide mais moins durable que le bain et paraît exercer une très heureuse influence sur les phénomènes nerveux.

Au lieu d'employer l'eau bouillie simple, on peut ajouter, comme le conseille Houdeleckt (de Lyon) de la teinture d'iode à raison de 1 gramme par litre d'eau.

OBSTRUCTION INTESTINALE. — L'indication des lavements dans l'obstruction intestinale doit toujours être remplie, quand le malade ne peut supporter l'entéroclyse ; mais il est évident que, dans la plupart des cas, cette médication ne saurait jouer qu'un rôle adjuvant.

En pareille circonstance, on doit faire usage de lavements purgatifs composés selon la formule donnée précédemment, ou avec des doses plus fortes si cela est nécessaire. On a aussi préconisé les lavements à l'eau gazeuse, à l'eau de Seltz, que l'on fait pénétrer dans le rectum aussi haut que possible au moyen d'une canule que l'on met en communication avec un siphon d'eau de Seltz.

On a préconisé aussi des lavements avec un litre de saindoux fondu, maintenu à 40°, portés haut dans l'intestin avec la sonde. Ils réussissent parfois à vaincre l'obstruction, mais ils ont l'inconvénient d'irriter beaucoup la muqueuse et même de provoquer de l'entérocolite.

HÉMORRHOÏDES. — Les lavements sont surtout indiqués chez les malades habituellement constipés, afin de leur éviter les efforts susceptibles d'augmenter le volume des hémorrhoïdes ou de déterminer leur étranglement. Lorsque la tumeur hémorrhoïdaire est enflammée, on doit faire usage de lavements d'eau chaude.

HÉMORRHAGIES. — Les lavements d'eau chaude à la température de 48° à 50° constituent un moyen aussi commode qu'efficace d'arrêter les hémorrhagies d'origine stomacale. Je les ai employés après Tripier (de Lyon) et je n'ai eu qu'à me louer de leurs bons effets. Ces lavements sont administrés sous une faible pression, le malade étant dans le décubitus horizontal, un bassin plat glissé sous le siège.

Il suffit souvent de donner un ou deux lavements pour arrêter l'écoulement sanguin à l'exclusion de tout autre moyen, sauf, bien entendu, le repos de l'organe.

Dans les hémorrhagies intestinales de la fièvre typhoïde es lavements à 45° ont été préconisés par Tripier.

Leur action hémostatique est augmentée si on dissout ans chacun quatre grammes de chlorure de calcium.

Ils réussissent dans les cas les plus sérieux et cons-ituent le meilleur adjuvant des autres méthodes à employer en pareil cas.

OXYURES. — Ces vers qui siègent toujours dans le ectum ou au pourtour de l'orifice anal disparaissent ite sous l'influence des lavements au chlorure de odium, ou simplement additionnés d'une quantité égale le glycérine neutre. On se sert encore de lavements omposés d'eau sulfureuse naturelle.

NÉPHRITE AIGUE. — Les lavements permettent, dans traitement de la néphrite aiguë, de remplir, dans une otable mesure, une indication primordiale : la désin-xication de l'organisme. Je les prescris d'une façon stématique, à titre d'adjuvant, dans toute néphrite iguë et, en agissant ainsi, je rends au malade des ser-ices incontestables. J'emploie, de préférence, l'eau oide qui possède, en outre, un pouvoir antithermique ui trouve son emploi lorsque la température est élevée; ais il est évident que, dans les cas graves où l'urémie t constituée et où la température tombe au-dessous de normale, il faut employer l'eau chaude à une tempéra-re de 40 à 50° Les lavements sont pris plusieurs fois r jour, 2 à 4 fois, pendant toute la période caractérisée r l'émission d'urines rares et foncées.

Dans la néphrite scarlatineuse, en particulier, l'usage s lavements répétés quotidiennement m'a donné de très bons résultats. Ce fait n'a rien de surprenant, si l'on réfléchit que, par cette médication, on diminue considérablement le travail de l'émonctoire rénal et qu'on détermine aussi l'absorption, au niveau de la muqueuse intestinale, d'une certaine quantité d'eau qui concourre à la dépuration de l'organisme.

PROSTATITE. — Les lavements d'eau chaude à une température de 55° constituent un moyen précieux de combattre la prostatite aiguë. Reclus les a vivement préconisés. Ces lavements exigent une précaution spéciale : ils doivent être pris très lentement, goutte à goutte ; ils seront répétés tous les jours jusqu'à disparition des phénomènes aigus et, dans l'intervalle, le périné sera constamment recouvert de compresses trempées dans l'eau à la même température.

Contre la prostatite chronique et la congestion ou l'hypertrophie de la prostate, les lavements d'eau chaude à 50° sont aussi bien indiqués que dans la prostatite aiguë.

CONGESTION CÉRÉBRALE. — Les lavements purgatifs sont indiqués, à titre d'adjuvant, dans le traitement des congestions cérébrales. Ils agissent en attirant le mouvement fluxionnaire vers l'intestin et en diminuant, par conséquent, la congestion au niveau de l'encéphale. Leur action est moins grande que celle des purgatifs, aussi faut-il les réserver aux cas particuliers où il est impossible de faire prendre les purgatifs par la voie buccale.

Lavements médicamenteux. — Nous ne donnerons pas ici toutes les indications de ce genre de lavements, car il nous faudrait passer en revue la plus grande partie des maladies ; mais nous étudierons spécialement les indications de ces lavements dans le traitement de la tuber-

culose pulmonaire, des affections cutanées et des maladies intestinales.

TUBERCULOSE PULMONAIRE. — Ménager l'estomac du
tuberculeux, tel est le souci constant qui doit être pré-
ent à l'esprit quand on fait usage des préparations créo-
otées ; aussi a-t-on songé depuis longtemps à employer
la voie rectale pour faire pénétrer dans l'organisme
les substances médicamenteuses capables d'irriter la
muqueuse stomacale.

Pour la créosote, on peut formuler de la façon sui-
ante :

```
1° Eau.............................   100 gr.
   Créosote pure.................  0 gr. 50 à 1 —
   Huile d'amandes douces..........      25 —
   Jaune d'œuf....................      n° 1
```
(REVILLET.)

On fait d'abord dissoudre la créosote dans l'huile, puis
n émulsionne avec le jaune d'œuf et l'on ajoute l'eau.
le lavement est pris le soir avant le coucher après avoir
ébarrassé le rectum par un lavement ordinaire.

```
2° Créosote pure de goudron de hêtre   0 gr. 50 à 2 gr.
   Eau distillée........................      125 gr.
```
(CHABAUD.)

Pour cette formule, il faut avoir soin de n'employer
ie la créosote rectifiée, car un produit même légèrement
ipur ne se dissolverait que très imparfaitement dans
au. Ce lavement peut être pris froid ou légèrement
 de ; il se prépare très facilement en ajoutant à l'eau
ie trentaine de gouttes de créosote.

3° On peut encore employer comme véhicule le lait ou

l'eau de bois de Panama. Carles (de Bordeaux) préconise
la solution suivante :

> Créosote de hêtre...................................... 10 gr.
> Teinture de bois de Panama............... 80 —
> Eau distillée.................................... 60 —

dont on ajoute une cuillerée à soupe, c'est-à-dire 1 gramme
de créosote à une quantité suffisante d'eau pour faire un
lavement.

Les préparations arsenicales et particulièrement le
cacodylate de soude s'administrent aussi en lavement.
J'emploie les formules suivantes :

> 1° { Cacodylate de soude............ 0 gr. 60
>   { Eau distillée..................... 300 gr.

> 2° { Cacodylate de soude............ 1 gr.
>   { Eau distillée..................... 300 gr.

La première solution renferme 3 centigrammes de
médicament par cuillerée à soupe, la seconde en renferme 5 pour la même quantité ; suivant les circonstances,
je me sers de l'une ou de l'autre. La dose quotidienne
varie entre 3 et 10 centigrammes, et la médication doit
être interrompue pendant trois jours par semaine.

L'indication des lavements créosotés ou cacodylés au
cours de la tuberculose pulmonaire doit être remplie
dans tous les cas d'intolérance gastrique, de vomissements, et même dès qu'un tuberculeux déclare perdre
l'appétit du fait des médicaments. L'existence de la
diarrhée n'est pas une contre-indication à l'emploi
des lavements médicamenteux ; les lavements créosotés
sont, au contraire, un moyen très souvent efficace de
combattre cette complication.

AFFECTIONS CUTANÉES. — Quand l'arsenic ne peut être pris par la voie buccale dans le traitement de certaines maladies de peau, il faut recourir, comme l'avait conseillé Boudin, aux lavements arsenicaux. Le lavement arsenical se prépare suivant la formule :

Liqueur de Boudin........................ 50 gr.
Eau tiède............................... 50 —

La liqueur de Boudin étant une solution d'acide arsenieux au millième, le lavement renferme par conséquent 5 centigrammes de substance active.

AFFECTIONS INTESTINALES. — Le lavement n'exerce pas une action aussi grande que l'entéroclyse dans le traitement de la dysenterie; et ne saurait lui être comparé, mais dans certains cas de dysenterie chronique ou aiguë quand on se doute que les lésions siègent plutôt vers l'S iliaque et le rectum que vers le cœcum, le lavement reprend tous ses droits. Il a été souvent employé en pareille circonstance, et les formules sont nombreuses; en voici quelques-unes :

Tannin.................................... 2 gr.
Eau bouillie............................. 250 —

Sous-acétate de plomb............... 10 à 25 gr.
Eau bouillie............................. 250 —

Teinture d'iode.......................... 0 — 50
Iodure de potassium.................... 2 gr.
Eau bouillie............................. 125 —

Nitrate d'argent............... 0 gr. 10 à 0 — 20
Eau distillée............................ 250 —

Lavements alimentaires. — L'alimentation par la voie rectale représente une ressource précieuse quand l'ingestion des aliments par la bouche est devenue impossible ; mais, si elle est d'une application relativement simple, elle donne des résultats très variables.

La muqueuse rectale possède en effet un pouvoir absorbant vis-à-vis de certains corps, tels que l'eau, les sels, l'alcool, les acides ; par contre, les substances nutritives par excellence, les matières albuminoïdes ne sont pas absorbées. C'est ainsi que le lait introduit dans le rectum ne cédera à l'organisme que son eau, ses sels, sa lactose, mais la caséine et l'albumine n'y pénétreront pas. La bouillon agit de même, il abandonne son eau et ses sels. Seule, la peptone est absorbée par la muqueuse intestinale. Ce fait résulte des expériences de Catillon, faites en 1879, au laboratoire de Vulpian et desquelles il résulte qu'un chien qui reçoit des lavements d'eau meurt le vingt-huitième jour ; qu'un chien soumis aux lavements de bouillon meurt le vingt-neuvième jour ; qu'un chien qui reçoit des lavements d'œufs est encore vivant trente-sept jours après, mais a perdu le tiers de son poids et presque toutes ses forces. Au contraire un chien recevant des lavements peptonisés, en même proportion, résiste bien, conserve son poids et se trouve dans un état normal au bout de trente-sept jours. Catillon employait des lavements composés de trois œufs et 6 grammes de peptone liquide et en donnait trois par jour.

Indications. — Elles résultent de certaines affections du tube digestif, ou de certaines opérations exigeant le repos de l'estomac, ou encore de certaines affections nerveuses ou mentales déterminant l'anorexie.

Mode d'emploi. — Il est démontré que le lavement alimentaire est surtout efficace quand on introduit avec la substance nutritive le ferment nécessaire à sa modification et à son absorption. Penzold préconise la formule suivante :

Farine de pois.......................... 250 gr.
Eau.................................... 500 —
Acide salicylique...................... 1 —
Glycérine pancréatique .... X gouttes
A diviser en quatre lavements

Ewald se sert de lavements peptonisés auxquels il ajoute du sucre de raisin. Hayem conseille de broyer un pancréas de bœuf avec de l'eau à 37°, de le mélanger intimement avec de la pulpe de viande maigre et un jaune d'œuf, de maintenir ce mélange pendant deux heures à la même température et de l'introduire ensuite dans le rectum.

Il est beaucoup plus pratique de suivre la formule de Dujardin-Beaumetz qui consiste à mélanger dans un verre d'eau tiède additionnée de IV à V gouttes de laudanum, deux à trois cuillerées de peptones commerciales, ou celle de Gaucher, qui est la suivante :

Bouillon bien dégraissé............... 25 gr.
Vin.................................... 25 —
Peptone................................ 2 cuillerées à soupe

Avant d'administrer un lavement alimentaire, il faut toujours avoir soin de vider le rectum par un lavement d'eau tiède.

Lavements calmants. — Nous les étudions d'une façon spéciale à cause de leur importance toute particulière.

Les lavements calmants, dont le principale type est le lavement de chloral, sont indiqués dans tous les cas où l'on veut calmer une douleur ou une surexcitation du système nerveux et quand l'état de l'estomac s'oppose à l'ingestion des médicaments calmants.

Le lavement de chloral est d'un emploi fréquent à cause de l'action irritante que ce corps exerce sur la muqueuse stomacale ; il se prépare de la façon suivante : on délaye un jaune d'œuf dans 100 à 125 grammes d'un mélange à parties égales d'eau bouillie tiède et de lait et on y ajoute 1 à 3 grammes de chloral. Pour préparer les lavements bromurés, il suffit de remplacer le chloral par une quantité suffisante de bromure ; 2 à 4 grammes suivant le cas.

Les lavements opiacés que l'on emploie aussi bien dans le but de produire une action calmante générale qu'une action locale sur l'intestin ou sur un organe voisin se préparent en ajoutant V à X gouttes de laudanum de Sydenham à un quart de lavement d'eau tiède.

Le lavement de camphre, indiqué dans certaines affections des voies urinaires, se prépare en délayant 4 grammes de camphre avec un jaune d'œuf et une quantité suffisante d'eau tiède.

Le lavement de musc n'est guère employé à cause de son prix élevé ; on emploie de préférence le lavement de castoreum à la dose de 4 grammes de teinture pour 125 grammes d'eau bouillie tiède.

Le lavement de morphine indiqué dans les douleurs vives de la cystite aiguë est ainsi composé :

Chlorhydrate de morphine...........	0 gr. 02
Sulfate d'atropine....................	0 — 002
Eau distillée.........................	10 gr.

Ce lavement, qui peut être répété deux fois par vingt-quatre heures doit être, précédé d'un lavement évacuateur.

III

LES PONCTIONS

PONCTION DE LA PLÈVRE

Définition. — La ponction de la plèvre est une médi-
ation aujourd'hui très usitée, destinée à permettre l'éva-
uation du liquide contenu dans la cavité pleurale. La ponc-
ion de la plèvre, comme celle du péricarde, présente cette
articularité qu'elle exige, en outre de la ponction pro-
rement dite, des manœuvres d'aspiration, car le liquide
'est pas soumis à une pression suffisante pour sortir spon-
nément de la cavité séreuse.

Historique. — Depuis la plus haute antiquité, on a eu
idée de traiter les épanchements pleurétiques par la ponc-
on. Hippocrate la pratiquait déjà au moyen du fer rouge
de l'instrument tranchant, mais ne l'employait que dans
s cas très graves. A l'époque romaine, l'oubli semble s'être
it sur cette opération, et ce n'est qu'au moyen âge que
rtains médecins arabes en conseillent l'usage. Après une
conde période d'oubli, sous l'influence d'Ambroise Paré
de Fabrice d'Aquapendente, la ponction de la plèvre est
nouveau préconisée et, en 1624, Goulin prétend que
tte opération donne plus de succès que la ponction abdo-
inale. Dès cette époque, ses indications s'étendent ; après
voir employée exclusivement dans la cure des pleurésies
reuses, les médecins du xviie siècle la conseillent dans les
anchements purulents. Mais les conséquences fâcheuses
sultant de l'introduction de l'air dans le thorax forcent
grand nombre de médecins à abandonner la ponction qui
fut guère alors employée que par les chirurgiens, malgré

la substitution du trocart faite, en 1694, par Vincent Drouin.
Ce ne fut qu'après la découverte de la canule de Reybart :
canule dont l'extrémité libre est terminée par un manchon de
baudruche mouillée, jouant le rôle de soupape, que la
ponction de la plèvre, pouvant être faite sans danger pour
le malade, reprit quelque vogue. Mais la vulgarisation de
cette méthode ne se produisit que plus tard, grâce à Trousseau qui se servit exclusivement de la canule de Reybart.
En 1852 Bodwische (de Boston) recommanda, pour vider la
plèvre, de se servir d'une seringue aspiratrice et d'un fin
trocart ; puis Blachez, reprenant une idée antérieurement
émise par Cook, substitua au gros trocart de Reybart, le
trocart capillaire. Enfin le 2 novembre 1869 Dieulafoy,
alors interne de Potain, communiqua à l'Académie de
Médecine les principes de la méthode aspiratrice essentiellement caractérisée par l'emploi de fines aiguilles creuses
et par la création d'un vide préalable, car l'idée d'appliquer
l'aspiration à l'évacuation des épanchements pleurétiques
n'était pas neuve, Galien ayant en effet imaginé un appareil,
le pyulque, composé d'une seringue aspirante garnie d'une
longue aiguille. L'appareil primitif de Dieulafoy était d'un
maniement peu commode, Potain le remplaça par un autre
plus pratique qui est aujourd'hui entre les mains de tous les
médecins.

Instrumentation. — L'appareil de Potain se compose
de trois parties principales : d'une pompe qui sert à
faire le vide, d'un réservoir dans lequel on fait le vide et
de trocarts qui servent à ponctionner la cavité pleurale.
Ces trois parties sont mises en communication a
moyen de tubes en caoutchouc et de robinets. Dan.
l'appareil que l'on trouve dans le commerce sous l
nom d'aspirateur de Potain, il n'existe pas de récipient
celui-ci pouvant être remplacé par une bouteille quel
conque d'une contenance d'un litre environ. Il se com
pose, en réalité, de trocarts et d'aiguilles creuses
d'une pompe aspirante et foulante, de trois tubes d

communication et d'un bouchon de caoutchouc pouvant s'adapter à la plupart des bouteilles. Ce bouchon est traversé par une tige en T métallique et creuse dont la lumière divisée en deux moitiés par une cloison offre un double conduit qui communique, d'une part, avec l'intérieur du récipient et, d'autre part, avec les branches de division de la tige. Les branches portent l'une et l'autre un robinet et sont terminées par un ajutage sur lequel s'adaptent les tubes de caoutchouc qui établissent la communication avec la pompe et le trocart.

La pompe se compose d'un cylindre métallique dans lequel se meut un piston actionné par une tige terminée par une poignée. Elle présente à sa partie inférieure un ajutage axial marqué de la lettre F et un ajutage latéral marqué de la lettre A; tous deux aboutissent au tube qui termine la pompe au niveau d'une portion légèrement renflée dans laquelle se trouve une soupape dont le fonctionnement permet d'obtenir par le simple va-et-vient du piston une aspiration par l'ajutage A et un refoulement par l'ajutage F.

Les tubes de caoutchouc sont au nombre de trois. L'un est recouvert d'un tissu coloré (vert le plus souvent) et sert à établir la communication entre la pompe et une des branches de la tige traversant le bouchon; l'autre en caoutchouc rouge, non recouvert, porte un index en verre et relie l'autre branche de la tige avec la canule ou l'aiguille; le troisième tube, en caoutchouc non recouvert également, s'adapte à la partie inférieure de la tige et plonge par son extrémité, portant un tube de verre arrondi et creux, dans le fond du récipient.

La série de trocarts et d'aiguilles se compose généralement de trois trocarts de différentes grandeurs et de deux aiguilles creuses ; chacune de ces pièces ne s'adapte pas directement avec le tube de caoutchouc ; cette adaptation se fait par l'intermédiaire d'un petit tube métallique terminé, d'une part, par un ajutage rodé s'adaptant à celui du tube et, d'autre part, par un ajutage fileté sur lequel on visse soit l'aiguille, soit le trocart. Cette pièce porte en outre un robinet et une branche creuse latérale.

Manœuvre de l'appareil. — Avant de songer à faire une ponction de la plèvre, il est de toute nécessité de connaître son appareil, de savoir le monter rapidement et sûrement, de *l'avoir bien en mains*, comme s'il s'agissait d'un forceps. Plusieurs répétitions ne sont pas de trop pour être familiarisé avec le fonctionnement de l'aspirateur Potain, et nous ne saurions trop vivement engager les praticiens à suivre nos conseils avant de monter leur appareil vis-à-vis du malade. Combien d'hésitations, toujours mal interprétées par l'entourage, peuvent être ainsi évitées ; combien d'erreurs aussi qui portent préjudice non seulement au médecin mais encore au malade, quand, au lieu de retirer le liquide de la plèvre, on y injecte de l'air.

Premièrement on choisit une bouteille, dont l'orifice ait des dimensions sensiblement voisines de celles du bouchon en caoutchouc ; le litre convient dans la plupart des cas. On adapte alors à la bouteille le bouchon de caoutchouc muni des trois tubes, les *robinets étant fermés* ; le bouchon étant soigneusement enfoncé, on le fixe au moyen du ressort en lame qui le croise perpendiculairement en appuyant fortement celui-ci contr les saillies circulaires du goulot de la bouteille. Cela fai on pratique le vide ; la pompe est alors mise en commu nication *par son ajutage A* avec la bouteille, le *robine correspondant est ouvert*, l'autre restant fermé et l'on manœuvre le piston. Au bout d'un certain temps, la main qui tient le corps de pompe sent que celui-ci s'échauffe, pendant que l'autre main éprouve une résistance de plus en plus grande à faire mouvoir le piston. A ce moment, il existe un certain vide dans la bouteille ; on le pousse un peu plus loin et *l'on ferme le robinet* précédemment ouvert.

L'appareil est alors préparé pour l'aspiration, mais il ne l'est encore pas pour la ponction.

Quand on veut aller vite. on emploie, au lieu du trocart, l'aiguille creuse. La manœuvre est alors simplifiée : l'aiguille est vissée sur le tube intermédiaire et celui-ci, dont le robinet est mis à l'arrêt, est adapté sur le tube de caoutchouc muni de l'index par sa branche latérale. L'appareil est alors préparé pour la ponction.

Quand on emploie le trocart, on procède d'une façon un peu différente. On fixe d'abord le tube intermédiaire par sa branche latérale sur le tube muni de l'index, puis on choisit un trocart de diamètre convenable. Celui-ci se compose de trois pièces : une canule dont une extrémité est élargie et filetée intérieurement, une aiguille terminée, d'une part par une partie effilée à trois pans et, d'autre part, par un bouton, une sorte de bouchon métallique pouvant se déplacer le long de l'aiguille, et terminé vers la pointe par une portion conique, légèrement rodée. Pour ajuster le trocart sur le tube intermédiaire, on commence par séparer l'aiguille et le bouchon, qui sont solidaires, de la canule et l'on visse celle-ci sur le tube ; puis, après avoir ouvert le robinet, on fait pénétrer dans l'intérieur du tube l'aiguille et le bouchon métallique qui vient se loger dans l'ajutage rodé. L'appareil est alors prêt à fonctionner

Quand, au cours d'une évacuation, la canule s'obstrue, on la débouche au moyen des stylets mousses, de grandeur correspondante et en nombre égal, que renferme l'appareil; si c'est l'aiguille qui s'obstrue, on pourra employer un fil d'argent ou encore un stylet de diamètre suffisamment petit.

Nous répétons, à dessein, qu'il ne faut ponctionner qu'après avoir minutieusement vérifié son appareil, s'être assuré que le vide existe et que le robinet qui établit la communication avec la pompe est bien fermé.

Manuel opératoire. — Le malade est placé sur le bord du lit correspondant à la situation de son épanchement; à gauche, s'il s'agit d'un épanchement gauche, à droite si l'épanchement siège à droite du thorax. On détermine par la percussion et l'auscultation la limite supérieure de la collection liquide et, à ce niveau, on trace une ligne de repère sur la poitrine ; à ce moment, on choisit l'endroit exact où sera enfoncé le trocart.

La ponction doit être faite sur le prolongement de la pointe de l'omoplate (Dieulafoy) ou le long de la ligne axillaire postérieure (Trousseau), au niveau du septième ou du huitième espace intercostal pour les pleurésies gauches, au niveau du sixième pour les pleurésies droites afin d'éviter le foie. On procède ensuite à la toilette de la région en suivant les règles d'une rigoureuse antisepsie car, à l'inverse de la paracentèse abdominale, la ponction de la plèvre peut être suivie d'accidents infectieux. La peau sera donc brossée et savonnée, puis lotionnée avec de l'alcool à 90° et arrosée avec une solution de sublimé au millième. Avant ces préparatifs on aura procédé à la désinfection de l'aiguille creuse ou du trocart et de la canule préalablement séparés, en les plongeant dans l'eau bouillante puis dans une solution phéniquée au cinquantième.

Dans quelle position faut-il ponctionner le malade ? Nous préférons la position horizontale qui expose moins le malade à la syncope, occasionne moins de fatigue et permet d'éviter de ponctionner à blanc dans les collections peu abondantes, car le liquide est alors étalé suivant une ligne horizontale.

Le malade est prêt, l'opérateur confie l'aspirateur à un aide et ajuste rapidement la canule ou l'aiguille au tube métallique, puis il tend, avec le pouce et le médius de la main gauche, la peau de l'espace intercostal choisi en appuyant l'index sur la côte inférieure. Tenant alors, de la main droite, le trocart de façon que la pointe dépasse l'extrémité des doigts de 2 centimètres environ, il fait glisser l'instrument sur l'ongle de l'index gauche, traverse doucement la peau, puis vivement les parties sous-jacentes jusqu'à ce que la sensation de résistance ait cessé. L'instrument a pénétré dans la cavité pleurale. Si l'on a ponctionné avec l'aiguille creuse, l'aide ouvre le robinet de communication entre le tube à index et le récipient, le vide se propage dans le tube et aussitôt le liquide est aspiré, passe dans l'index en verre et arrive dans le récipient. Si l'on a ponctionné avec le trocart, il faut le retirer de la canule, tout en maintenant fixement celle-ci avec la main gauche, fermer le robinet du tube métallique et, seulement alors, ouvrir le robinet de communication avec le récipient.

Il faut, de temps en temps, arrêter l'écoulement du liquide en fermant le robinet de communication avec le flacon ; pendant cet arrêt, on refait le vide après avoir ouvert l'autre robinet et l'on percute la poitrine afin d'apprécier la diminution de l'épanchement. Quand on

a retiré une quantité suffisante de liquide, on enlève la
canule ou l'aiguille et l'on obture l'orifice avec un flocon
d'ouate imbibé de collodion iodoformé.

Quantité de liquide. — La quantité de liquide que l'on
enlève par la thoracentèse ne pourrait être fixée d'une
façon uniforme, car elle varie avec les circonstances particulières de chaque cas, selon que l'on a affaire à une
pleurésie ancienne ou récente, à un épanchement moyen
ou abondant. On a posé, comme règle générale, de ne
jamais vider la plèvre à fond dans n'importe quel cas ;
ainsi dans les pleurésies anciennes, il ne faudrait jamais
retirer plus de 1.000 à 1.200 grammes: mais dans
les épanchements récents et abondants, on pourrait
extraire une quantité plus considérable de liquide, tout
en procédant lentement et en s'arrêtant de temps en
temps. Les épanchements, en effet, peuvent atteindre
des chiffres élevés, 2.000, 2.500 et même 3.000 grammes;
on peut en faire l'évaluation d'une façon approximative,
en se basant sur l'étude des signes présentés par le malade : dans les épanchements inférieurs à 1.000 grammes
le souffle est voilé et limité à l'expiration ; dans les
épanchements de 1.000 à 2.000 grammes le souffle
prend un timbre bronchique et s'entend aux deux
temps de la respiration ; dans les épanchements abondants, supérieurs à 2.000 grammes le souffle disparaît ou prend un timbre caverneux et amphorique.
S'il s'agit d'une pleurésie gauche, on peut voir de la
déviation de la pointe du cœur; s'il s'agit d'une pleurésie droite on se basera sur le degré d'abaissement du
foie.

J'estime que le mieux est d'enlever tout le liquide
d'un coup, mais cela ne peut se faire que si l'on

procède avec lenteur. Je n'ai jamais eu d'accidents en
agissant ainsi et j'ai remarqué que le liquide a moins
de tendance à se reproduire quand la plèvre a été bien
vidée.

Règles particulières. — Il peut arriver, au cours de la
ponction, quelques petits incidents opératoires. Quand
l'aiguille est poussée dans la plèvre, elle peut tomber
sur une fausse membrane, en ce cas le liquide n'est
pas aspiré ; il faut alors la retirer et ponctionner en un
autre point. Ou bien, l'écoulement du liquide se produit
mais il s'arrête spontanément parce qu'un flocon albumineux est venu obstruer la lumière de l'aiguille : il
faut alors interrompre la communication avec le récipient, ouvrir le robinet du tube intermédiaire et passer
dans l'aiguille un stylet mousse préalablement flambé.
Au fur et à mesure que le liquide s'écoule, le poumon
reprend peu à peu son volume et tend à venir se mettre
en contact avec la paroi costale ; pour éviter qu'il vienne
se blesser sur l'aiguille, il suffit de faire basculer celle-
ci de façon à la rendre parallèle à la paroi, tout en
maintenant sa pointe dirigée vers le bas.

Indications. — Dans l'étude des indications de la
thoracentèse, il y a deux points à considérer : 1° l'indication proprement dite de l'intervention au cours des
différentes pleurésies ; 2° l'opportunité de l'intervention. En effet, « étant donnée une pleurésie aiguë
avec épanchement, deux cas peuvent se présenter : dans
l'un la thoracentèse est urgente, dans l'autre elle est
discutable ». (Dieulafoy.)

Pleurésie séro-fibrineuse. — D'une façon générale,
la thoracentèse est toujours indiquée au cours de la
pleurésie séro-fibrineuse ; mais elle ne doit être pra-

tiquée, à moins d'urgence absolue, qu'à la fin de la période d'état ou à la période de déclin, quand la fièvre est tombée.

Dans les cas de moyenne intensité, quand la fièvre a disparue, la ponction hâte la résorption de l'épanchement. L'indication de l'intervention est entièrement subordonnée à la résistance du liquide à la résorption; quand celle-ci paraît devoir être longue, il faut ponctionner afin d'éviter la déformation de la paroi thoracique et la rétraction du poumon.

Quand la fièvre pleurétique persiste pendant plusieurs semaines, il ne faut pas attendre qu'elle ait cessé pour pratiquer la thoracentèse; souvent l'épanchement ne se reproduit pas et la fièvre disparaît presque complètement quelques jours après la ponction.

Que faut-il entendre par urgence absolue? D'après quelques auteurs, il n'y a urgence que lorsque les symptômes d'asphyxie, tels que l'orthopnée, la cyanose et la fatigue du cœur sont très accentués, que l'épanchement soit excessif ou d'une abondance moyenne. D'après d'autres, l'urgence s'impose encore lorsque sans symptômes asphyxiques, il existe dans la plèvre une collection liquide assez abondante pouvant comprimer le cœur ou le poumon et devenir susceptible de déterminer la mort subite par syncope cardiaque ou pulmonaire.

Pour Dieulafoy, tout épanchement supérieur à 1.800 grammes, chez l'adulte, implique l'urgence de la thoracentèse, car la dyspnée en pareille circonstance est un signe infidèle et un guide trompeur. Nous partageons complètement cette façon de faire et nous poserons comme règle que dans toute pleurésie séreuse quels que soient l'âge du malade et la phase de la maladie, il faut ponctionner la plèvre dès que l'épanchement atteint ou dépasse 1.800 grammes, et cela, malgré l'existence possible de complications cardiaques ou pulmonaires. On évitera ainsi bien dès mécomptes, car on a souvent observé dans les épanchements supérieurs à 1.500 grammes la mort subite ou rapide par syncope, par embolie cérébrale, par embolie ou thrombose pulmonaire.

Je dirais même plus, la ponction est si inoffensive, qu'il faut la faire toutes les fois que le malade se sent gêné, alors même que l'épanchement ne paraît pas très abondant.

Effets de la thoracentèse. — La thoracentèse n'est pas seulement un excellent palliatif possédant une action vraiment héroïque contre les phénomènes asphyxiques, mais elle constitue encore un moyen curatif, énergique, éminemment efficace pour hâter la disparition définitive de l'épanchement pleurétique. Les bons effets de la ponction se montrent d'une façon très précoce; la dyspnée diminue, les mouvements respiratoires deviennent moins rapides et plus amples; le point de côté ou les douleurs thoraciques diminuent. A l'examen du thorax, on constate le retour de la sonorité dans les zones de matité, sauf au niveau de la base où les fausses membranes se sont amassées. En même temps le souffle disparaît pour faire place au murmure vésiculaire et, dans le cas d'épanchement considérable où il avait été remplacé par un silence absolu, il devient de nouveau perceptible. La température présente, à la suite de la thoracentèse, une ascension qui est quelquefois assez élevée mais qui ne dure que quelques heures.

Une seule ponction suffit souvent pour amener la guérison et cela en dix à quinze jours quand l'épanchement est récent et que la fièvre est tombée; dans d'autres cas, le liquide laissé dans la plèvre augmente un peu avant de disparaître définitivement; enfin, dans quelques cas assez rares, l'épanchement persiste, puis revient à son volume primitif. Cette reproduction de l'épanchement, qui est souvent l'indice d'une tuberculose pleurale, peut faire poser l'indication d'une nouvelle thoracentèse.

Répétition de la thoracentèse. — Si l'on a affaire à une pleurésie ancienne et abondante dont l'épanchement atteint ou dépasse 2 litres il faut, après avoir retiré 1 litre environ de liquide, répéter la thoracentèse le lendemain ou les jours suivants et extraire de nouveau 1 litre jusqu'à ce qu'il n'existe plus dans la cavité pleurale que quelques centaines de grammes de liquide. D'après Dieulafoy, il n'y a indication à recommencer la ponction pleurale que lorsque le liquide laissé dans la plèvre atteint ou dépasse un litre.

Quand, après une première ponction faite pour un épanchement moyen, de 1.000 à 1.500 grammes, le liquide se reforme et remonte à son niveau; la thoracentèse doit être pratiquée comme s'il s'agissait d'un épanchement primitif.

Pleurésie hémorrhagique. — C'est un symptôme déterminé par des lésions variables de la plèvre (tuberculose, cancer, inflammation à type congestif, hématome), par des affections diverses telles que les phlegmasies pleuro-pulmonaires, les fièvres éruptives, la cirrhose hépatique, le mal de Bright, ou encore par des traumatismes locaux tels que celui déterminé par une aspiration trop violente au cours de la thoracentèse.

L'indication de la ponction est aussi nette dans la pleurésie hémorrhagique que dans la pleurésie séro-fibrineuse et les règles qui nous sont formulées plus haut sont absolument applicables ici. Une précaution spéciale doit être prise : il ne faut jamais retirer, en une

seule fois, plus de 500 à 700 grammes de liquide hémorrhagique, car les accidents peuvent apparaître
ici d'une façon plus précoce. (Dieulafoy.)

Les effets de la thoracentèse sont fort variables et
dépendent de la cause de l'épanchement hémorrhagique :
l'hématome de la plèvre cède souvent après une ou deux
ponctions ; dans la tuberculose pleurale peu étendue, on
observe aussi des guérisons. Mais quand les lésions tuberculeuses sont étendues, ou lorsqu'il s'agit d'un cancer,
l'épanchement se reproduit toujours ; le seul résultat
qu'on obtienne, c'est parfois de faire perdre au liquide
ses caractères hémorrhagiques et de lui donner l'aspect
séreux. Cette modification de l'épanchement permet de
répéter les ponctions un plus grand nombre de fois,
Dieulafoy a pu pratiquer chez le même malade plus de
trente ponctions.

Le thoracentèse constitue toutefois un excellent palliatif contre les accidents asphyxiques et contre la faiblesse cardiaque ; elle est toujours suivie d'un soulagement immédiat et d'une diminution de la dyspnée. Il ne
faut la répéter que lorsque le liquide s'est reproduit
assez abondamment pour donner lieu aux mêmes symptômes qu'avant la première intervention.

HYDROTHORAX. — Contre cette complication d'une
affection rénale ou cardiaque, la ponction aspiratrice ne
possède qu'une action purement palliative mais qui n'en
est pas moins très importante quand la collection pleurale détermine des troubles graves du côté du cœur et
des poumons. La thoracentèse doit être pratiquée quand
la médication causale est insuffisante pour amener la
résorption de l'épanchement pleural et quand il existe
des signes manifestes de faiblesse cardiaque ou des phénomènes d'asphyxie.

Il faudra la pratiquer dans la position horizontale et avec une très grande lenteur chez les cardiaques, afin d'éviter la syncope.

PLEURÉSIE PURULENTE. — La pleurésie purulente peut apparaître à la suite de circonstances étiologiques fort diverses, de sorte qu'il existe de nombreuses variétés de pleurésies à épanchement purulent. Au point de vue spécial de l'indication de la thoracentèse, il en est quelques-unes qui sont susceptibles de guérir par la simple ponction non suivie de lavages antiseptiques. C'est ainsi que dans la pleurésie purulente métapneumonique, la thoracentèse est parfaitement indiquée et réussit souvent à faire disparaître toute trace d'épanchement.

La raison en est que ces pleurésies sont dues au pneumocoque, bacille dont l'existence est de courte durée. Quand il a perdu sa virulence, il ne forme plus de pus. Si cependant le pus reparaît après une ou deux ponctions, il faut faire l'empyème.

Dans la pleurésie purulente liée à une infection générale d'allure bénigne, la thoracentèse suffit quelquefois pour amener la guérison, mais cette intervention doit, dans la plupart des cas, céder le pas à la pleurotomie associée aux lavages antiseptiques et au drainage de la plèvre.

Il faut, dans tout épanchement purulent, employer une aiguille ou un trocart d'un diamètre plus grand que pour la pleurésie séreuse.

Dans la pleurésie purulente tuberculeuse, la ponction aspiratrice n'est indiquée que lorsque l'excès d'épanchement occasionne des phénomènes asphyxiques, il faut alors extraire quelques centaines de grammes, c'est-à-dire le trop-plein de la plèvre, pour soulager le malade.

Dans certains cas, cependant, j'enlève tout le pus, et en une seule fois. Le soulagement est plus grand et on peut espacer davantage les ponctions. La douleur qui survient à la fin de la ponction est le seul obstacle à l'enlèvement de tout l'épanchement.

Accidents de la thoracentèse. — Ils sont exceptionnels quand la thoracentèse est faite méthodiquement et quand elle répond à des indications précises. Les accidents aussi nombreux que graves que l'on a signalés à la suite de la ponction pleurale ont surtout été observés soit avant l'emploi de la méthode aspiratrice, soit immédiatement après la vulgarisation de l'aspiration, pendant une période d'abus où toutes les pleurésies étaient ponctionnées. A cette époque, en effet, Besnier venait déclarer que la mortalité de cette maladie avait augmenté depuis l'emploi de la ponction aspiratrice. Aujourd'hui il en est autrement ; grâce aux perfectionnements de la méthode, et surtout à l'application des procédés antiseptiques, la thoracentèse peut être considérée comme la plus innocente des opérations. (Dieulafoy.) Examinons toutefois les principaux accidents qu'elle peut déterminer.

1° *Piqûre des organes voisins.* — La piqûre de la côte peut être facilement évitée et n'entraîne aucune conséquence fâcheuse ; celle du foie n'occasionne qu'une légère douleur à l'épaule droite. La piqûre du poumon est exceptionnelle surtout si l'on emploie le trocart au lieu de l'aiguille creuse ; elle ne se produit que lorsqu'il existe soit des adhérences qui maintiennent le poumon fixé à la paroi thoracique, soit un état congestif qui l'empêche de s'affaisser. Elle ne détermine jamais le pneumothorax mais simplement une expectoration légèrement sanglante.

2° *Introduction de l'air dans la plèvre*. — Le pneumothorax qui en résulte est rarement grave. Souvent la résorption spontanée se produit rapidement et le malade n'éprouve qu'une légère douleur thoracique et une dyspnée passagère. Cet accident qui est toujours la conséquence d'une fausse manœuvre de l'appareil peut être facilement évité. A ce propos nous recommandons vivement, comme Dujardin-Beaumetz, de ne pas faire usage des stylets mousses quand la canule s'obstrue, car on risque de déterminer ainsi un pneumothorax; il est préférable, en pareil cas, de retirer la canule, de la nettoyer et de ponctionner de nouveau.

3° *Toux*. — L'apparition de la toux est un phénomène presque constant qui apparaît vers la fin de la thoracentèse. Elle est assez rare pendant les premiers moments de l'aspiration; il en était autrement quand la ponction se pratiquait avec la canule de Reybart, le malade étant pris d'une toux pénible et quinteuse dont les saccades étaient nécessaires pour faire sortir le liquide. Quand la toux devient très fatiguante pour le malade, il faut interrompre momentanément l'écoulement; si elle persiste, on arrête la ponction et on ne la répète qu'après sa disparition, car elle constitue quelquefois un signe précoce de congestion et d'œdème du poumon.

4° *Douleur thoracique*. — Cette douleur apparaît également à la fin de la ponction, elle s'observe surtout dans les cas de pleurésie ancienne quand la paroi thoracique, sous la pression du liquide épanché, a perdu de son élasticité. Dans ce cas, l'aspiration provoque un vide qui est difficilement rempli; le poumon, la paroi et les adhérences sont tiraillés et congestionnés, et une douleur apparaît, sous le mamelon le plus souvent, si vive qu'il faut arrêter la ponction. Elle a les caractères d'une douleur constrictive. Il ne faut interrompre l'évacuation que lorsqu'elle a une grande intensité.

5° *Expectoration albumineuse.* — C'est l'accident le plus grave que l'on puisse observer consécutivement à la thoracentèse. Il est constitué par des accès de toux et d'oppression plus ou moins intenses, au cours desquels le malade rejette un liquide séreux, en quantité fort variable, qui se sépare, par le repos, en deux couches : l'une supérieure, mousseuse, l'autre inférieure, formée de matières albumineuses. Cette expectoration albumineuse est produite par une transsudation du sérum sanguin à travers la paroi des vésicules pulmonaires et des petites bronches, transsudation elle-même produite par une congestion œdémateuse du poumon consécutive à la décompression rapide. L'œdème ainsi produit guérit souvent, mais il peut se terminer par la mort. On l'évitera en ne vidant la plèvre que lentement et en plusieurs séances, ainsi que nous l'avons dit à propos de la quantité de liquide à enlever.

6° *Mort subite.* — Cet accident ne saurait être imputé à la thoracentèse, il est toujours la conséquence de lésions très graves qui coexistent avec l'épanchement, mais n'est jamais dû à l'intervention. Quand il se produit pendant la ponction, c'est une pure coïncidence, ainsi que l'a démontré péremptoirement l'analyse rigoureuse des cas observés. On a toujours trouvé, en effet, des lésions capables d'entraîner la mort : gangrène pulmonaire, péricardite, hémorrhagie interne, thrombose cardiaque ou pulmonaire, embolie cérébrale, etc.

7° *Transformation purulente.* — Dans toute pleurésie franchement séreuse, le liquide ne deviendra jamais purulent si la ponction a été faite aseptiquement; cependant

il est des pleurésies d'apparence séreuse qui, ponctionnées une première fois, donnent un liquide clair mais
renfermant des germes pyogènes et qui, lors d'une
ponction ultérieure, sont devenues purulentes. Il ne
saurait s'agir d'une transformation déterminée par l'opération ; les aspects présentés successivement par le
liquide tiennent à ce fait qu'on a ponctionné la pleurésie
à des phases différentes de son évolution. (Dieulafoy.)Il
en est de même si, au lieu de renfermer des germes
pyogènes, le liquide pleural contient un chiffre élevé
(supérieur à 5.000 par millimètre cube) de globules
rouges.

PONCTION DU PÉRICARDE

Définition. — C'est une opération qui a pour but de retirer de la cavité séreuse péricardique le liquide qui s'y est accumulé à la suite d'un travail pathologique. On la désigne encore sous le nom de paracentèse du péricarde.

Historique. — La ponction du péricarde n'est employée que depuis peu ; elle fut proposée en 1649 par Riolan, qui conseilla de la pratiquer en trépanant le sternum ; puis en 1719, Sénac reprit la même idée, mais n'osa pas tenter l'opération. Il en est de même de Richter, qui en admettait l'utilité, et de van Swieten qui, reconnaissant que l'ouverture du péricarde était le seul moyen de sauver le malade, déclarait qu'il était permis de recourir à cette opération, dont il indiquait le manuel opératoire. Benjamin Bell, Camper, Just Arnemann, Conradi, proposèrent diverses méthodes et en discutèrent les indications. Il faut arriver à Desault pour voir en 1798 la première tentative ; mais, à cette époque, le diagnostic était encore si difficile que l'opération fut faite, non pas pour un épanchement péricardique, mais pour une poche enkystée entre le péricarde et la plèvre. Desault avait incisé entre la sixième et la septième côte. Une nouvelle tentative, malheureuse comme la première, faite par Larrey quelques années plus tard, semble avoir été pratiquée aussi pour une poche kystique, plutôt que pour un épanchement du péricarde. A la suite de ces deux faits, la paracentèse tomba dans le discrédit et l'oubli. Skielderup essaya de l'en faire sortir, mais il ne fournit aucune expérience favorable. En 1818, Corvisart conseilla d'abandonner l'incision au bistouri pour recourir à la ponction faite avec le trocart ; à peu près à la même époque, Krapsig (de

Berlin) insistait sur les conséquences fâcheuses de la pénétration de l'air dans le péricarde qui détermine une suppuration mortelle.

En 1819, Romero eut deux succès sur trois cas, puis Karawajeff, Schönberg et Kyber publièrent de nouveaux cas heureux.

Laennec, Richerand préconisent aussi l'usage de la paracentèse et, en 1840, Schuh fit la première ponction du péricarde à l'hôpital de Vienne ; l'année suivante, Heger en fit une seconde chez un tuberculeux qui succomba du fait d'une tuberculisation des poumons et du médiastin.

En 1848, Sellheim rapporte que, sur 30 cas de péricardite scorbutique traités par la ponction, il y eut 7 guérisons, tandis que sur 147 cas traités autrement, il n'y eut que 6 guérisons. Puis cette opération fut renouvelée par Skoda, Aran, Jobert (de Lamballe), Trousseau, et entra peu à peu dans la pratique courante, à mesure que se précisaient ses indications et que se perfectionnait son manuel opératoire, par la découverte de la méthode aspiratrice de Dieulafoy. En 1883, S. West pouvait rassembler 79 cas de paracentèse, et depuis les observations de péricardite traitée par cette méthode se sont multipliées.

Instrumentation. — La paracentèse du péricarde ne se fait plus maintenant par incision, elle se fait par aspiration depuis que Dieulafoy a appliqué au traitement des épanchements du péricarde le procédé préconisé pour les épanchements de la plèvre.

L'instrumentation et la manœuvre de l'appareil sont donc identiques pour les deux affections (Voir le chapitre consacré à la *ponction de la plèvre*).

Manuel opératoire. — Le malade est couché sur le bord du lit et, sur la poitrine, on marque les limites de la zone de matité. Dieulafoy a montré que le péricarde offre, quelle que soit la quantité de liquide qu'il renferme, son plus grand diamètre transversal au niveau du quatrième ou du cinquième espace intercostal, et qu'à ce niveau, il n'est pas recouvert par le poumon gauche, de sorte que le lieu d'élection pour pratiquer la ponction est le cinquième espace intercostal gauche, à 6 centimètres environ du bord gauche du sternum. Ce point est repéré, et l'on procéde à la toilette antiseptique de la région.

L'aiguille ou le trocart est alors adaptée à l'aspirateur que l'on confie à un aide, et l'index gauche étant placé sur le bord supérieur de la côte inférieure du cinquième espace, l'instrument est poussé dans les parties molles, perpendiculairement à la surface du corps, par la main droite qui le tient de telle façon, que la pointe dépasse de 2 centimètres l'extrémité des doigts. Quand l'aiguille a pénétré de 1 centimètre environ dans la poitrine, on ouvre le robinet en communication avec l'aspirateur, et l'on pousse doucement l'instrument piquant jusqu'à ce que le liquide apparaisse à l'index du tube de caoutchouc.

La quantité de liquide à extraire est en général peu abondante ; elle varie entre 300 et 600 grammes, car la cavité péricardique n'en renferme généralement pas davantage ; ce n'est que dans les cas exceptionnels qu'elle peut renfermer, chez l'adulte, jusqu'à 1.000 et 1.200 grammes. Le signe le plus précieux pour évaluer approximativement l'importance de l'épanchement péricardique est fourni par la zone de matité. Cette zone a une forme triangulaire, sa limite supérieure correspond à la troisième côte, c'est-à-dire au point où le péricarde se réfléchit sur les gros vaisseaux de la base du cœur, sa base repose sur le diaphragme. La hauteur et la largeur de ce triangle de matité dépendent toutes deux de la quantité de liquide contenue dans la cavité péricardique; d'après Dieulafoy, ces deux dimensions mesurent de 14 à 18 centimètres dans les grands épanchements qui varient entre 600 et 800 grammes.

Le diagnostic d'un épanchement péricardique étant dans certain cas très difficile et pouvant, malgré les recherches cliniques les plus rigoureuses, rester hésitant, on tranchera la question en faisant, avant la paracentèse, une ponction exploratrice avec la seringue de Pravaz au lieu d'élection.

L'évacuation d'un épanchement péricardique doit être faite lentement, mais elle peut être poussée beaucoup plus loin que lorsqu'il s'agit de la plèvre ; il n'y a pas ici à craindre les phénomènes dus à la décompression.

Quand l'opération est terminée, il est absolument indispensable d'obturer la plaie de l'aiguille au moyen d'un flocon d'ouate imbibé de collodion iodoformé.

Répétition de la ponction. — Le liquide péricardique se reforme assez souvent après la ponction ; il ne faut recommencer l'opération que si l'indication fournie par la gravité de la maladie se présente de nouveau. Les ponctions multiples ont surtout été faites pour des épanchements hémorrhagiques ou purulents ; en cas de péricardite purulente, l'évacuation doit être suivie d'un lavage antiseptique de la cavité séreuse.

Indications thérapeutiques. — La paracentèse du péricarde, comme celle de la plèvre, est tantôt une intervention d'urgence destinée à combattre des symptômes graves d'insuffisance cardiaque, tantôt une opération de choix dont les indications répondent à une situation moins grave.

Péricardite séro-fibrineuse. — La ponction, en tant

que médication de choix, est indiquée dans tous les cas
où il existe un épanchement péricardique d'abondance
variable ayant résisté aux moyens (vésicatoires répétés,
diurétiques, purgatifs) ordinairement employés pour
en déterminer la résorption. L'urgence est commandée
par les circonstances suivantes : épanchement abondant,
affaiblissement cardiaque prononcé, pouls irrégulier et
petit, cyanose de la face, tendance à la syncope et menaces de suffocation.

La paracentèse agit surtout d'une façon mécanique en
faisant disparaître la compression cardiaque, et le malade
retire de l'intervention un bénéfice immédiat et une amélioration qui, dans certains cas, aboutit à une guérison
définitive mais qui, dans les cas plus graves, disparaît
au fur et à mesure que le liquide se reforme dans le
péricarde.

PÉRICARDITE HÉMORRHAGIQUE.—Cette forme de péricardite se montre au cours des fièvres éruptives à type
hémorrhagique et surtout au cours du scorbut. La péricardite scorbutique est généralement grave, elle peut
même évoluer avec une rapidité foudroyante. L'indication de la paracentèse doit être satisfaite quand il existe
un épanchement péricardique abondant et des signes de
défaillance cardiaque. Cette intervention donne d'autant
plus de chances de guérison qu'elle a été faite d'une
façon plus précoce et que les lésions de myocardite
coexistantes sont moins accentuées.

La péricardite hémorrhagique peut encore survenir au
cours d'affections cardiaques, rénales, ou chez les tuberculeux, les cancéreux et les alcooliques ; en pareille
circonstance, la paracentèse du péricarde est indiquée à
titre de palliatif quand les signes dus à l'épanchement
deviennent très accusés. Elle doit être faite d'une façon

partielle, car il faut craindre que, sous l'influence de la décompression, il ne se produise des ruptures vasculaires; cette précaution est surtout utile dans la péricardite tuberculeuse.

Péricardite purulente. — La ponction suivie du lavage du péricarde devra toujours être tentée, surtout quand on se trouve en présence d'un cas de moyenne intensité. Si le liquide se reforme rapidement et surtout si les phénomènes généraux s'accentuent, on devra recourir aussitôt à l'incision du péricarde plutôt que de recourir à des ponctions répétées et de laisser évoluer, pendant ce temps, les phénomènes de myocardite ou de septicémie.

Hydropéricarde. — Cette hydropisie, non inflammatoire du péricarde, se rencontre dans les affections pleurales, la sclérose pulmonaire, et les lésions du cœur droit qui retentissent sur la circulation du péricarde, dans les néoplasmes et dans les cachexies (mal de Bright, cancer, paludisme, etc.). Elle n'indique l'emploi de la paracentèse qu'en cas d'accidents menaçants de syncope, de suffocation ou d'oppression.

Inconvénients et contre-indications. — La paracentèse du péricarde est une opération d'une innocuité absolue depuis qu'on la pratique par la méthode aspiratrice. Le seul danger qui résulte de l'emploi des aiguilles, la piqûre du myocarde, peut être écarté, si l'on fait usage de trocarts munis de canules. Sur 46 cas relevés par Reynaud, on n'a observé qu'une seule fois la piqûre du cœur. Il n'y a donc pas de contre-indication relevant des inconvénients de la paracentèse.

La seule contre-indication se tire de l'état du myocarde. Quand celui-ci est dégénéré et que les signes physiques observés dépendent plus de la myocardite que de la péricardite, la paracentèse est inutile et par conséquent contre-indiquée. Cette appréciation fort délicate quand il existe en même temps des lésions du cœur, des poumons et des reins, ne peut-être faite que lorsqu'on a pu, au début de l'affection, reconnaître l'état de chacun de ces organes. Mais dans le doute, il faut toujours ponctionner.

PONCTION DE L'ABDOMEN

Définition. — C'est une intervention qui a pour but de vider la cavité abdominale du liquide renfermé dans la séreuse péritonéale ; elle s'adresse donc exclusivement à l'ascite, celle-ci n'étant qu'un symptôme commun à différents états morbides. La ponction de l'abdomen est tout simplement une médication symptomatique.

Historique. — La ponction de l'abdomen a été employée à l'origine de la médecine par Hippocrate ; après lui, les médecins romains, Celse en particulier, pratiquèrent l'ouverture du ventre au moyen d'applications caustiques. Après une période d'oubli assez longue, l'usage de la ponction prit un nouvel essor avec la découverte de Fabrice d'Aquapendente qui se servit, le premier, d'un instrument tranchant. Le trocart ne fut découvert qu'au xve siècle par Pigray, et depuis cette époque, la ponction est devenue d'un emploi fréquent.

Manuel opératoire. — Un seul instrument suffit : le trocart. Pendant qu'on le stérilise en le faisant bouillir, on dispose le malade sur le bord gauche du lit, puis on procède à la toilette de la peau de l'abdomen : savonnage à l'eau chaude, lotion à l'alcool et à la solution antiseptique. Cela fait, on saisit le trocart, le manche de l'instrument dans le creux de la main, l'index appuyé sur la pointe, de façon que celle-ci le dépasse de 2 centimètres environ.

La main gauche tend la peau et d'un coup sec de la main droite, le trocart est enfoncé dans l'abdomen. La canule est aussitôt tenue par la main gauche pendant que de l'autre main on retire la pointe ; un aide tient un seau pour recevoir le liquide qui s'écoule aussitôt si la ponction a été faite au lieu convenable.

La ponction doit être faite dans le flanc gauche, sensiblement vers le milieu d'une ligne joignant l'ombilic à l'épine iliaque antéro-supérieure ; elle peut se faire aussi dans le flanc droit. De cette façon on évite l'artère épigastrique et l'artère sous-cutanée abdominale qui ont un trajet plus rapproché de la ligne médiane.

Quand il s'est écoulé une quantité suffisante de liquide, on retire la canule, on applique sur la plaie un flocon d'ouate imbibé de collodion iodoformé et l'on passe autour du malade une ceinture de flanelle légèrement serrée. On recommande, en outre, à ce dernier, de rester couché pendant quelques heures avant de s'asseoir dans son lit, afin d'éviter les phénomènes syncopaux.

Avant d'enfoncer le trocart à travers la paroi abdominale, on doit s'assurer que la pointe de l'instrument n'est pas en rapport avec une veine sous-cutanée. Il arrive quelquefois que la canule s'obstrue au cours de l'évacuation soit parce que l'épiploon vient se coller contre son orifice, soit parce que des flocons albumineux en bouchent la lumière ; il suffit alors de faire pénétrer un stylet mousse dans la canule pour la désobstruer.

Autant que possible il faut retirer tout le liquide ascitique, on y arrive en procédant avec lenteur.

Grossesse. — Quand l'ascite existe en même temps qu'une grossesse, la ponction abdominale n'est pas contre-indiquée ; mais son manuel opératoire est soumis à certaines règles. Il faut éviter, en effet, la blessure de l'utérus et la provocation des contractions utérines. Pour cela, il suffit de pratiquer l'évacuation d'une façon partielle et très lente. Si l'ombilic forme une tumeur recouverte par une peau amincie à laquelle le péritoine adhère par sa face profonde, il suffit de ponctionner au niveau de la tuméfaction ombilicale ; l'opération est alors très simple et offre une innocuité absolue. Si, au contraire, l'ombilic n'est pas saillant, il faut pratiquer la ponction dans le flanc, à gauche de préférence, très latéralement et très haut entre les muscles droits et les fausses côtes.

Mode d'action. — La ponction agit d'une façon mécanique en déterminant la déplétion de la cavité abdominale plus ou moins distendue par le liquide. Cette action mécanique se traduit par un ensemble de phénomènes subjectifs et objectifs souvent très accentués qui font de cette intervention une médication de grande valeur.

Après la ponction, le malade éprouve une véritable sensation de bien-être, il ne sent plus le poids qui lui pesait lourdement sur le ventre et la gêne qu'il éprouvait pour respirer est en grande partie disparue. Le sommeil revient souvent, l'appétit renaît, les douleurs abdominales dues à la distension disparaissent.

En même temps les phénomènes de stase périphérique s'amendent ; les extrémités autrefois œdématiées ou cyanosées ont maintenant un aspect et un volume presque normaux ; le sang y circule mieux. L'auscultation du cœur révèle une certaine amélioration dans le fonctionnement de cet organe, les signes pathologiques étant moins accusés, les urines deviennent abondantes et claires, alors qu'avant la ponction elles étaient rares en volume et hautes en couleur.

Cette amélioration, bien que temporaire, donne au malade un certain répit et permet quelquefois à la médication causale d'agir avec efficacité. Mais, quand ce résultat n'est pas obtenu, quand la médication causale reste sans effet, l'épanchement ascitique se reproduit, et l'indication d'une nouvelle ponction se présente alors; ce fait s'observe souvent au cours des affections chroniques productrices d'ascite.

La ponction ne semble pas agir seulement d'une façon mécanique; en effet, en faisant disparaître de la cavité péritonéale un liquide dont la présence y entretient un certain degré d'irritation, elle fait cesser une cause capable d'empêcher la régression de l'ascite.

Faut-il répéter la ponction? Évidemment oui, mais à condition que l'on ait affaire à une ascite dont le liquide se reforme lentement. En pareille circonstance, l'état général reste ordinairement bon, l'amaigrissement ne se produit guère, et le malade peut supporter, en l'espace de quelques années, jusqu'à vingt et même trente évacuations. Certains cardiopathes, et surtout certains cirrhotiques en particulier, ont pu supporter des ponctions partielles répétées toutes les deux ou trois semaines pendant plus d'un an, ainsi que j'ai eu souvent l'occasion de le constater.

Indications thérapeutiques. — La ponction de l'abdomen étant une médication symptomatique purement dirigée contre l'hydropisie péritonéale, son indication peut être posée et satisfaite dans tous les cas d'ascite, que celle-ci soit d'origine péritonéale, hépatique, rénale, cardiaque. La notion étiologique n'a dans l'espèce que peu d'importance ; seules les circonstances particulières indiquent ou contre-indiquent l'emploi de la ponction.

Il y a d'une façon générale indication à pratiquer la ponction, quand le liquide épanché dans la cavité abdominale est en grande quantité et que sa présence détermine des signes d'intolérance manifestes ; c'est-à-dire quand la dyspnée est vraie, le fonctionnement du cœur mauvais, les urines rares, les extrémités œdématiées. Souvent la plupart de ces troubles existaient dès le début de l'ascite ; l'indication de la ponction est alors déterminée par leur aggravation.

ASCITE HÉPATIQUE. — CIRRHOSE ATROPHIQUE. — L'ascite qui accompagne cette affection est la plus fréquente ; elle se développe d'une façon insidieuse, régulièrement, sans alternatives de rémission ni d'aggravation, s'accompagne d'une circulation collatérale très développée surtout au niveau de l'hypochondre droit et précède généralement l'œdème des membres inférieurs. Certains auteurs pensent avec Dujardin-Beaumetz que la ponction est plutôt nuisible qu'utile, car « la saignée blanche faite à l'économie ne fait qu'épuiser le malade et abréger ses jours ». Il est évident que c'est surtout dans le traitement de l'ascite cirrhotique qu'il faut être sobre de ponctions et savoir résister au désir du malade qui demande d'être débarrassé « de l'eau qui l'étouffe ». Mais justement quand la dyspnée est vive, quand le malade ressent une oppression, il y a indication à pratiquer la paracentèse abdominale. Il faut se rappeler que le liquide a d'autant plus de tendance à se reformer que l'évacuation a été plus complète ; on devra donc laisser une certaine quantité de liquide dans la cavité abdominale, ou bien enlever tout le liquide et faire ensuite un traitement diurétique très énergique.

Tant qu'à la crainte d'appauvrir l'économie par la spoliation albumineuse faite par la ponction, on ne devra pas l'avoir, car le liquide ascitique ne renferme, d'après Willemin, que 12 grammes environ de matières albuminoïdes par litre.

CIRRHOSE HYPERTROPHIQUE ALCOOLIQUE. — C'est le triomphe des ponctions répétées. Cette forme de cirrhose guérit souvent. Quand elle s'accompagne d'ascite, il faut d'abord évacuer l'épanchement, même s'il est peu abondant, car de cette façon on diminue la gêne mécanique de la circulation hépatique; puis on fait, par des pointes de feu une forte révulsion sur le foie, après quoi on institue un traitement à la fois avec des diurétiques et des alcalins. Par exemple, je donne pendant cinq jours quatre grammes de théobromine par jour, puis pendant dix jours 20 grammes de bicarbonate de soude et ainsi de suite. Cette méthode réussit souvent à enrayer les accidents, bien que le foie reste toujours gros.

CIRRHOSE CARDIAQUE. — Cette variété de cirrhose qui accompagne les cardiopathies mal compensées détermine des épanchements ascitiques aussi considérables que ceux de la cirrhose vraie. Cette ascite résulte de la gêne mécanique apportée à la circulation du réseau veineux porte par suite de la distension des ramifications des veines sus-hépatiques.

A moins de contre-indication résultant de l'extrême faiblesse du malade, il faut pratiquer la ponction dès que l'on constate l'existence d'un épanchement assez abondant. L'indication est d'autant plus formelle que la cardiopathie est plus récente et que l'œdème des membres inférieurs est moins prononcé. La ponction a pour effet de diminuer le travail du cœur, de faire cesser, dans une certaine mesure, les troubles circulatoires de la veine cave inférieure et des veines sus-hépatiques. — La ponction doit encore être pratiquée quand le cœur n'est plus sensible à la médication cardiaque instituée ; en ce cas, la ponction, agissant comme la saignée, lui donne un moment de repos, pendant lequel les toniques du cœur peuvent exercer leur action.

Néphrite chronique. — L'ascite est ici peu considérable et n'apparaît qu'à la fin de la maladie, longtemps après l'apparition des troubles de l'urine et de l'infiltration du tissu cellulaire sous-cutané.

La ponction n'est indiquée que dans les cas où la gêne occasionnée par le liquide devient très grande. Elle doit être employée concuremment avec la médication spéciale de l'affection rénale.

Affections péritonéales chroniques. — Certaines formes de péritonite chronique, qui s'accompagnent d'une ascite plus ou moins prononcée, représentent autant d'indications à pratiquer la ponction abdominale.

Les péritonites chroniques d'origine toxique (alcoolisme, brightisme) sont justiciables de la ponction simple, tandis que celles d'origine infectieuse, la péritonite tuberculeuse en particulier, indiquent l'emploi de la ponction suivie de l'injection dans le péritoine de quelques gouttes d'une solution antiseptique (sublimé, naphtol camphré), à la condition que le foie et le rein soient absolument sains.

Il arrive quelquefois que le liquide de l'ascite a une apparence graisseuse qui le fait ressembler à du chyle ; l'ascite est alors dite chyleuse. Cette ascite chyleuse qui semble due à la transformation graisseuse des leucocytes contenus dans le liquide n'est pas une contre-indication à l'emploi de la ponction.

L'ascite chyleuse implique toujours une gravité très grande, son apparition est d'un pronostic très sombre. La mort peut se montrer au cours d'une ponction d'un tel épanchement, due à la faiblesse ordinaire du malade.

Tumeurs abdominales. — L'ascite accompagne surtout les tumeurs malignes et, en ce cas, elle est souvent hémorrhagique. Elle peut, toutefois, se montrer avec les tumeurs bénignes, les fibromes utérins par exemple ; elle semble due alors à l'irritation exercée par la tumeur sur la séreuse abdominale.

Cette ascite est justiciable de la ponction qui ne constitue qu'un palliatif.

Accidents et contre-indications. — Les accidents peuvent être de deux ordres : les uns locaux, les autres généraux. Les premiers peuvent être facilement évités, si l'on opère avec méthode et avec des précautions antiseptiques suffisantes ; ils sont dus à la blessure d'un vaisseau de la paroi ou d'un organe voisin, ou bien ils sont la conséquence d'une infection de la plaie opératoire. Les accidents infectieux sont les plus sérieux ; ils prennent quelquefois une allure grave et peuvent déterminer la mort en quelques jours, après avoir évolué à la façon d'un érysipèle pâle, sans réaction nettement caractérisée.

Les accidents d'ordre général sont assez rares et s'observent surtout chez les malades émotifs, atteints d'une affection cardiaque. Ils consistent en phénomènes syncopaux plus ou moins accentués et en douleurs de tête que l'on arrive à éviter en procédant à l'évacuation du liquide avec lenteur et en arrêtant le jet de temps en temps, pendant une ou plusieurs minutes, par la pulpe du doigt posée sur l'orifice du trocart.

En outre de ces accidents, la ponction de l'ascite,

surtout quand elle est répétée, occasionne une sorte de cachexie due à la perte de substances albumineuses subie par l'organisme. Le liquide ascitique renferme des matières albumineuses en quantité variable et quand il se collecte dans le péritoine ou quand il se reforme après une évacuation il enlève au sang du sérum sanguin. Cette extravasation du sérum sanguin dans la cavité péritonéale est d'autant plus accusée que la pression intérieure est plus basse que celle qui existe dans l'intérieur des vaisseaux sanguins; aussi se produit-elle beaucoup plus difficilement quand il existe déjà dans l'abdomen une certaine quantité de liquide faisant pression sur les vaisseaux. On est parti de là pour dire de ne jamais évacuer complètement le liquide, et de faire des évacuations fréquentes et partielles plutôt qu'une évacuation complète.

Cette méthode n'est pas la mienne, à mon avis le liquide ne se reproduit pas plus vite après une évacuation complète qu'après une évacuation partielle.

Tant qu'à la pratique, employée jadis, consistant à maintenir béante l'ouverture du trocart afin de laisser couler le liquide au fur et à mesure de sa production, elle est complètement tombée en désuétude à cause de ses inconvénients (cachexie rapide et accidents infectieux).

La ponction, même quand elle est faite avec des précautions antiseptiques insignifiantes, ne détermine jamais d'infection du péritoine.

AFFECTIONS HÉPATIQUES AIGUES OU SUBAIGUES. — Ces affections s'accompagnent souvent d'un épanchement intra-péritonéal peu abondant et d'un tympanisme, au contraire, très marqué qui déterminent une augmentation de volume assez considérable de la cavité péritonéale et une certaine dyspnée. En pareille circonstance, la ponction abdominale ne doit pas être employée car les troubles ressentis par le malade dépendent beaucoup plus de la distension des anses intestinales que de l'ascite, souvent légère qui existe en même temps.

AFFECTIONS PÉRITONÉALES AIGUES OU SUBAIGUES. — Ce que nous venons de dire des affections hépatiques à marche assez rapide s'applique également aux affections péritonéales.

ASCITE HÉMORRHAGIQUE. — L'ascite hémorrhagique s'observe soit dans la carcinose péritonéale primitive ou secondaire, soit dans certaines formes de pachypéritonite et en particulier dans la pachypéritonite d'origine alcoolique. Elle constitue une contre-indication à l'emploi de la ponction, mais cette contre-indication n'est pas absolue. On est autorisé en présence d'un cas semblable à pratiquer une légère évacuation, peu abondante quand les signes de gêne mécanique sont très accusés ; toutefois, on ne devra pas la répéter souvent.

PONCTION LOMBAIRE

Définition. — C'est une opération qui a pour but de donner issue au liquide céphalo-rachidien. On la pratique par l'introduction d'un trocart au niveau d'un espace intervertébral de la colonne lombaire.

On fait encore pénétrer l'aiguille par l'espace lombo-sacrée, en ce cas la fonction est dite *lombo-sacrée*.

Historique. — La ponction lombaire ou opération de Bier a été bien étudiée par Quincke qui la considérait comme une excellente méthode thérapeutique. En France, elle a été expérimentée par Tuffier et Chipault, qui en ont réglé la technique d'une façon précise.

Technique. — Il y a lieu de considérer : l'instrumentation, la préparation du malade.

1° L'instrumentation est simple, elle se compose d'une aiguille à biseau court mesurant environ 5 centimètres.

L'aiguille est préférable au trocart, car l'extraction du mandrin peut par aspiration d'un débris quelconque produire l'obstruction de l'instrument. L'aiguille peut être introduite dans l'espace sous arachnoïdien par le deuxième espace intervétébral lombaire (Quincke) ou par l'espace lombo-sacré (Chipault). Ce dernier espace a l'avantage d'être plus facile à repérer. Il est en effet entouré de points de repère facilement appréciables : épines iliaques postéro-supérieures et, en outre, une dépression très appréciable entre la dernière apophyse épineuse lombaire et la première apophyse épineuse sacrée. Cette dépression est encore plus appréciable quand la colonne vertébrale est mise en flexion antérieure; de sorte qu'il est très facile d'y introduire l'aiguille. Autre avantage signalé par Chipault : l'espace lombo-sacré correspond au renflement terminal du fourreau dural qui, à ce niveau, est presque entièrement rempli par du liquide céphalo-rachidien, ce qui rend impossible ou très rare la blessure d'un élément nerveux.

2° PRÉPARATION DU MALADE. — Le malade est couché sur le bord du lit, la colonne vertébrale en flexion antérieure ou bien assis sur une chaise, le corps fléchi en avant. La région lombaire est soigneusement préparée suivant les règles de l'asepsie la plus rigoureuse, l'opérateur procède à la toilette de sa main et à celle de l'aiguille.

3° PONCTION. — Les points de repère étant bien fixés, l'opérateur pose l'index gauche au niveau de l'espace intervertébral choisi, un peu en dehors de la ligne épineuse, un centimètre environ, puis saisissant à pleine main l'aiguille, de façon que la pointe dépasse de 2 centimètres environ, il l'enfonce dans les tissus, en la dirigeant un peu obliquement vers la ligne médiane et légèrement en haut. La main qu'on appuie sur l'aiguille a la sensation de résistance vaincue, elle continue son mouvement de pénétration jusqu'à ce qu'elle rencontre une résistance. Cette résistance est produite par les ligaments intervertébraux. A ce moment l'opérateur donne un coup sec avec la main droite, l'aiguille traverse les ligaments et pénètre dans l'espace sous-arachnoïdien. On voit alors le liquide sourdre à l'extrémité de l'aiguille. La ponction est terminée.

Ponction blanche. — On fait une ponction blanche

quand, après avoir enfoncée l'aiguille à une profondeur convenable, on ne voit sourdre aucune goutte de liquide par l'extrémité libre de l'aiguille. Ce fait tient à des causes diverses :

1° A une faute opératoire, soit parce que la pointe de l'aiguille n'a pas pénétré assez profondément, soit parce que l'instrument a dévié et n'a pas été dirigé vers le canal lombaire ;

2° A une disposition anatomique spéciale, soudure de deux arcs vertébraux postérieurs, ou à l'altération du contenu sous-arachnoïdien.

La soudure des arcs vertébraux s'observe chez les vieux rhumatisants, mais c'est une chose rare. Ce qui s'observe plus souvent, c'est l'altération du contenu sous-arachnoïdien. Cette altération peut consister en une transformation gélatineuse du liquide sous-arachnoïdien (hydrocéphalie, syphilis encéphalo-médullaire) en un feutrage plus ou moins épais d'adhérences méningées qui divisent en un nombre considérable de logettes la cavité sous-arachnoïdienne, ou en une coagulation sanguine sous-arachnoïdienne (Chipault).

Indications. — La ponction lombaire a été employée comme moyen de diagnostic et comme moyen thérapeutique dans le traitement d'un grand nombre d'affections. Elle est surtout un excellent moyen de diagnostic.

D'autre part, elle constitue souvent le premier temps de l'alnagésie cocaïnique ou rachicocaïnisation faite dans un but chirurgical.

RACHICOCAINISATION. — C'est l'introduction d'une solution de cocaïne, en vue de produire une anesthésie nécessaire pour pratiquer une intervention chirurgicale ou de diminuer des phénomènes douloureux. On

emploie généralement une solution au centième, préparée extemporairement ou conservée dans des ampoules
de verre scellées à la lampe.

La dose à employer varie entre 2 et 5 centigrammes.

En ces derniers temps, on a préconisé la tropacocaïne
au lieu de cocaïne.

La rachicocaïnisation est indiquée dans les affections
douloureuses des membres inférieurs et de la partie inférieure du tronc sciatique, lumbago, crises douloureuses
des ataxiques. On l'a aussi employé en obstétrique dans
les accouchements pénibles.

Hydrocéphalie. — La ponction lombaire est indiquée
dans certains cas d'hydrocéphalie, quand celle-ci n'est
pas tératologique, mais congénitale précoce. Dans l'hydrocéphalie tératologique, la ponction a toujours pour
effet de diminuer le volume de la tête, mais le résultat
thérapeutique est généralement nul à cause des autres
malformations qui rendent la vie sinon impossible, du
moins très difficile.

Dans l'hydrocéphalie précoce d'origine tuberculeuse,
la ponction lombaire ne paraît pas, non plus, donner de
résultats satisfaisants ; elle permet néanmoins de faire
disparaître quelques symptômes, tels que la douleur, le
strabisme et dans certains cas, l'intelligence très compro-
mise par l'hydrocéphalie semble se réveiller après plusieurs ponctions suivies d'évacuation abondante.

L'hydrocéphalie d'origine syphilitique est, au contraire,
susceptible de guérir quand on la traite par la ponction
lombaire associée au traitement iodo-mercuriel intensif.
Chipault a publié récemment un cas de guérison obtenue par cette méthode de traitement. Il s'agissait d'un
enfant de neuf ans dont la tête mesurait quarante-cinq
centimètres, et qui, par les ponctions, avait, quelques

années plus tard, légèrement diminué, tandis que le développement intellectuel se faisait d'une façon normale.

Tumeurs cérébrales. — La quantité de liquide retiré à chaque ponction varie de 20 à 75 centimètres cubes. Cette soustraction ne détermine que peu d'effets : une légère diminution de la céphalée dans quelques cas, mais dans d'autre cas, elle peut rendre les maux de tête plus violents.

La ponction lombaire ne modifie pas la neuro-rétinite qui accompagne les tumeurs cérébrales ; elle peut même déterminer l'apparition d'ecchymoses au niveau de la rétine.

Hémorrhagie cérébrale. — Le liquide extrait par la ponction lombaire est généralement sanglant, fait qui s'explique par la coexistence fréquente constatée à l'autopsie de suffusion sanguine vers les méninges.

Méningite tuberculeuse. — La ponction lombaire donne issue à un liquide légèrement albumineux (1 à 3 grammes pour 1.000) en quantité variable de 25 à 35 centimètres cubes, ne renfermant généralement pas de bacilles de Koch. Sur 14 ponctions, Lenhartz a constaté une seule fois la présence du bacille tuberculeux. La ponction lombaire n'a donc, au point de vue du diagnostic, qu'une valeur très discutable ; il en est de même au point de vue thérapeutique. Elle ne peut agir que sur les phénomènes de compression dus à l'hydrocéphalie qui accompagne la méningite tuberculeuse.

Méningite chronique. — C'est dans cette affection que la ponction lombaire donne des résultats vraiment satisfaisants ; sur trois cas qui ont nécessité chacun un certain nombre de ponctions de (3 à 6), la guérison a été obtenue deux fois (Lenhartz).

Méningite cérébro-spinale. — La ponction ne donne

pas toujours issue à du liquide ; en ce cas le pronostic est généralement bon.

Le liquide qui est retiré peut être clair ou purulent, il renferme des diplocoques intra-cellulaires.

La ponction a donné des succès et des insuccès, Rocco Gemma a obtenu deux guérisons tandis que d'autres auteurs n'ont eu que des échecs ; mais dans tous les cas la ponction lombaire a toujours eu pour effet de faire disparaître la céphalalgie.

Méningites infectieuses. — Dans les méningites consécutives aux infections d'ordre médical : fièvre typhoïde, pneumonie, la ponction lombaire a permis d'obtenir la guérison.

Méningite spinale chronique. — La ponction lombaire, qui a été expérimentée dans le traitement de cette affection par différents auteurs et en particulier par Mangianti, ne donne aucun résultat.

Hémiplégie. — Dans l'hémiplégie chronique consécutive à l'hémorrhagie cérébrale, la ponction lombaire n'exerce aucun effet thérapeutique. En pareille circonstance, l'on retire une quantité variable de liquide, généralement peu abondante, mais on ne diminue pas la douleur, ni la céphalalgie, et encore moins le trouble de la motilité.

Chlorose. — La ponction lombaire ne doit être faite que s'il existe des signes de thrombose des sinus crâniens : céphalalgie violente, pouls ralenti, vomissements, signes attribués à la compression cérébrale par Kockel. En pareil cas, on retire environ de 25 à 30 centimètres cubes de liquide et cette évacuation est généralement capable d'amener la disparition des phénomènes cérébraux que on considère comme des symptômes prodromiques de la thrombose des sinus crâniens.

Accidents. — Certains accidents occasionnés par la ponction lombaire tiennent à des causes telles que : l'inhabileté opératoire, une faute de technique, le manque d'asepsie, qui toutes peuvent être évitées. Il en existe d'autres qui sont beaucoup plus la conséquence de la nature même de l'intervention que de l'opérateur.

Mort subite. — On a signalé plusieurs cas de mort subite consécutive à la ponction lombaire, rappelons en particulier celui de Lichtein et ceux de Purbrenger. La mort subite a été observée dans certaines affections : les tumeurs cérébrales et l'urémie ; elle ne se produit pas immédiatement après la ponction, mais quelques heures après. Elle est toujours précédée d'une période d'aggravation de la céphalalgie qui existait avant la ponction.

Le mécanisme de la mort subite a été expliqué par une distension des cavités ventriculaires du cerveau par suite d'une communication insuffisante de ces cavités avec les espaces sous-arachnoïdiens au niveau du trou de Magendie.

PONCTION SACRÉE

Définition. — C'est une ponction analogue à la précédente, elle a les mêmes effets, mais elle se pratique suivant un procédé différent, l'aiguille pénétrant dans le canal sacré au lieu de pénétrer dans le canal lombaire.

Historique. — La ponction sacrée est une méthode toute neuve et d'origine française qui a été imaginée et expérimentée pour la première fois chez l'homme par Cathelin, dans le service de Lejars, le 5 février 1901. Cathelin, après avoir fait des expériences sur le chien et sur le cadavre, en était arrivé à cette conclusion qu'il était facile d'injecter sans danger tout l'espace compris entre la dure-mère et le périoste vertébral, en introduisant une aiguille au-dessous du cône dural, par l'orifice inférieur du canal sacré. Depuis la communication de Cathelin, de nombreux auteurs ont expérimenté ce procédé, surtout dans le but de produire l'anesthésie des membres inférieurs par l'injection de solutions de cocaïne.

Technique. — La ponction du canal sacré est d'une grande facilité. Voici la technique préconisée par Cathelin : le malade est placé dans son lit et en position accroupie et l'on procède à la toilette de la région sacrée : savonnage à l'eau chaude, lotion à l'alcool et au sublimé. On prépare ensuite l'instrument, qui est généralement une aiguille longue de 6 centimètres, d'un diamètre de 7 dixièmes de millimètre et d'un biseau de 3 millimètres.

L'opérateur se place à la gauche du malade et repère avec l'index gauche les deux cornes du sacrum ou mieux les deux derniers tubercules sacrés postéro-internes qu'on arrive toujours à sentir à 1 ou 2 centimètres au-dessus de la rainure interfessière. On sait qu'il existe entre ces deux tubercules et le dernier tubercule médian de la crête sacrée un espace triangulaire fermé par une membrane ligamenteuse.

Les repères étant bien pris, on retire l'index gauche, et, de la main droite, on enfonce l'aiguille exactement sur la ligne médiane, en la dirigeant vers la paroi antérieure du canal sacré. On fait pénétrer l'aiguille jusqu'à une profondeur de 3 à 5 centimètres, après avoir perçu la sensation bien caractéristique de résistance vaincue que donne la traversée de la membrane ligamenteuse. Il faut avoir soin, pendant l'accomplissement de cette manœuvre, de diriger et de maintenir l'aiguille bien exactement dans le plan médian, afin d'éviter la blessure des nerfs coccygiens et de leurs ganglions.

On est averti que l'aiguille a pénétré dans le canal sacré, quand, après avoir perçu la sensation que donne la membrane ligamenteuse, on sent que l'aiguille est enclavée.

Mode d'action. — La ponction du canal sacré n'agit pas par elle-même, elle n'est que la phase préliminaire et obligatoire de l'injection sacrée. Cette injection a pour but de faire pénétrer dans le canal sacré, c'est-à-dire, dans une région où se trouvent réunis un groupe important de troncs nerveux munis de leurs ganglions, une solution analgésique et plus particulièrement une solution de cocaïne. Tuffier a, en effet, démontré que la cocaïne introduite dans le cul-de-sac sous-dural exerçait

presque toute son action sur les racines nerveuses et
agissait très peu sur la moelle épinière.

Cathelin, en opérant sur des chiens auxquels il pratiquait l'injection sacrée, injection qui vient se mettre en
contact avec les troncs nerveux de l'espace épidural,
constata qu'il déterminait ainsi une analgésie aussi complète dans les territoires innervés par les nerfs crâniens
que dans ceux innervés par les nerfs rachidiens. En injectant dans l'espace épidural une solution de chloral
au dixième, Cathelin arriva à produire une anesthésie générale et un sommeil de plusieurs heures.

Chez l'homme, cet auteur a pu obtenir par l'injection
épidurale de cocaïne une hypo-ésthésie qu'il attribue à
une action générale de la solution de cocaïne plutôt
qu'à une action locale. La cocaïne agirait par « osmose
au travers des riches plexus veineux intra-rachidiens »,
c'est-à-dire par voie circulatoire.

Liquides injectés. — Le liquide le plus souvent employé est la solution de cocaïne au centième, dont on
injecte une quantité variant entre 3 et 5 centimètres cubes.
Le choix du liquide varie d'ailleurs avec les indications
et l'on pourra injecter des solutions de chloral et des
sels solubles de mercure selon la maladie que l'on aura
à traiter.

Indications. — La voie épidurale représente une méthode fort précieuse pour faire absorber, au niveau d'une
large surface vasculaire, des solutions médicamenteuses
destinées à être introduites rapidement dans l'économie.

Opérations chirurgicales. — Certains auteurs, tels
que Chipault, l'ont utilisée avec profit pour produire l'anes-

thésie chirurgicale au cours d'interventions portant sur les membres inférieurs.

Affections médicales. — Les injections épidurales ont une valeur incontestable dans le traitement du symptôme douleur des différentes affections médicales.

Colleville (de Reims) a obtenu la guérison d'un cas de névralgie sacro-lombaire, rebelle à tout autre traitement, par les injections épidurales de gaïacol orthoformé. L'injection de cocaïne a été utilisée avec succès contre la sciatique, le lumbago, les crises gastriques du tabès, la névralgie intercostale. Cette injection trouve encore son indication dans les cancers inopérables du rectum et de l'utérus.

Dans la syphillis médullaire et cérébrale à forme grave, l'injection épidurale de sels solubles (benzoate) me paraît préférable à la voie sous-cutanée, car elle agit plus rapidement.

Dans le tétanos, l'injection de chloral paraît susceptible de produire des effets sédatifs plus marqués que ceux obtenus à l'aide des lavements.

MOUCHETURES

Définition. — Les mouchetures constituent une médication toujours dirigée contre le même symptôme, l'anasarque, et consistent en de petites incisions faites à la peau de la région œdématiée.

Historique. — Les mouchetures semblent avoir été employées depuis très longtemps ; les médecins anciens faisaient des piqûres et passaient à travers la peau un fil, afin d'empêcher la plaie de se refermer. A une époque plus rapprochée, Willis recommandait l'usage des aiguilles de tailleur pour faire les piqûres ; mais ce ne fut qu'avec Traube et Gerhardt que l'on vit faire des incisions plus ou moins grandes à la peau, afin de donner à la sérosité hydropique une issue plus rapide. L'emploi des mouchetures prit alors une grande extension, Bouillaud et Constantin Paul les appliquèrent dans de nombreux cas d'anasarque d'origine cardiaque. Michaël (de Hambourg) préconisa l'usage du trocart et de l'aspiration au moyen d'un tube de caoutchouc adapté au trocart enfoncé sous la peau, afin d'éviter l'infection des incisions et la macération de l'épiderme. Dans le même ordre d'idée Sounthey (de Londres) se servit de canules capillaires communiquant avec un récipient par un tube de caoutchouc.

Instrumentation. — Elle est fort simple ; un seul instrument, bistouri ou lancette, suffit pour pratiquer les mouchetures ; on ne saurait, en effet, se flatter d'obtenir par des aiguilles les mêmes effets qu'avec un instrument tranchant, car les ouvertures ainsi pratiquées ne laissent suinter le liquide que très doucement et s'obstruent très facilement.

Si l'on veut éviter le contact de la sérosité avec l'épiderme, il faut avoir recours soit aux trocarts, soit aux tubes de Sounthey, soit aux ventouses aspiratrices que nous étudierons plus loin. L'appareil de Sounthey se compose d'une série de canules, d'un petit diamètre, munies de trocart que l'on enferme dans le tissu cellulaire par une de leurs extrémités et dont l'autre extrémité est reliée par un tube de caoutchouc avec un récipient quelconque. Quant aux trocarts employés contre l'anasarque ce sont ceux de l'appareil de Potain. Les mouchetures peuvent encore être faites avec le thermocautère de Paquelin.

Technique. — Elle consiste tout simplement dans la toilette de la région choisie comme siège des mouchetures et dans la stérilisation des instruments. La toilette de la peau n'offre rien de spécial : savonnage à l'eau chaude, lotion à l'alcool et à l'éther, lotion avec une solution antiseptique, sublimé de préférence ; car les solutions phéniquées sont susceptibles de provoquer des lésions diverses sur un tégument distendu, mal irrigué et mal nourri. La stérilisation des instruments s'opère par les procédés les plus simples : l'ébullition des trocarts ou des tubes de Sounthey, flambage du bistouri et de la lancette.

L'opérateur doit observer vis-à-vis de lui-même les mêmes précautions d'asepsie.

Le siège le plus habituel des mouchetures est la face externe du mollet et de la cuisse. Le nombre des incisions varie avec le degré de distension de la peau, la quantité de liquide épanché, les caractères de l'affection causale ; il varie de quatre à douze pour chaque membre inférieur. On évitera naturellement les trajets veineux et, après les incisions, on recouvrira la région d'un pansement antiseptique.

Mouchetures avec aspiration. — Quand l'épanchement séreux est très abondant et résiste aux mouchetures ordinaires ainsi qu'à la médication dirigée contre l'affection causale, il devient nécessaire d'avoir recours au procédé préconisé tout dernièrement par un médecin japonais, le Dr Miura (de Tokio). Ce procédé consiste à appliquer au niveau d'une moucheture faite à la région œdématiée une ventouse munie d'une branche latérale reliée à un tube en caoutchouc ; la ventouse et le tube étant remplis d'une solution physiologique stérilisée de chlorure de sodium. On fait plonger le tube en caoutchouc dans un flacon situé à un niveau inférieur contenant également une certaine quantité de liquide et jouant le rôle d'aspirateur.

Le procédé de Miura a été modifié par un auteur allemand, Citron, qui emploie comme flacon aspirateur un flacon percé de trois tubulures ; l'une communiquant par un tube en caoutchouc avec la branche latérale de la ventouse ; l'autre portant un tube terminé extérieurement par un entonnoir à la base duquel se trouve un robinet ; la troisième traversée par un tube descendant d'une part au fond du flacon et relié d'autre part à un long tube en caoutchouc dont l'extrémité libre est maintenue par un poids au fond d'un vase gradué, posé par terre et destiné à recueillir le liquide de l'anasarque.

Au moyen de ce dispositif, on obtient, d'après l'auteur, une adhérence plus grande de la ventouse sur le tégument et une plus grande force d'aspiration du liquide.

Pour faire fonctionner l'appareil, on opère de la façon suivante : on pratique, après toilette soigneuse de la peau, une incision cruciale assez profonde sur la cuisse et, s'il y a lieu, on arrête l'hémorrhagie par compression ou application d'une solution hémostatique; puis, on applique la ventouse préalablement aseptisée par l'ébullition et reliée au flacon aspirateur rempli d'eau boriquée bouillie, versée par l'entonnoir de la tubulure moyenne. En soufflant par cet entonnoir et en bouchant le long tube de caoutchouc, l'eau boriquée vient remplir le tube en communication avec la ventouse et la ventouse elle-même appliquée sur la peau. On ferme alors le robinet de l'entonnoir et on ouvre le long tube de caoutchouc en enlevant la pince; l'aspiration commence aussitôt et l'appareil fonctionne.

On le laisse fonctionner pendant un nombre d'heures variable avec l'effet cherché; puis, celui-ci étant obtenu, on enlève la ventouse, on lave la plaie avec de l'eau boriquée bouillie et on applique un pansement aseptique. Les séances d'aspiration peuvent être répétées plusieurs jours de suite dans les cas d'anasarque considérable. M. Citron cite l'observation d'une jeune fille qui, en l'espace d'un mois, subit soixante-dix aspirations qui évacuèrent plus de 50 litres de sérosité et qui, après avoir été menacée d'accidents urémiques graves, arrivait à uriner 1.200 grammes d'urine dans les vingt-quatre heures et à présenter un état général très satisfaisant.

Mode d'action. — Les mouchetures agissent d'une façon purement mécanique vis-à-vis de l'épanchement

sous-cutané et déterminent rapidement une diminution
très appréciable du volume des parties œdématiées.
Elles jouent, vis-à-vis du cœur et des reins, le même
rôle que la paracentèse abdominale dans l'ascite ;
elles font disparaître de l'organisme une quantité d'eau
s'élevant généralement à plusieurs litres et permettent
ainsi à la médication causale d'agir contre l'affection
primitive. Elles constituent un adjuvant indispensable,
car dans la majorité des cas d'anasarque notable,
les toniques du cœur et les diurétiques qui ne pouvaient agir avant l'évacuation de la sérosité hydropique commencent à manifester leur action sitôt après.
Cette action se traduit par une augmentation du taux des
urines, une diminution de l'albuminurie, souvent très
marquée, pouvant même aller jusqu'à sa disparition totale,
et un amendement considérable des troubles subjectifs.
On note souvent aussi, après l'emploi des mouchetures,
une amélioration très manifeste des épanchements de la
plèvre et du péritoine coexistant avec l'anasarque.

Indications. — Les mouchetures ne reconnaissent
qu'une seule indication symptomatique, l'anasarque, qui
relève elle-même de plusieurs affections causales : le
plus souvent les affections du cœur et celles du rein.

AFFECTIONS DU CŒUR. — L'indication des mouchetures
ne se présente qu'à la période d'insuffisance cardiaque
constituée, soit un peu avant, soit pendant l'asystolie. Il
y a lieu de tenir compte du degré d'œdème avant de poser l'indication des mouchetures, car les formes légères
d'anasarque constituées par un œdème bimalléolaire et
prétibial peu accentué, et par une légère infiltration des
cuisses, du scrotum et des paupières sont susceptibles de
guérir au moyen des toniques du cœur et du régime lacté

absolu. Dans les formes rebelles à l'action des diurétiques et des médicaments cardiaques, l'indication des mouchetures se présente et doit être satisfaite d'une façon précoce longtemps avant que la peau distendue soit prête à se rompre.

AFFECTIONS DU REIN. — L'anasarque apparaît aussi bien au cours du mal de Bright que dans la néphrite aiguë. Dans cette dernière affection l'anasarque, du moins dans les cas favorables est souvent passagère et cède à la médication décongestive et diurétique ; dans le mal de Bright, au contraire, l'apparition de l'anasarque est la conséquence d'une poussée congestive au niveau du rein, d'une insuffisance cardiaque ou d'une abolition des fonctions rénales ; il faut alors intervenir rapidement et pratiquer les mouchetures avant que le tissu cellulaire ne soit trop infiltré.

Avantages. — Les mouchetures, par une double action, évacuante vis-à-vis de l'épanchement liquide, adjuvante vis-à-vis de la thérapeutique dirigée contre l'affection causale, représentent une médication très précieuse dont le médecin pourra tirer d'heureux résultats. J'ai publié, il y quelques années, dans la thèse d'un de mes élèves, le Dr Coorewits, quelques observations de néphrite aiguë et de myocardite où j'avais eu l'occasion d'apprécier l'influence très heureuse des mouchetures. Avant moi, Ewald, Constantin Paul, Bouillaud avaient fait des constatations analogues sur l'efficacité de ce mode de traitement de l'anasarque.

Répétition des mouchetures. — Quelquefois l'anasarque, guérie par une séance de mouchetures, se reproduit peu de temps après. Ce cas se présente dans cer-

taines affections cardiaques et dans le mal de Bright.
En pareille circonstance, on est parfaitement autorisé
à faire de nouvelles mouchetures.

Inconvénients. — Il n'y a pas lieu de craindre ici,
comme dans la paracentèse, les conséquences de la déplétion et l'apparition de troubles *ex-vacuo*, ou les conséquences d'une saignée séreuse comme dans la ponction
de l'ascite. Le seul danger résulte dans la possibilité
d'une infection des incisions cutanées ou de l'éclosion
d'un érysipèle. C'était pour éviter cette complication
qu'avant l'emploi des méthodes antiseptiques, certains
auteurs recommandaient les petites piqûres à l'aiguille
plutôt que l'incision au bistouri.

Actuellement, si l'érysipèle est toujours à craindre, il
ne saurait être considéré comme un obstacle à l'emploi
des mouchetures, car on arrive, par des précautions suffisantes d'asepsie, à l'éviter toujours. Comme preuve de
cette assertion, je citerai l'exemple d'un malade de mon
service, atteint de néprite a frigore, à qui je fis faire des
mouchetures et qui ne présenta aucune lésion infectieuse bien qu'il eut eu, comme voisin de lit, pendant un
jour, un malade présentant un érysipèle de la face.

IV

LAVAGE DES VOIES DIGESTIVES

LAVAGE DE L'ESTOMAC

Définition. — Le lavage de l'estomac est une médication qui a pour but soit de débarrasser mécaniquement la cavité de cet organe de substances nuisibles, d'origine exogène ou endogène, soit de modifier, par adjonction de principes médicamenteux à l'eau de lavage, l'état anatomique de la muqueuse stomacale.

Historique. — Cette médication est entrée dans le domaine pratique, à la suite de la communication faite par Küssmaul au Congrès des médecins allemands tenu à Francfort-sur-le-Mein en 1867 ; Küssmaul se servait d'une sonde œsophagienne à laquelle il adaptait une seringue aspirante et foulante, permettant de retirer ou d'introduire des liquides. Toutefois, l'idée du lavage stomacal doit être attribuée à un médecin français Casimir Renault qui, dans sa thèse, datant de 1802, recommandait à propos du traitement des empoisonnements, l'évacuation mécanique de l'estomac : « Je ne sache pas, disait-il, qu'il soit venu à l'esprit de personne de vider l'estomac mécaniquement et sans le secours d'aucune force vitale ; cependant, rien n'était plus facile à imaginer, car les mêmes instruments mis en usage pour le remplir, peuvent servir à le désemplir. » En 1810, Dupuytren, après avoir fait de nombreuses expériences à ce sujet, signale les avantages et l'innocuité de la déplétion mécanique de l'estomac. Plus tard un médecin anglais

Edward Jukes fit une expérience sur lui-même ; après avoir pris une dose élevée d'opium, il se fit vider l'estomac au moyen d'une pompe stomacale de son invention, et put éviter les accidents de l'empoisonnement.

Jusqu'en 1829, l'imagination des inventeurs se donne libre cours et crée différents modèles de seringue stomacale, qui ne furent guère employés ; à cette époque, Arnolt et Somerville, puis après eux Plosz, ont l'idée d'employer des tubes mous et se basent sur la théorie du siphon pour évacuer l'estomac. En 1833, Blatin conseille l'emploi d'une sonde « pour associer le lavage du viscère phlogosé aux moyens thérapeutiques ordinaires employés contre la gastrite » ; quelques années plus tard, en 1837, Lafargue imagine, pour effectuer le lavage de l'estomac, une pipette analogue au siphon.

Après la communication de Küssmaul, la méthode fut appliquée par de nombreux médecins et, en particulier, par Reich (de Stuttgard), par Liebermeister, etc. ; mais elle donna lieu à des accidents fréquents ; aussi, après avoir été très employée en France, elle fut abandonnée en grande partie. Les découvertes simultanées de Faucher en France et d'Oser en Allemagne remirent la méthode de l'évacuation mécanique de l'estomac en grand honneur; en 1879, Faucher fit connaître à l'Académie de médecine l'appareil très simple et commode que nous décrirons au paragraphe suivant, et qu'il avait imaginé pour simplifier et vulgariser le lavage de l'estomac. Très rapidement, la découverte de Faucher fut mise à profit. Dujardin-Beaumetz l'appliqua à la cure de la dilatation stomacale et, depuis, les indications de cette médication ont été augmentées d'une façon très importante.

Instrumentation. — L'appareil de Faucher se compose d'un tube et d'un entonnoir. Ce tube est en caoutchouc rouge, il mesure $1^m,50$ de longueur et son diamètre oscille entre $0^m,008$, $0^m,010$ et $0^m,012$ selon les numéros 1, 2, 3, car on en trouve dans le commerce de trois dimensions différentes ; le tube présente deux extrémités :

une extrémité gastrique qui arrive en contact avec l'estomac et une extrémité libre à laquelle on adapte l'entonnoir. L'extrémité gastrique se termine par deux orifices : l'un circulaire disposé perpendiculairement à l'axe du tube, l'autre allongé disposé latéralement dans le sens de l'axe ; ce second orifice est destiné à suppléer le premier quand celui-ci s'obstrue. Le long du tube se trouve à 40 centimètres environ de l'extrémité gastrique un index qui doit correspondre à l'arcade dentaire quand le tube est enfoncé à la profondeur maxima.

L'extrémité libre du tube en forme de cupule est destinée à recevoir l'entonnoir ; celui-ci a un grand volume et doit pouvoir contenir un litre, il peut être en verre ou en métal nickelé.

Le tube de Faucher est d'un maniement fort commode et exempt de tout danger, mais on lui a reproché de se laisser aplatir par la contraction des muscles œsophagiens et de n'être pas assez rigide pour arriver à la vaincre, lorsqu'elle s'oppose à son introduction. C'est pour obvier à ces inconvénients que Debove a fait construire par Galante un tube d'épaisseur variable dans sa longueur ; ce tube se compose de deux parties : 1° une partie inférieure servant de cathéter, à parois lisses et épaisses, mesurant 50 centimètres, suffisamment rigide pour vaincre avec douceur la résistance œsophagienne ; 2° une partie supérieure, libre et souple, à parois minces, mesurant 90 centimètres et servant de siphon. Ces deux parties sont réunies par une armature métallique et le tube qui résulte de leur juxtaposition présente absolument l'aspect du tube de Faucher.

D'autres modifications ont été apportées par Audhoui, Ruault, Frémont, mais elles ne sont guère utilisées en médecine courante.

Technique. — La technique du lavage de l'estomac, quoique simple, exige de la précision et de la méthode. Elle comprend plusieurs temps :

1° Préparation de l'instrumentation ;

2° Introduction du tube ou cathétérisme de l'œsophage ;

3° Evacuation de la cavité stomacale ;

4° Lavage proprement dit.

Premier temps. — Le médecin prépare son tube, son entonnoir, de la vaseline, une cuvette assez grande ou un seau pour recevoir les liquides ; cela fait, il fait asseoir le malade sur un siège assez bas et s'assied en face de lui sur un siège un peu plus élevé. Un aide se tient à proximité pour avancer les objets nécessaires et pour maintenir le malade. Cela fait, on recommande à ce dernier d'ouvrir fortement la bouche et de respirer largement, mais doucement, et pendant ce temps on enduit de vaseline l'extrémité gastrique du tube.

Deuxième temps. — Le tube est alors saisi de la main droite, comme une plume à écrire, de façon que les doigts soient à une dizaine de centimètres de l'extrémité, tandis que la main gauche déprime la base de la langue du malade. On glisse le tube dans la bouche horizontalement jusqu'à ce que l'extrémité vienne buter contre la paroi postérieure du pharynx ; à ce moment on relève un peu la main droite, afin d'abaisser le tube vers l'œsophage et, si cela est nécessaire, l'index de la main gauche aide à la manœuvre. On recommande alors au malade de faire des mouvements de déglutition.

Si le malade ne possède pas de réflexe trop vif, il n'éprouve que quelques nausées et commence à déglutir le tube ; mais assez souvent le réflexe se produit et des efforts de vomissement chassent le tube ; la face se congestionne, le malade se débat et le deuxième temps est à recommencer. Généralement, on arrive au succès à la deuxième ou à la troisième tentative ; en cas d'insuccès, ce qui se produit chez les sujets fort nerveux, il devient indiqué d'anesthésier la muqueuse pharyngée au moyen d'un badigeonnage avec une solution de chlorhydrate de cocaïne au 1/100ᵉ et de calmer la nervosité du sujet avec une potion bromurée prise la veille ou l'avant-veille.

Une fois commencée, l'introduction du tube s'achève sans encombre, le malade continuant à exécuter des mouvements de déglutition et le médecin poussant légèrement le tube jusqu'à ce que l'index vienne coïncider avec les arcades dentaires.

TROISIÈME TEMPS. — On adapte l'entonnoir à l'extrémité libre du tube et on l'emplit de liquide ; généralement on emploie un mélange à parties égales d'eau bouillie tiède et d'eau de Vichy. Puis on élève l'entonnoir, le liquide baisse et, au moment où il va disparaître, on abaisse brusquement l'entonnoir. Dès que celui-ci a dépassé le plan de l'estomac, le siphon s'amorce, les liquides commencent à sortir du tube et sont dirigés vers le récipient préparé pour les recevoir. L'estomac se vide ainsi par siphonnage et l'on voit apparaître du mucus, de la bile, des résidus alimentaires mélangés à l'eau. Quand l'évacuation de l'estomac semble se produire avec difficulté ou incomplètement, il faut remplacer le siphonnage par d'autres procédés : l'expression ou l'aspiration.

L'expression se pratique de la façon suivante : on recommande au malade de faire une profonde inspiration et de gonfler sa poitrine d'air sans expirer. Cet acte détermine un abaissement prolongé du diaphragme et une augmentation de la pression abdominale souvent suffisante pour faciliter l'évacuation ; dans quelques cas, il est néanmoins nécessaire d'y ajouter la compression directe de la région épigastrique ou de faire tousser le malade. L'aspiration peut se faire au moyen de différents appareils : pompe de Küssmaul, aspirateur de Potain et de Dieulafoy. Je me sers toujours d'un dispositif très simple et très commode : je retire l'entonnoir de l'extrémité élargie du tube et j'adapte le tube à l'une des tubulures d'un flacon à deux tubulures dont l'autre est en communication avec la pompe de l'aspirateur Potain ; puis, je fais le vide dans le flacon, ce qui entraîne les liquides stomacaux.

Quatrième temps. — Le lavage proprement dit consiste à faire passer dans l'estomac un liquide dont la quantité et la qualité varient avec les indications que l'on veut remplir. Le plus souvent, on emploie une eau alcaline, eau de Vichy, eau de Vals, que l'on mélange avec de l'eau bouillie tiède ; on peut aussi se servir d'eau de Châtel-Guyon ou d'une solution de bicarbonate de soude à 2 0/00 ou de sulfate de soude à 6 0/00.

Le lavage est souvent complété soit par une désinfection de l'estomac au moyen de liquides antiputrescibles, tels que les solutions de nitrate d'argent, d'acide salicylique, de permanganate de potasse ; soit par une sorte de pansement au moyen de topiques, tels le lait de bismuth, l'eau chloroformée.

Le lavage de l'estomac doit toujours être pratiqué à jeun, le plus près possible du lever du malade ; dans certains cas on le répète le soir vers cinq heures ; mais c'est l'exception. Ce n'est que lorsque l'indication du lavage est fournie par l'ingestion de substances toxiques qu'on doit la remplir à n'importe quelle heure de la journée.

Quand on opère sur des sujets difficiles, tels que les enfants ou les hystériques, il est prudent, avant d'introduire le tube, de placer un bouchon de liège ou un morceau de linge entre les mâchoires afin d'éviter les morsures et l'écrasement du tube.

Mode d'action. — Le lavage de l'estomac est à la fois évacuateur et modificateur. Par son action évacuatrice, il s'oppose aux conséquences fâcheuses, tant locales que générales que détermine la stagnation d'aliments partiellement digérés dans l'estomac; par cette même action il empêche, dans les intoxications par ingestion, l'action nocive des substances toxiques vis-à-vis de la paroi stomacale et l'absorption de ces substances. Cette action évacuatrice purement mécanique a, comme conséquence, de modifier l'état fonctionnel de la paroi gastrique dont les fibres musculaires réagissent en se contractant. Les efforts de vomissement qui accompagnent le lavage sont la preuve de l'excitation de la musculature de l'estomac, et Mathieu a conseillé de traiter l'atonie gastrique par la simple introduction d'un tube plein.

A cette modification purement fonctionnelle de la paroi gastrique s'ajoute une modification de l'état anatomique de la muqueuse stomacale, déterminée par l'addition de principes médicamenteux à l'eau du lavage. En d'autres cas, cette triple action est souvent complétée par une action anesthésique due aux médicaments calmants qu'on introduit dans l'estomac et même simplement à l'enlèvement des produits irritants.

En résumé, le lavage de l'estomac agit comme évacuant, comme stimulant et comme modificateur de la muqueuse de l'estomac dans la plupart des cas, et aussi comme calmant dans certains cas particuliers.

C'est à cause de ces diverses propriétés que cette médication trouve aujourd'hui son indication dans de nombreuses circonstances.

Indications. — D'une façon générale, le lavage de l'estomac est indiqué dans toutes les affections où il existe de la stase alimentaire, et nous savons que celle-ci se rencontre surtout quand l'estomac ne se vide pas par insuffisance motrice ou quand il existe un obstacle à la progression des matières stomacales.

DILATATION ATONIQUE DE L'ESTOMAC. — Cette affection s'accompagne d'un degré plus ou moins accentué de stase alimentaire, aussi l'indication du lavage s'impose-t-elle dans la majorité des cas ; toutefois, d'après Bouchard, cette médication ne doit être prescrite que lorsqu'il existe encore des débris alimentaires six ou sept heures après le repas.

La quantité de liquide à faire passer varie ici avec le degré de dilatation de l'estomac ; il est quelquefois nécessaire d'introduire successivement plusieurs litres de liquide avant d'obtenir un résultat suffisant ; dans certains cas, on doit faire passer 10 et 12 litres, jusqu'à ce que le liquide qui reflue du siphon ait un aspect suffisamment propre. Il est évident qu'avant de se servir de telles quantités de liquide, on devra tâter la susceptibilité du sujet en commençant toujours par une dose faible, un litre, par exemple, que l'on augmentera progressivement.

Les premiers résultats sont souvent très remarquables : suppression des douleurs et des vomissements, retour de l'appétit, possibilité d'alimenter le malade ; mais les effets éloignés sont plus ou moins heureux selon la cause de la stase alimentaire (Linossier).

DILATATION PAR STÉNOSE PYLORIQUE. — La sténose pylorique s'observe à la suite de causes très diverses, elle peut être le résultat d'une compression par une tumeur de voisinage ou d'une coudure déterminée par une bride ; mais le plus souvent la sténose est d'origine cancéreuse ou cicatricielle. La sténose du pylore entraîne la dilatation de l'estomac.

Comme dans l'affection précédente, le lavage est indiqué dès que les douleurs et les vomissements deviennent une cause de débilitation et d'amaigrissement du malade. Je cite ici textuellement Linossier :

« Presque toutes les sténoses anatomiques du pylore s'aggravent de spasmes pyloriques, ou d'atonie de la musculature gastrique. Toute thérapeutique médicale est impuissante contre la lésion, mais le lavage peut rendre l'anneau pylorique moins infranchissable, en atténuant les phénomènes spasmodiques ; en rendant quelque tonicité à l'estomac, il peut lui permettre de lutter plus efficacement contre l'obstacle.

2° En admettant que le lavage n'améliore en rien l'évacuation de l'estomac, au moins les traces d'aliments qui franchiront le pylore seront constituées par des aliments propres et non par de la pourriture.

Mathieu préfère au lavage une simple aspiration par la sonde du contenu gastrique. L'évacuation ainsi pratiquée rend service, mais ne remplace pas le lavage. Elle laisse en effet dans l'estomac une certaine quantité de matières putréfiées aux dépens desquelles les aliments neufs s'ensemencent et entrent très vite en putréfaction. L'expérience montre qu'il faut le lavage, et même plusieurs lavages, pour nettoyer un estomac.

Le premier lavage effectué, il importe de régler la

périodicité des lavages ultérieurs. La formule générale de cette périodicité est bien simple : il faut toujours faire le moins de lavages possible. Cela est très important à dire, car les malades sont souvent disposés à les multiplier, et on a pu dire que certains deviennent tubomanes, comme d'autres morphinomanes. J'en ai connu qui se sondaient jusqu'à trente fois par jour. Ce sont surtout les malades atteint de sténose pylorique avec syndrome de Reichmann douloureux, qui sont incités à abuser du lavage, quelques heures après chaque repas, au moment de leur crise. Chaque lavage, non seulement extrait de l'organe tous les aliments ingérés au précédent repas et dont une très faible partie a franchi le pylore, mais les extraits mélangés de suc gastrique sécrété sous leur influence. Il y a donc pour l'organisme une double cause d'affaiblissement, l'absence d'aliments, et l'élimination anormale du suc gastrique.

Il est impossible de fixer, pour les diverses maladies justiciables des lavages, une périodicité toujours la même. Chaque cas comporte ses indications spéciales. Dans les sténoses très serrées, un lavage quotidien s'impose. Quand la sténose est modérée, l'accumulation des résidus alimentaires, après un premier lavage, ne se reproduit que peu à peu. Une première période de bien-être est suivie de la réapparition progressive des divers troubles gastriques, jusqu'à ce que le tableau symptomatique de la stase se reconstitue à nouveau. Chez de tels malades, un état de santé satisfaisant peut être indéfiniment maintenu au prix d'un lavage tous les deux, trois, quatre, et même huit jours.

L'heure du lavage a une grande importance et doit être choisie de manière à réaliser l'atténuation maximum des malaises du patient avec l'évacuation du mimum de résidus alimentaires. Dans la sténose pylorique avec hyper-sécrétion, Riegel conseille le lavage avant le repas du soir, Ewald, Honingmann, avant le repas de la nuit, Hayem le matin au réveil. Toutes les fois qu'il sera possible de le faire, c'est à cette dernière pratique qu'il faudra s'arrêter. Le lavage du soir, le lavage de l'après-midi, rendus parfois nécessaires par la violence des crises douloureuses, ont le défaut d'évacuer presque entièrement le précédent repas.

Enfin, le lavage devra toujours être effectué avec le moins de liquide possible, pour éviter une distension inutile de l'estomac.

Quand il s'agit nettement d'un cancer du pylore, il faut savoir être sobre de lavages, car on peut observer, à la suite de leur emploi trop souvent répété, des accidents de collapsus. Cependant, le lavage est capable de soulager les cancéreux et de prolonger leur vie en supprimant les fermentations putrides de leur estomac.

DILATATION AVEC PRODUCTION EXAGÉRÉE DE GAZ. — En pareille circonstance, il est indiqué de faire un lavage évacuateur et de le faire suivre d'une sorte de pansement de la muqueuse gastrique au moyen du bismuth. Pour cela, on mélange par l'agitation 10 à 15 grammes de sous-nitrate de bismuth dans 500 grammes d'eau, et on introduit ce lait de bismuth dans l'estomac ; on laisse le tube se vider complètement, et l'on attend cinq minutes environ avant de réamorcer le siphon, afin de laisser au bismuth le temps de se déposer.

DILATATION GASTRIQUE AVEC FERMENTATIONS PUTRIDES. — Quand les fermentations anormales qui s'effectuent dans un estomac dilaté ou atteint de gastrite chronique prennent un caractère putride et résistent aux solutions alcalines, on est alors obligé d'avoir recours aux solutions antiseptiques. Une des plus employées est la solution boriquée de 10 à 20 0/00 ; on emploie aussi la résorcine dans la proportion de 1 à 10 0/00 ; il ne faut jamais dépasser la dose de 10 0/00, car la résorcine exerce une action irritante vis-à-vis de l'estomac. On peut encore faire usage d'autres corps, tels que le permanganate de potasse à 5 0/00, le nitrate d'argent à 1 ou 2 0/00, l'acide salicylique à 2 0/00. Toutes ces solutions jouissent de propriétés antiputrescibles qui les rendent très utiles dans certains cas bien déterminés.

GASTRITE CHRONIQUE. — Dans la gastrite chronique, l'indication du lavage de l'estomac doit être remplie quand il existe des fermentations anormales et surtout une sécrétion excessive de mucus. On ne peut évidemment pas avoir la prétention d'agir au moyen de cette médication sur les glandes à mucus, car il est reconnu que le lavage de l'estomac n'influence nullement la sécrétion muqueuse ; mais l'addition de substances alcalines à l'eau du lavage favorise la dissolution du mucus et, conséquemment, permet à l'estomac de se débarrasser des débris alimentaires englobés dans une couche visqueuse qui rend leur expulsion spontanée très difficile.

En outre, les solutions alcalines permettent de modifier heureusement la sécrétion gastrique ; en solution faible (6 0/00), elles exercent une action excitante qui peut être mise à profit dans la gastrite chronique hypopeptique ; en solution forte (15 à 30 0/00), elles déterminent une diminution de la sécrétion gastrique et permettent de combattre l'hyperchlorhydrie.

EMBARRAS GASTRIQUE. — Le lavage de l'estomac doit être pratiqué dans certains cas d'embarras gastrique à résolution traînante, lorsque le malade continue à éprouver, après la période aiguë, des douleurs assez vives, de l'anorexie et des renvois de mauvaise odeur.

Le lavage de l'estomac est absolument indiqué, lorsqu'il s'agit d'embarras gastrique aigu, chez des individus atteints de gastrite chronique.

ÉTRANGLEMENT INTESTINAL. — Le lavage de l'estomac a quelquefois amené la guérison de l'étranglement intestinal en permettant de retirer les liquides de l'estomac et même de la partie supérieure de l'intestin, le pylore étant généralement insuffisant en pareille circonstance. Il provoque, par voie réflexe, les contractions péristaltiques de l'intestin.

GASTRITE HÉMORRHAGIQUE. — Lorsque l'écoulement sanguin n'est pas très abondant, on pourra pratiquer le lavage de l'estomac avec un liquide hémostatique. Dujardin-Beaumetz recommande l'emploi de solutions très étendues de perchlorure de fer (une cuillerée à bouche pour un litre d'eau).

MALADIE DE REICHMANN. — L'indication du lavage se pose quand les crises sont très douloureuses et rebelles au traitement ordinaire par les alcalins. On emploie généralement ici une solution alcaline, à base de bicarbonate de soude et dont la quantité varie avec le degré de dilatation concomitante. Quand les symptômes douloureux ne sont pas suffisamment calmés par le lavage alcalin, il devient indiqué de le faire suivre d'un lavage à l'eau chloroformée ; pour cela, on prépare de l'eau chloroformée saturée, en agitant une certaine quantité de chloroforme avec le double d'eau et en décantant de façon à laisser le chloroforme en excès ; puis on ajoute à 1 litre d'eau bouillie 1 ou 2 cuillerées à bouche de l'eau ainsi préparée, et l'on fait passer ce mélange dans l'estomac.

Maladies fonctionnelles. — Dans certains troubles purement fonctionnels et en particulier dans les vomissement incoercibles d'origine hystérique, le lavage de l'estomac est susceptible de donner de bons résultats. Ballet a pu obtenir, par l'emploi de cette médication, la guérison de vomissements hystériques, et Boas déclare que les lavages d'estomac appliqués au traitement des maladies fonctionnelles les plus diverses le sont parfois avec beaucoup de succès. Leur action ici est purement suggestive mais elle n'en est pas moins très précieuse surtout dans l'anorexie rebelle d'origine névropathique.

Choléra. — L'indication du lavage stomacal dans cette affection repose sur ce fait d'observation que l'estomac des cholériques renferme une substance toxique, probablement d'origine microbienne et douée de propriétés nocives très actives. Le lavage permet donc de lutter contre les phénomènes d'intoxication; en outre, d'après Delpeuch, il exerce une action favorable contre les vomissements des cholériques. Il doit être répété au moins deux fois par jour, à moins de contre-indication fournie par l'état de faiblesse du malade.

Empoisonnements. — Dans les empoisonnements par ingestion de substances toxiques, le lavage de l'estomac concourt à remplir une indication primordiale : évacuer le poison, quand celui-ci n'a pas encore pénétré dans l'intestin. Cette indication d'une extrême importance, lorsqu'on est appelé auprès du malade sitôt après l'ingestion, doit aussi être satisfaite dans les autres cas, où il est légitime de supposer que l'estomac renferme encore une certaine quantité de toxique.

En pareille circonstance, il faut toujours laver largement et faire passer une grande quantité de liquide jusqu'à ce que celui-ci ressorte clair du tube laveur ; selon la nature de la substance ingérée, on ajoutera au liquide une certaine quantité de substance considérée comme antidote. Dans l'empoisonnement aigu par le *mercure*, il faut employer l'eau albumineuse obtenue en délayant deux blancs d'œuf dans 500 grammes d'eau, l'albumine agit en formant avec le métal un albuminate de mercure absolument insoluble et, par conséquent, sans danger.

Dans l'empoisonnement aigu par le *cuivre*, on ajoute à l'eau du lavage une certaine quantité de sirop de sucre ; ou bien, on se sert d'eau fortement sucrée, car il semble démontré que le sucre peut réduire, dans une certaine mesure, quelques sels de cuivre.

Dans l'empoisonnement aigu par l'*arsenic*, on emploie de l'eau renfermant 10 grammes pour 1.000 de magnésie calcinée.

S'il s'agit du *phosphore*, on lavera l'estomac à l'eau ordinaire jusqu'à ce que toute odeur de phosphore ait disparu, ou bien on pourra employer, comme eau de lavage, une solution à 1 0/0 de sulfate de cuivre pour obtenir la formation d'un précipité de phosphure de cuivre insoluble.

Contre-indications. — D'une façon générale, les contre-indications du lavage de l'estomac se réduisent à deux : 1° l'hémorrhagie ; 2° le choc nerveux.

A cause de la possibilité de l'hémorrhagie, le lavage de l'estomac est absolument contre-indiqué chez les malades atteint d'ulcère rond ; pour la même raison, chez les cancéreux, le lavage ne sera pratiqué que très rarement si l'estomac saigne et il sera fait avec la plus grande douceur, car on a pu observer la perforation de l'estomac.

Le choc nerveux déterminé par l'introduction du tube peut se manifester par des nausées, des vomissements, de la dyspnée, des crises hystériques ou épileptiques, de la contracture des extrémités, de la tétanie des phénomènes de syncope ou d'angine de poitrine et même par la mort subite. Il en résulte que le lavage de l'estomac ne doit être pratiqué ni chez les épileptiques, ni chez les cardiaques à une période avancée, ni chez les sujets susceptibles d'avoir une crise d'angine de poitrine ; il n'en est pas ainsi chez les hystériques, chez lesquels l'introduction du tube est souvent facilitée par l'absence du réflexe pharyngé. Chez les artério-scléreux prédisposés à l'hémorrhagie cérébrale, le lavage pourra être tenté ; mais, s'il apparaît comme difficile, on ne devra pas insister, car les efforts dus aux vomissements peuvent déterminer une rupture vasculaire.

LAVAGE DE L'INTESTIN

Définition. — Le lavage de l'intestin, encore désigné sous le nom d'entéroclyse, est un procédé thérapeutique par lequel on se propose d'agir sur le gros intestin et sur l'intestin grêle.

Historique. — L'entéroclyse a été inventée par Cantani, de Naples, qui l'a surtout préconisée dans le traitement du choléra. Puis Kartulis d'Alexandrie l'appliqua au traitement de la dysenterie aiguë et chronique.

En France, cette méthode a été essayée par Dujardin-Beaumetz et Bourcy, qui en ont retiré de grands bénéfices et l'ont vivement préconisée. Puis son étude a été reprise par de Genersich et surtout par Lesage et Dauriac, qui en ont réglé d'une façon très précise le manuel opératoire. Depuis, elle a été appliquée par un grand nombre de médecins et a continué à donner, dans la plupart des cas, les résultats antérieurement acquis.

Instrumentation. — Elle est fort simple : un bock à injection d'une contenance de 2 à 4 litres muni d'un tube en caoutchouc de 1^m,50 à 2 mètres et d'une canule en caoutchouc rouge suffisamment longue, 25 à 35 centimètres, pour arriver jusqu'au milieu du côlon transverse ; canule qui peut être remplacée par un tube de caoutchouc rigide ou par la sonde œsophagienne de Debove.

Le tube est muni d'une pince ou d'un robinet, afin de pouvoir régler l'écoulement du liquide.

Technique. — Les instruments étant préparés et minutieusement nettoyés, on prépare le liquide laveur. On peut se servir d'eau bouillie; mais, dans certains cas, il est indiqué de faire usage de liquides médicamenteux : émollients, astringents, purgatifs, antiseptiques, ou même de certaines eaux minérales naturelles. Le liquide doit être porté à une température variant entre 35° et 40°.

Le malade est alors étendu sur une chaise longue ou sur un lit recouvert d'une toile imperméable, dans le décubitus dorsal et légèrement latéral droit, un coussin soulevant un peu la hanche gauche et un second coussin soulevant les épaules de façon à mettre le flanc droit et, conséquemment, le cœcum dans une position déclive. Cela fait, on introduit la canule, l'orifice anal étant enduit d'un peu de vaseline, la canule étant également graissée et tenue de la main droite comme une plume à écrire ; elle est poussée lentement suivant une ligne dirigée de bas en haut et d'arrière en avant, comme si l'opérateur voulait la diriger vers l'ombilic. Puis, changeant de direction, l'opérateur continue à pousser l'instrument suivant une ligne parallèle à l'axe du corps, tout en lui imprimant de temps en temps quelques mouvements de rotation, afin d'éviter que l'extrémité de la canule ne soit recourbée par les flexuosités de l'intestin. On continue cette manœuvre et l'on peut, par la palpation, arriver à sentir l'extrémité de la canule vers le milieu du côlon transverse.

Le cathétérisme intestinal est alors terminé, et le lavage proprement dit va commencer.

La canule est alors réunie au tube de caoutchouc du bock. Celui-ci est rempli du liquide préalablement porté à une température convenable puis, doucement, le robinet étant ouvert, un aide élève le bock au-dessus du plan horizontal du malade. Cette élévation communique au liquide la pression nécessaire pour sa progression dans le canal intestinal et, dans tous les cas, une pression de 20 à 25 centimètres suffit largement. Aussi doit-on poser comme règle absolue de ne *jamais dépasser 50 centimètres*.

Le liquide franchit le côlon descendant, puis le côlon transverse et vient occuper le cœcum, tandis qu'une partie s'échappe entre les parois de l'orifice anal et la canule, d'où nécessité d'obturer complètement cet orifice avec un tampon de coton. Généralement quand 2 litres de liquide sont écoulés, la valvule de Bauhin qui ferme l'entrée de l'intestin grêle est sur le point d'être franchie. Si elle est complètement suffisante, elle résiste et le liquide cesse de s'écouler ; si au contraire elle est insuffisante, ce qui est très fréquent, le niveau continue à baisser dans le bock, et le liquide vient peu à peu remplir les anses intestinales. On peut s'en rendre compte en pratiquant la percussion ; le flanc droit devient mat, tandis que la région ombilicale reste sonore.

Quand le liquide arrive dans l'estomac, ce qui se produit généralement après l'introduction de 4 litres, le malade éprouve des nausées et même des vomissements composés de liquides et de matières fécales. « En introduisant un tube œsophagien par la bouche, disent Lesage et Dauriac, on peut l'amorcer, et le liquide parvenu dans l'estomac est ainsi évacué d'une façon continue ; la circulation du liquide est complète de l'anus à la bouche ; le lavage de l'intestin peut être ainsi réalisé dans toute son étendue. »

En pratique, il n'est pas nécessaire de pousser l'opération aussi loin, car l'entéroclyse ainsi pratiquée est susceptible de provoquer des accidents sérieux ; il faut se contenter de laver le gros intestin et une portion de l'intestin grêle, ce qui suffit généralement pour évacuer le contenu intestinal et pour modifier la muqueuse. Il ne faut pas faire pénétrer le liquide dans l'estomac, et l'on y arrive en réglant la quantité de liquide injectée, car, d'après les expériences faites à ce sujet, le liquide pénètre dans l'intestin grêle à partir de 2 litres, et dans l'estomac à partir de 4 litres. Il est évident que la quantité de liquide qu'on peut introduire dans l'intestin varie avec les sujets, et chez le même sujet avec le degré d'accoutumance. Dans les premières séances d'entéroclyse, il est de bonne pratique de ne pas vouloir laver quand même un intestin irritable qui se contracte et occasionne des douleurs vives ; il faut, au début, tâter la susceptibilité du sujet et n'augmenter que peu à peu la quantité de liquide injectée.

Règles particulières. — Dans certains cas, l'introduction de la canule rectale est difficile et ne peut être menée à bien qu'en se conformant à quelques règles particulières que nous allons exposer.

1° *Il existe un obstacle au niveau de l'anus.* Cet obstacle peut être de différentes causes : simple spasme en cas de fissure anale ou d'irritabilité de la muqueuse ; varices hémorrhoïdaires saillantes ou enflammées. Il faut alors dans le premier cas anesthésier la région au moyen d'une solution de cocaïne au cinquantième et prescrire, dans l'intervalle des séances d'entéroclyse, des suppositoires calmants, composés suivant la formule :

Chlorhydrate de cocaïne................... 0 gr. 03
Extrait de jusquiame........ ⎫
— belladone........ ⎬ āā........ 0 — 02
— d'opium,........ ⎭
Beurre de cacao q. s. p. 2 ou 3 gr.
Pour un suppositoire.
1 à 2 suppositoires suivant les cas.

Si l'on se trouve en présence d'une tumeur hémorrhoïdaire procidente, il faudra préalablement la réduire. Quand il existe, en outre, un certain degré d'inflammation des hémorrhoïdes, il devient nécessaire de prescrire un traitement antiphlogistique (bains de siège, compresses à demeure) avant de commencer les lavages de l'intestin.

2° *L'obstacle siège au niveau du rectum.* Il peut s'agir d'une tumeur quelconque, d'une déviation utérine, d'une hypertrophie prostatique, d'un rétrécissement spasmodique ou plus simplement d'une accumulation de matières fécales. Dans ce dernier cas, une purgation ou un lavement évacuateur feront disparaître l'obstacle; s'il s'agit d'une déviation utérine (rétroflexion ou rétroversion), on tâchera de la réduire momentanément au moyen du doigt introduit dans le vagin. Quand une tumeur vient comprimer le rectum contre le sacrum, on imprimera à la canule des directions variées et des mouvements de rotation, tout en procédant toujours avec une très grande douceur, jusqu'à ce qu'on ait la sensation de la progression à travers l'obstacle. En cas de rétrécissement spasmodique il suffit souvent, comme dans le cathétérisme uréthral, de maintenir la canule contre l'obstacle en exerçant une très légère pression pour le voir céder.

D'autres difficultés peuvent se présenter, non plus à propos de l'introduction de la sonde dans l'intestin, mais relativement à l'écoulement du liquide : l'œil de la canule peut être bouché soit par un amas de matières fécales, soit par un repli de la muqueuse. Il faut dans ce cas déplacer un peu la canule ou lui imprimer un mouvement de rotation pour faire disparaître l'obstacle à l'écoulement, ou augmenter momentanément la pression du liquide en élevant légèrement le récipient qui le contient.

Mode d'action. — Le lavage de l'intestin possède une action complexe, à la fois locale et générale.

1° LOCALEMENT, il agit sur le contenu de l'intestin, sur la paroi intestinale et sur les vaisseaux sanguins.

a) *Contenu intestinal.* — L'eau du lavage ramollit les matières fécales et les entraîne généralement avec elle à la fin de l'opération, sinon elle aide à leur expulsion spontanée. Conséquemment, le lavage empêche l'accumulation des matières fécales et permet de prévenir la distension des parois intestinales et l'atonie qui en résulte. En outre, une certaine partie des microbes saprophytes ou pathogènes, de même que leurs produits de sécrétion, sont enlevés de l'organisme par l'évacuation du liquide laveur. Cette action antiseptique du lavage intestinal est naturellement plus marquée quand on ajoute au liquide une substance antiseptique (acide borique, naphtol, etc.) dans les proportions que nous étudierons plus loin.

b) *Paroi intestinale.* — Le contact de l'eau avec la muqueuse provoque une excitation et une contraction es fibres musculaires lisses qui se traduisent par une xagération des mouvements péristaltiques de l'intestin. 'et effet sur la paroi concourt avec l'effet sur le contenu pour amener l'évacuation du tube intestinal et consécutivement son asepsie.

c) *Vaisseaux sanguins*. — L'action exercée par le lavage sur la circulation locale dépend de la température du liquide. Le lavage froid détermine une vasoconstriction du réseau vasculaire intestinal et, conséquemment, une augmentation de la tension sanguine dans le reste du système porte, en particulier dans le réseau hépatique. Le lavage chaud produit une vaso-dilatation plus ou moins accusée et une congestion dans le réseau intestinal.

2° Les effets généraux des lavages de l'intestin sur la circulation et la diurèse sont la conséquence de cette action sur la circulation intestinale et des rapports physiologiques qui unissent la circulation générale et la circulation porte. La tension sanguine générale augmente quand la tension dans le réseau porte diminue, elle diminue quand la seconde augmente, ce qui revient à dire que le lavage chaud fait baisser la pression sanguine tandis que le lavage froid la fait augmenter.

Les effets diurétiques sont connexes des effets circulatoires, mais ici il faut tenir compte d'un fait particulier : l'absorption d'une certaine quantité de liquide par le tube intestinal.

Indications thérapeutiques. — D'une façon générale, les lavages de l'intestin sont indiqués chaque fois que l'on veut débarrasser l'intestin de son contenu, diminuer les phénomènes de fermentation et de résorption, augmenter la tonicité de la paroi musculeuse, modifier la circulation abdominale et agir sur la diurèse.

Constipation. — Le lavage de l'intestin doit être réservé aux cas de constipation chronique et rebelle, que celle-ci soit essentielle ou symptomatique. La constipation essentielle peut être d'origine atonique ou d'origine spasmodique.

Dans la constipation atonique, on doit faire usage d'un liquide chaud, d'une température supérieure à 40° et même 45° et peu abondant; tandis que dans la constipation spasmodique on aura recours aux lavages tièdes et de quantité progressivement croissante.

Dans la constipation symptomatique par compression, le lavage de l'intestin permet l'évacuation des matières arrêtées et durcies au-delà de l'obstacle.

Entéro-colite muco-membraneuse. — Les lavages du gros intestin doivent être pratiqués au moment des crises; ils répondent en effet à une indication essentielle, celle de débarrasser l'intestin des fausses membranes qu'il renferme. Les lavages seront faits, deux à trois fois par jour, selon l'intensité des phénomènes douloureux et répétés jusqu'à disparition complète; on emploira l'eau bouillie tiède ou une solution faible (2 0/00) de borate de soude.

Cependant, le plus souvent on se sert des grands lavages avec de l'eau bouillie bien chaude, ayant de 40° à 50°, dont on injecte lentement un à deux litres, rarement plus. Par eux on décongestionne l'intestin, on nettoye la muqueuse et on excite les contractions qui doivent lutter contre la constipation. C'est le meilleur mode de traitement local de l'entéro-colite, mais il ne peut guérir à lui seul.

Si l'on craint que l'entéro-colite ait une tendance à devenir ulcéreuse, il faut remplacer les lavements d'eau par les lavements d'huile d'olive tiède à la dose de 1/2 à 1/4 de litre. L'huile agit en calmant l'irritation intestinale, en lubréfiant les matières fécales durcies et en s'opposant à la résorption de l'eau contenue dans l'intestin.

CHOLÉRA. — L'entéroclyse permet de lutter efficacement contre une cause d'intoxication puissante de l'organisme, à savoir la résorption des toxines cholériques au niveau de l'intestin. Cantani employait la solution suivante :

Tannin..............................	3 à 6 gr.
Gomme arabique........................	50 —
Eau distillée...........................	2.000 —

Les lavages du gros intestin sont, en outre, indiqués lorsqu'il existe des ulcérations du côlon, mais dans ce cas, il faut avoir grand soin de ne pas employer une pression forte, car on pourrait provoquer la rupture de la paroi intestinale au niveau de la partie ulcérée.

DIARRHÉES DYSENTÉRIFORMES. — Les lavages du gros intestin sont particulièrement indiqués dans le traitement de la dysentérie lorsque cette maladie, arrivée à sa seconde période, se caractérise par du ténesme rectal et des selles glaireuses sanguinolentes.

Dans les cas légers, on se contentera de faire des lavages avec de l'eau bouillie tiède ou additionnée d'une petite quantité de borate de soude (2 0/00) ; mais dans les cas graves, avec douleurs vives et selles fortement teintées de sang, il devient nécessaire de modifier la muqueuse du gros intestin, plus ou moins enflammée, par des lavages au nitrate d'argent. Mathieu conseille de se servir, en ce cas, d'une solution de 25 à 30 centigrammes de nitrate d'argent dans 1.000 grammes d'eau et même d'élever la dose de nitrate à 1 gramme pour 1.000 dans les cas accentués, en ajoutant au besoin 10 gouttes de laudanum par lavement. On peut encore employer aussi le tannin, l'ipéca, l'iode, le ratanhia, le chlorure de zinc et d'autres astringents.

Diarrhée des pays chauds. — Les lavages du gros intestin ont ici une triple action : évacuante, modificatrice et antiseptique. Mécaniquement, ils agissent en débarrassant l'intestin d'une partie des toxines sécrétées par les microbes variés qui y pullulent ; comme agent modificateur, ils exercent leur action sur les ulcérations du gros intestin et sur l'état anatomique spécial de l'intestin grêle dont l'aspect rappelle celui de la baudruche ; comme antiseptique ils empêchent le développement des colonies microbiennes.

J'emploie de préférence les lavages du gros intestin avec une solution de bichlorure de mercure à 10/000. D'autres auteurs emploient des substances variées : Dujardin-Beaumetz préconise les lavages au naphtol à 1 0/0 ; Le Dantec, le nitrate d'argent au 1/1.000. On a encore préconisé l'eau boriquée, le permanganate de potasse (2 grammes pour 1.000), la liqueur de Labarraque (2 à 4 grammes), l'acide salicylique (1 à 2 grammes), les astringents.

L'addition du laudanum en quantité variable est toujours indiquée quand les douleurs sont vives.

Congestion du foie. — Le lavage de l'intestin est indiqué dans certaines formes de congestion chronique du foie, ses avantages ont été bien mis en évidence par Krull. En effet, il tend à remplir une indication primordiale, diminuer ou supprimer la toxicité du contenu intestinal, et possède, en outre, une action décongestive vis-à-vis du foie en provoquant une dérivation sanguine au niveau de l'intestin.

Le lavage de l'intestin convient surtout à la congestion hépatique des dilatés et des dyspeptiques chez lesquels la toxicité du tube digestif est toujours d'un taux très élevé ; il représente, dans le traitement de cette affection, le complément nécessaire du lavage de l'estomac.

La congestion passagère du foie qui s'observe chez les alcooliques à la suite des excès de boissons, ou chez les gros mangeurs, à la suite d'une ingestion trop copieuse mal supportée, doit aussi être traitée par le lavage de l'intestin. Il en est de même de la congestion hépatique des goutteux.

Dans chacun de ces cas, il faut toujours faire usage d'eau froide, de 12 à 15°.

Ictère catarrhal. — Depuis la publication du travail de Krull, qui date de 1877, on fait usage des grands lavements froids dans le traitement de l'ictère catarrhal. Cet auteur conseillait d'introduire dans le rectum 1 à 2 litres d'eau froide à la température de 12 à 15° et de recommander au malade de les tenir le plus longtemps possible, c'est-à-dire quelques minutes, car l'expulsion ne saurait être retardée. Cette méthode, par conséquent, diffère un peu de l'entéroclyse proprement dite, puisque le liquide est conservé, mais elle s'en rapproche par la quantité de liquide introduite. D'après Krull, les grands lavements d'eau froide réveillent les mouvements péristaltiques de l'intestin et augmentent la sécrétion de la bile, d'où résulte une véritable chasse biliaire qui force l'obstacle à l'excrétion, soit en expulsant le bouchon obturateur, soit en écartant les parois congestionnées et augmentées de volume du canal cholédoque. Ils déterminent, en outre, une action réflexe qui, partie de la muqueuse intestinale impressionnée par le froid, aboutit aux parois musculeuses de la vésicule biliaire et des voies biliaires extra-hépatiques, et provoque la diurèse en augmentant la tension artérielle.

Au point de vue clinique, les grands lavements d'eau

froide donnent de très bons résultats: l'ictère disparaît rapidement sous leur influence et les autres symptômes: pesanteur épigastrique, prurit, malaise, céphalalgie, anorexie, asthénie, douleur hépatique, s'amendent également. Généralement un petit nombre de lavements suffit pour amener la guérison. Le lavement doit être donné le matin de préférence et répété tous les jours jusqu'à guérison; on ne l'administre deux fois par jour que lorsqu'on a affaire à des ictères prolongés ayant résisté aux autres traitements.

CIRRHOSES. — Les grands lavements froids sont également indiqués dans la cirrhose hypertrophique et dans la cirrhose atrophique à cause de leur action sur l'écoulement de la bile et de leur action désinfectante sur le contenu intestinal.

OBSTRUCTION INTESTINALE. — Certaines formes d'obstruction intestinale, telles que la forme par volvulus ou par intussusception, sont susceptibles d'être combattues efficacement par l'entéroclyse. Certains médecins américains l'ont employée et ont pu arriver à faire disparaître complètement l'obstacle. Il est incontestable que ce procédé ne saurait donner des résultats constants dans une semblable affection où il existe tant de variabilité dans la disposition de l'obstruction; mais, au début des accidents, il devra toujours être essayé avant de poser l'indication d'une intervention chirurgicale. Si l'on ne peut arriver par ce moyen à lever l'obstacle, on n'aura pas fait une besogne inutile, car on aura, par l'évacuation des matières fécales ainsi produite, diminué les phénomènes de résorption intestinale et, par conséquent, de stercorrhémie qui jouent un rôle si grand dans la production des accidents de l'obstruction intestinale. De cette façon le malade sera dans de meilleures conditions pour supporter l'intervention chirurgicale dont l'indication se pose alors d'une façon formelle.

Contre-indications. — Le lavage de l'intestin est contre-indiqué dans certains cas. Chez les sujets fort nerveux dont l'intestin est très irritable, il détermine des douleurs vives qui peuvent s'accompagner d'un état général assez inquiétant : palpitations, sueurs froides, syncopes. En pareille circonstance, il y a contre-indication tant que dure cette intolérance intestinale que l'on devra combattre par la médication calmante et, en particulier, par les bromures et l'hydrothérapie.

Dans les affections où l'on soupçonne l'existence d'ulcérations intestinales, le lavage n'est contre-indiqué que si l'étendue supposée des lésions laisse croire que la paroi intestinale se rompra sous l'influence de la pression du liquide laveur. D'une façon générale, le lavage doit être pratiqué en cas d'ulcérations, mais il doit être fait avec une très grande douceur et avec un liquide tiède lancé sous une très faible pression.

Les hémorrhagies abondantes contre-indiquent l'emploi de l'entéroclyse, mais les hémorrhagies modérées ne sont pas une contre-indication ; dans ce cas, il est indispensable de se servir d'un liquide froid ou très chaud, car les lavages tièdes sont susceptibles de provoquer ou d'augmenter les hémorrhagies.

Les affections cardiaques ne constituent pas une contre-indication absolue, mais elles nécessitent une très grande modération dans l'application de la méthode, à cause des modifications imprimées par elles à la circulation générale. Il en est de même dans l'artério-sclérose généralisée.

Dans les affections fébriles intestinales ou hépatiques, on a vu, dans certains cas, le lavage de l'intestin provoquer une élévation de la température et des signes d'intoxication assez accentués. Cette influence ne doit pas faire rejeter le lavage dans le traitement de ces affections, car elle peut être évitée. En effet, elle est due à la résorption des matières intestinales provoquée par leur ramollissement par l'eau du lavage, résorption qu'il est facile d'éviter en ayant soin de laver l'intestin jusqu'à ce que l'eau ressorte tout à fait claire.

ENTÉROCLYSE CHEZ LE NOUVEAU-NÉ

Ce mode de traitement présente une extrême importance dans le traitement des affections gastro-intestinales du premier âge ; on l'a employé dans le traitement de l'athrepsie. Bonnaire et Mercier ont insisté avec juste raison sur les grands avantages qu'on en retire et en ont précisé les indications.

Technique. — Elle diffère notablement de celle que nous avons indiquée précédemment, car ici la valvule de Bauhin étant presque toujours, sinon toujours, insuffisante, on doit faire pénétrer le liquide laveur dans l'intestin grêle et, pour ce faire, quelques précautions particulières doivent être prises.

L'instrumentation comprend un bock à injections, renfermant 500 grammes de liquide, un tube en caoutchouc et une sonde molle en caoutchouc rouge d'un numéro variant de 15 à 20 de la filière Charrière. Ce liquide, dont la nature varie avec les indications particulières, doit toujours être tiède ; le plus souvent, on emploie l'eau bouillie simple ou additionnée d'acide borique (10 0/00), de chlorure de sodium (7 0/00), de naphtol et de borate de soude (naphtol 1 gramme, borate de soude 10 grammes pour 1.000 grammes d'eau).

Voici la technique préconisée par Bonnaire. L'opérateur s'assied sur une chaise, les genoux recouverts d'une toile caoutchoutée ou d'un imperméable. L'enfant

est placé en travers des genoux de l'opérateur de façon
que son siège déborde le bord interne des cuisses du
médecin et qu'il soit un peu au-dessus du niveau du
reste du corps. Une précaution très importante à prendre,
c'est de placer l'enfant dans le décubitus latéro-dorsal
droit, c'est-à-dire que la hanche gauche soit plus haute
que la droite. Pour réaliser cette condition, il suffit de
tenir dans la main gauche les jambes de l'enfant réunies ;
et de les incliner de façon à les diriger de haut en bas et
d'arrière en avant, tandis que l'on serre l'enfant entre le
coude gauche et le plan antérieur du corps de l'opérateur. On saisit alors de la main droite la sonde, on laisse
couler une partie du liquide de façon à ne pas faire
entrer d'air dans l'intestin, on mouille la sonde, on l'introduit dans l'anus et on la pousse à une profondeur
de 15 à 20 centimètres, profondeur à laquelle on perçoit
généralement un obstacle qui empêche la progression
de la sonde.

Un aide soulève alors le bock à une hauteur de 15 à
50 centimètres. Le liquide pénètre facilement dans le
gros intestin pendant que l'opérateur, avec les doigts
qui maintiennent la sonde, ferme hermétiquement l'orifice anal pour empêcher le reflux du liquide. Quand le
bock est vide, on laisse sortir le liquide de l'intestin par
la sonde laissée en place ou directement par l'anus après
enlèvement de la sonde.

Cette opération devra être faite une ou deux fois par
jour, tant que dureront les symptômes qui en auront
fait poser l'indication.

Indications. — L'entéroclyse appliquée chez le nouveau-né est une méthode simple et fort efficace, sans
aucun danger, qui peut être utilisée dans un grand
nombre de circonstances.

Tympanisme. — L'entéroclyse, comme l'a démontré Bonnaire, réussit très bien dans le tympanisme abdominal avec selles fétides survenant à la suite de l'ingestion d'une trop grande quantité de lait, même s'il s'agit de lait maternel.

Diarrhée verte. — Cette affection cède généralement à quelques séances d'entéroclyse même lorsqu'elle a résisté aux traitements diététiques et médicamenteux généralement usités en pareil cas. Le liquide à employer, lorsque les selles sont très fétides, doit avoir la composition suivante :

Eau bouillie tiède......................	500 gr.
Borate de soude......................	5 —
Naphtol......................	1 —

Dyspepsie infantile. — Dans la dyspepsie avec fièvre, on doit pratiquer les lavages de l'intestin avec un liquide dont la température oscille entre 25° et 30°. On évacue ainsi rapidement l'intestin et l'on s'oppose à la résorption des toxines intestinales.

Athrepsie. — Le lavage de l'intestin agit ici dans le même but ; en outre, par la quantité d'eau qui est résorbée, il permet de combattre l'abaissement de la pression sanguine. Il est donc indiqué dans les cas sérieux, comme complément nécessaire du lavage de l'estomac.

V

MÉDICATION BALNÉAIRE

LES BAINS

Définition. — Au point de vue spécial qui nous occupe, le bain peut être défini, une immersion plus ou moins longue du corps dans un milieu liquide, car nous n'avons nullement en vue le bain gazeux, le bain de vapeurs, ni le bain de boues.

Historique. — La balnéation semble avoir été employée dès la plus haute antiquité ; les médecins de l'école hippocratique en firent usage ; les Arabes suivirent leur exemple et au XVIIIe siècle, sous l'influence de Priessnitz (de Grafenberg), cette médication vit ses indications augmentées dans une très grande proportion. Tandis que certains auteurs préconisent l'emploi de la balnéation froide, tels que Bartels, Liebermeister, Brand en Allemagne, et Frantz Glénart, Tripier et Bouveret, Juhel-Renoy en France ; d'autres auteurs parmi lesquels il faut citer Sorel, Riess, Unterricht, Türck etc., se servent des bains tièdes ou chauds. Aujourd'hui les deux genres de balnéation chaude et froide sont conservés et couramment employés, car chacun a ses indications propres.

Variétés. — Le bain d'eau simple peut être froid ou chaud ; le bain est froid quand la température est comprise entre 0 et 25° C. ; il est tiède quand sa température oscille au-dessus de 30° C. ; il est chaud quand la température dépasse ce chiffre. Cette division, quoique incomplète, a le grand avantage d'être fort simple et de reposer, à la fois, sur des données physiologiques et thérapeutiques ; on a, en effet, multiplié les divisions fondées sur la température du bain ; c'est ainsi qu'on a distingué les bains très froids des bains froids et des bains frais, les bains chauds des bains très chauds. Mieux vaut, quand on prescrit les bains thérapeutiques, en indiquer la température à 2 ou 3° près, plutôt que de recourir à ces nombreux qualificatifs dont le sens est très variable.

Dans ce chapitre nous étudierons, d'une part, le bain froid et, d'autre part, le bain tiède et le bain chaud.

BAIN FROID

Mode d'action. — Le bain froid exerce une action variable avec les circonstances : température de l'eau, durée de l'immersion, état de mouvement ou de repos de l'eau ou du sujet, susceptibilité et constitution du sujet.

'TÉGUMENT. — Le contact de l'eau froide détermine un état spécial de la peau qui devient pâle et comme hérissée de papilles, état connu sous le nom de chair de poule. En même temps la peau devient froide, la sensibilité diminue, les capillaires se resserrent, et les sécrétions cutanées s'arrêtent. Ces phénomènes persistent pendant une certaine partie de la durée de l'immersion et même après, quand celle-ci n'a pas été trop prolongée. A la sortie du bain, la peau reprend assez vite sa teinte et sa sensibilité habituelles; mais, dans certains cas, elle peut présenter une teinte plus ou moins blafarde avec çà et là des plaques violacées et une teinte franchement livide au niveau des extrémités.

Système nerveux. — Le bain froid produit un choc nerveux se caractérisant par une sensation de froid avec frissons, de gêne respiratoire et de serrement, comme si l'enveloppe du corps se rétrécissait. Il existe, en même temps, une sorte de spasme généralisé qui aboutit quelquefois à des tiraillements de la mâchoire et des membres. Au bout de deux à trois minutes, ces phénomènes pénibles font place à une série de sensations plus ou moins agréables constituant la réaction. Le spasme qui bridait les mouvements disparaît, la respiration devient très facile, le thorax est libre et une sensation de chaleur se répand à la surface du corps. Cet état réactionnel est le résultat d'une stimulation générale, il dure quelques minutes et de nouveau les phénomènes initiaux réapparaissent si l'on ne cesse pas l'immersion.

Respiration. — La sensation d'oppression ressentie au début du bain s'accompagne d'une augmentation du nombre des mouvements respiratoires et d'une diminution de leur amplitude; puis, pendant la période de réaction, la respiration se calme et devient plus ample, plus profonde et plus lente qu'avant le bain; l'air arrive en plus grande quantité et, d'après Quinquaud, la ventilation pulmonaire serait doublée.

Circulation. — Nous avons vu que la circulation périphérique était très fortement influencée par le bain froid. Il y a, au début, une vaso-constriction qui aboutit à un état d'anémie de la peau et qui s'accompagne d'un ralentissement du pouls. Le nombre des battements peut descendre de dix par minute ; le pouls devient profond et dur, « concentré », puis avec la réaction il augmente de fréquence, monte jusqu'à 100 et même 120 chez l'homme sain, et cette exagération de la fréquence persiste après le bain. Si, au contraire, la réaction ne se produit pas, le pouls reste dur et lent et peut même devenir irrégulier et très faible.

La vaso-constriction initiale ne dure généralement que quelques minutes, elle est alors remplacée par une vaso-dilatation. La pression veineuse augmente, tandis que la pression artérielle diminue. Le sang, par suite de l'augmentation de la respiration, est plus oxygéné qu'à l'état normal.

TEMPÉRATURE. — L'immersion dans l'eau froide produit d'abord une légère élévation de la température centrale ; puis elle détermine un abaissement dont l'intensité varie surtout avec le degré de la température du corps et de l'eau, ainsi qu'avec la durée du bain. L'élévation primitive n'est que de quelques dixièmes de degré tandis que l'abaissement peut faire tomber la température centrale de 4° au-dessous du chiffre initial. Cet abaissement de 4° est la limite extrême que l'on peut atteindre par la balnéation froide, car au-delà les sensations douloureuses provoquées par le refroidissement ne sauraient être supportées.

Après la sortie du bain, la température continue à baisser pendant une dizaine de minutes, environ de quelques dixièmes de degré, puis la réaction commence à s'opérer, et la température remonte d'autant plus vite que le sujet est plus vigoureux. Le temps de réaction dure environ deux heures, la température est alors revenue à son chiffre initial qu'elle peut même dépasser de quelques dixièmes ou d'un degré centigrade.

Urines. — Le bain froid provoque une augmentation de la quantité des urines. Cette polyurie tient à plusieurs causes : d'une part, à la petite quantité d'eau absorbée au niveau de la peau pendant la durée de l'immersion et surtout à l'augmentation de la pression sanguine au niveau des viscères et à la suroxygénation du sang.

En résumé, le bain froid agit comme stimulant du système nerveux et de la nutrition, et comme diurétique.

Indications thérapeutiques. — Le bain froid répond à de nombreuses indications thérapeutiques ; ses propriétés stimulantes dans les affections accompagnées de dépression de l'organisme, ainsi que ses propriétés calmantes dans celles qui déterminent une hyperéxcitation peuvent amener une modification très heureuse dans l'évolution du processus morbide.

Névroses. — Les accidents convulsifs de l'épilepsie et de l'hystérie sont très efficacement influencés par les immersions froides ; d'après Currie cette médication est capable non seulement de les faire cesser, mais encore d'en prévenir ou d'en retarder le retour.

Fièvre typhoïde. — La balnéation froide constitue le traitement de choix de la fièvre typhoïde. Recommandée depuis longtemps par Currie, Grannini, Priessnitz, Récamier, Trousseau, etc., elle ne fut systématiquement préconisée que par Bartels et Jürgensen, puis par Liebermeister et par Brandt en Allemagne et par Glénard, Tripier et Bouveret en France. C'est cette médication que je conseille de préférence à toute autre et que je m'efforce de faire accepter par les familles qui sont encore imbues de ce préjugé qu'il ne faut pas traiter le chaud par le froid.

Le bain froid paraît exercer une action spécifique sur la fièvre typhoïde, à tel point que l'on peut considérer, comme l'expression à peu près exacte de la vérité, l'assertion des médecins lyonnais, à savoir : que toute dothiénentérie traitée par les bains froids avant le cinquième jour de son évolution guérit toujours, sauf de très rares exceptions.

L'application des bains froids amène rapidement une diminution de l'intensité des symptômes ; les phénomènes d'ordre nerveux disparaissent les premiers, trois ou quatre bains emportent le délire. Au bout de quelques jours, l'aspect du malade change complètement ; son intelligence se réveille ; il sort de sa torpeur et sa physionomie respire le bien-être. L'aspect typhique ne se voit jamais chez les malades traités par la méthode des bains froids.

L'indication des bains froids est formelle dans la dothiénentérie : il faut baigner le malade dès que le diagnostic est posé, et les chances de réussite sont considérablement accrues si l'on peut commencer la balnéation avant le cinquième jour de la maladie. Aussi vaut-il mieux appliquer cette méthode à des malaises qui simulent à leur début la fièvre typhoïde que de l'appliquer trop tard par suite d'une erreur. Le degré de gravité de la fièvre typhoïde importe peu : il faut baigner indistinctement tous les typhiques ; ce n'est qu'à cette condition qu'on a de bons résultats, car, sans cela, on risque de ne pas baigner des typhiques dont la maladie doit être grave plus tard.

La technique du traitement de la fièvre typhoïde par les bains froids est la suivante. La baignoire est placée près du lit du malade et protégée par un paravent contre les courants d'air ; elle est remplie d'eau à la température de 18 à 22° C, que l'on renouvelle chaque jour. Pour éviter l'impression trop pénible de l'eau froide, on mouille d'abord la poitrine et la face du malade avec de l'eau plus froide que celle de la baignoire ; puis, on le met dans le bain où il doit entrer complètement ayant de l'eau jusqu'au cou. Il est important, pour éviter des complications pulmonaires, que ses épaules ne sortent pas de l'eau. Sa tête est recouverte pendant toute la durée du bain d'une compresse trempée dans de l'eau froide ou d'une vessie de glace. Le malade peut, tant qu'il est dans l'eau, boire un peu de champagne et d'eau fraîche.

L'entrée dans le bain est marquée par un court frisson sans importance, puis par une période de bien-être de cinq à six minutes. Ensuite arrive un nouveau frisson qui se prolonge et coïncide avec la baisse thermique. Ce frisson ne cesse qu'avec la sortie du bain : on peut retirer le malade de l'eau dès qu'il devient trop intense.

La durée du bain est de dix minutes dans les cas simples, on peut même retirer le malade de l'eau quand apparaît le frisson ; elle est de quinze minutes pour les cas graves. Le bain terminé, le typhique est entouré d'une couverture de laine et remis dans son lit sans être essuyé ; là, on le laisse peu couvert, la couverture ne remontant que jusqu'à la poitrine. Un quart d'heure après on l'alimente. Dans l'intervalle des bains, il est bon de maintenir un large cataplasme froid très mince sur le ventre.

Le bain est donné toutes les trois heures, soit huit par vingt-quatre heures ; on ne doit jamais les cesser la nuit. Dans les cas sérieux, c'est-à-dire dans ceux où la température reste toujours élevée, en plateau, sans défervescence matinale accusée, il est bon de les rapprocher et de les donner toutes les deux heures. Ce n'est que dans les cas où la température rectale n'atteint pas 39° qu'on peut se permettre d'omettre un bain. La température est prise avant et après chaque bain et toujours dans le rectum. Il ne faut pas croire que l'abaissement thermique obtenu après le bain froid soit toujours considérable : il ne dépasse guère 0,8 à 1°. Des abaissements de 1°,5 à 2° sont rares ; souvent même, l'abaissement, nul après le bain, ne se montre qu'une demi-heure plus tard.

Parfois même l'abaissement thermique est nul, ce qui n'empêche pas le bain de donner de bons effets en calmant le système nerveux et en provoquant la diurèse.

Les premiers bains causent au malade une grande appréhension et même une vraie douleur. S'il est plongé rapidement dans l'eau, ses sensations sont moins désagréables ; il éprouve cependant toujours de l'angoisse et de l'oppression que font disparaître les affusions froides sur la tête. Ces malaises passés, il ressent un véritable bien-être qui cesse vers la huitième minute du bain quand apparaît le frisson. Celui-ci annonce le commencement de la défervescence qui est d'autant plus grande que le frisson dure plus longtemps. Reconduit à son lit à ce moment, le malade éprouve un grand bien-être et s'endort peu après d'un sommeil tranquille.

Les contre-indications à l'emploi de la balnéation froide sont peu nombreuses ; ce sont : la myocardite, la tuberculose pulmonaire en voie d'évolution, la syncope, les hémorrhagies intestinales tardives, la perforation de l'intestin, la péritonite. Les hémorrhagies intestinales qui surviennent dans la deuxième semaine ne sont pas une contre-indication, excepté si elles s'accompagnent d'un abaissement de la température et de lipothymies, car elles sont alors déterminées par un processus ulcéreux au niveau des plaques de Peyer et non plus par un processus purement congestif.

L'âge avancé, au-delà de cinquante ans, est une contre-indication au bain froid, il faut dans ce cas employer le bain graduellement refroidi. Chez l'enfant, le bain pourra être donné froid d'emblée, mais sa durée ne dépassera pas cinq minutes. Le bain froid n'est pas toujours bien supporté par lui, aussi je l'emploie rarement avant l'âge de douze ans ; je lui préfère le bain tiède. Chez les jeunes filles et les jeunes femmes affaiblies, il en est de même, le bain froid est souvent mal toléré et par suite moins efficace que le bain tiède donné, lui aussi, systématiquement toutes les trois heures. La menstruation et l'état puerpéral ne sont pas des contre-indications ; j'ai, en effet, donné des bains sans inconvénient à des femmes accouchées depuis trois jours.

FIÈVRE TYPHOÏDE ET AFFECTIONS CONCOMITANTES. — Certaines affections, telles que le catarrhe bronchique léger, la pneumonie, la tuberculose pulmonaire, quand les lésions sont guéries ou stationnaires ne contre-indiquent pas la méthode de Brandt. D'autres, au contraire, exigent certaines modifications dans son application. C'est ainsi que dans l'emphysème, Tripier et Bouveret recommandent de débuter par un bain chaud que l'on refroidit le plus bas possible, mais sans provoquer la dyspnée. Il en est de même pour la pleurésie ancienne.

Autres indications. — ROUGEOLE. — La balnéation froide ne doit être prescrite que dans certains cas bien déterminés de rougeole maligne qui se caractérisent par une fièvre élevée, par des symptômes ataxo-adynamiques et par une diminution du taux des urines.

S'il s'agit d'un enfant, le bain pourra être donné à une

température de 22 ou 24° pendant une durée de dix minutes ; s'il s'agit d'un adulte, on appliquera la méthode de Brandt dans toute sa rigueur. Le bain froid n'exerce aucune action défavorable sur l'éruption qui ne fait que pâlir au contact de l'eau froide pour reprendre rapidement son aspect, il relève le taux des urines et fait disparaître les symptômes nerveux.

Certains auteurs, tels que Dieulafoy, reconnaissent que le bain froid ne semble pas avoir d'action nuisible sur le développement des complications thoraciques de la rougeole ; mais, quand celles-ci sont déclarées, j'estime qu'il faut cesser la balnéation froide et la remplacer par la balnéation chaude qui m'a toujours donné de bons résultats.

La balnéation froide est également contre-indiquée dans la forme hémorrhagique de la rougeole.

SCARLATINE. — Dans le traitement de la scarlatine, l'indication des bains froids doit être remplie quand on se trouve en présence de cas graves caractérisés par un état d'intoxication profond avec hyperthermie, fréquence du pouls et de la respiration et phénomènes nerveux ataxo-adynamiques.

L'efficacité de la balnéation froide en pareilles circonstances a été signalée par Leichtenstein et reconnue par tous les médecins qui l'ont employée. Dans les formes hyperpyrétiques sans rémission spontanée de la température, le bain froid est un précieux agent antithermique, tandis que les nombreux produits médicamenteux n'ont qu'une action très faible ; en outre, il exerce une action éminemment favorable sur le cœur et les poumons, facilite le fonctionnement des émonctoires et aide l'évolution des manifestations cutanées.

Le bain sera donné chez l'adulte à la température de

18 à 22° pendant une durée de dix à quinze minutes, suivant les cas et suivant l'âge, chez l'enfant la durée ne sera que de cinq minutes. D'une façon générale, le bain sera donné toutes les trois heures, et ce n'est que dans les cas où la température ne remonte pas que l'on pourra en diminuer progressivement le nombre. Quand il existe du délire, il faut pendant la durée du bain, verser de l'eau froide sur la tête.

Les contre-indications à cette méthode thérapeutique sont : les menaces de collapsus caractérisées par la faiblesse du pouls et le refroidissement des extrémités coïncidant avec l'élévation de la température centrale, la myocardite, les hémorrhagies, les arthrites scarlatineuses. Chez les tout jeunes enfants, les bains froids doivent être remplacés, suivant les cas, soit par les bains progressivement refroidis, soit par les bains tièdes de 25 à 30° C.

Variole. — Les bains froids exercent une action calmante et antithermique qui peut être mise à profit dans le traitement des varioles graves à forme nerveuse et des varioles hyperpyrétiques où la température dépasse 40°. Ils doivent être donnés à la période d'invasion quand il existe de la somnolence, du coma ou de la dyspnée, ou quand l'éruption se fait mal.

Le bain sera pris à une température de 18 à 20°, s'il s'agit d'un adulte, à une température de 22 à 25°, s'il s'agit d'un enfant; la durée variera de cinq à quinze minutes; il sera répété toutes les trois heures tant que la température se maintiendra entre 39 et 40°. Comme dans les autres fièvres éruptives, le bain froid exerce une action favorable sur l'éruption en produisant une vaso-dilatation périphérique. A la période de suppuration et de dessication, on le remplacera par le bain tiède à 30°, d'une durée d'une demi-heure à une heure, additionné d'une substance antiseptique.

PNEUMONIE. — Le bain froid, qui est employé d'une façon systématique dans le traitement de la pneumonie par certains auteurs allemands, doit être réservé aux formes graves de cette affection.

Il est indiqué d'après eux dans les cas où la température très élevée oscille entre 40 et 41° et s'accompagne de phénomènes graves d'ataxo-adynamie et de faiblesse cardiaque. Malgré ses grands avantages et son action favorable sur les phénomènes nerveux et circulatoires, la balnéation froide n'en constitue pas moins une médication d'exception absolument contre-indiquée chez les diabétiques et albuminuriques, chez les artério-scléreux et chez les sujets atteints d'une cardiopathie mal compensée.

Pour mon compte, je ne l'emploie jamais.

La technique est toujours la même : température de 18 à 22°, durée de cinq à dix minutes, nombre variable avec l'intensité du cas.

Chez les enfants chez qui le choc déterminé par l'immersion froide est très grand, le bain froid n'est pas indiqué je lui préfère le bain chaud dans tous les cas de pneumonie grave.

ÉRYSIPÈLE. — Il existe certaines formes d'érysipèle connues sous le nom d'érysipèle typhoïde qui exigent d'une façon absolue l'emploi de la balnéation froide. L'érysipèle typhoïde se caractérise par une température élevée, une langue sèche et rosée, un facies très abattu, de l'insomnie, des phénomènes adynamiques, etc., qui font songer à l'aspect d'une dothiénentérie bien caractérisée. Dans l'érysipèle typhoïde il faut, à l'exemple de Juhel-Renoy, prescrire la balnéation froide dans toute sa rigueur, c'est-à-dire suivant la méthode de Brandt et donner le bain à 18°, pendant un quart d'heure, toutes les trois heures.

Pour les érysipèles moins graves, le bain peut être donné suivant la méthode de Bouchard, c'est-à-dire à une température de quelques degrés inférieure à celle du corps et progressivement abaissée jusqu'à 30°.

La balnéation a de précieux avantages : elle fait disparaître rapidement l'adynamie et le délire, exerce une heureuse influence sur les complications pulmonaires et cardiaques, augmente le taux des urines et constitue un excellent traitement préventif ou curatif de l'albuminurie. Appliquée par Legendre et Beaussenat au traitement des érysipèles graves, elle n'a donné que 2 décès sur 65 cas.

L'existence des complications pulmonaires : congestion, broncho-pneumonie, pneumonie, ne contre-indique pas l'emploi du bain froid. Dans les cas d'érysipèle du tronc et des membres ou d'érysipèle généralisé, il y a avantage à donner des bains rendus antiseptiques par l'addition de sublimé (10 grammes pour 300 litres d'eau) ou de borate de soude (500 grammes pour 300 litres d'eau).

Typhus exanthématique. — La balnéation froide est indiquée dans le traitement de cette affection au même titre que dans celui de la fièvre typhoïde. Elle a été employée d'une façon générale lors de l'épidémie de 1893, mais elle n'a pas donné de résultats aussi bons que lorsqu'elle est employée dans la dothiénentérie. Combemale et Gaudier ont traité par cette méthode 18 cas de typhus et ont eu 8 décès, ce qui donne une proportion de près de 45 0/0.

Rhumatisme cérébral. — L'apparition au cours d'une poussée rhumatismale aiguë de symptômes cérébraux :

agitation, loquacité, insomnie, céphalalgie, délire, coïncidant avec une exagération de la température et une amélioration des symptômes articulaires doit faire poser l'indication formelle de la balnéation froide.

Le bain doit se donner suivant la méthode de Brandt et, si le délire est grand, il faut y ajouter l'affusion froide sur la tête pendant l'immersion.

L'indication n'est pas moins absolue dans le cas où l'on craint l'apparition du rhumatisme cérébral.

Le bain froid est le meilleur traitement que l'on puisse opposer à cette redoutable complication du rhumatisme articulaire aigu ; sur 15 cas, Maison a obtenu 13 succès. Il n'est pas contre-indiqué quand il existe des lésions cardiaques ou du coma.

Grippe. — La balnéation froide n'est guère indiquée dans le traitement de la grippe car ici cette médication est généralement mal supportée.

Fièvre puerpérale. — Les indications de la balnéation froide au cours de la fièvre typhoïde sont les suivantes : septicémie restée utérine sans avoir provoqué de dépôts purulents, septicémie putride. Il y a contre-indication, lorsqu'il existe déjà de la suppuration, de la péritonite, de la phlegmatia alba dolens, de la myocardite, ou lorsque la pyohémie est constituée.

La technique à suivre est la suivante : le bain est donné toutes les trois heures, pendant un quart d'heure de durée, à une température variant entre 18° et 25°, suivant les cas, tant que la température oscille autour de 40°.

Delirium tremens. — Dans les cas graves caractérisés par une température élevée, supérieure à 39°, une grande excitation, des sueurs profuses, un pouls précipité et petit, il est indiqué de combattre les accès qui revêtent, dans ce cas, une allure suraiguë, par la balnéation froide.

Les bains doivent être donnés selon la méthode de Brandt, à une température de 18°, pendant une durée de dix à vingt minutes, et répétés toutes les deux ou trois heures, selon l'intensité des accidents. Il faut, en outre, comme le conseille Letulle, faire pendant toute la durée du bain des affusions froides sur la tête avec de l'eau à la même température que celle de la baignoire.

Cette médication doit être continuée d'une façon aussi énergique tant que le délire et l'hyperthermie persistent, tout en diminuant peu à peu le nombre et la durée des bains, à mesure que les symptômes précédents diminuent d'intensité. Il est évident que la balnéation froide qui s'adresse surtout aux accidents aigus doit être employée simultanément avec la médication ordinaire du delirium tremens : alcool, vin laudanisé, chloral, injections sous-cutanées de morphine.

Contre-indications générales. — Le bain froid est contre-indiqué chez les sujets atteints de maladies aiguës primitives des organes internes et particulièrement des organes thoraciques, de maladies organiques du cœur et des gros vaisseaux et chez les individus prédisposés aux congestions et aux hémorrhagies du poumon et du cerveau.

BAIN TIÈDE ET BAIN CHAUD

Mode d'action. TÉGUMENT. — Le bain chaud ramollit les couches superficielles de l'épiderme et désobstrue les orifices glandulaires. Il arrête momentanément la sécrétion sudorale, car, d'après Bornstein, la pression de l'eau du bain serait supérieure à la pression intra-glandulaire ; mais au niveau des parties non immergées, tête et cou, la transpiration se produit d'une façon exagérée. Les capillaires du réseau périphérique se dilatent, la peau prend une teinte rouge plus ou moins accusée, indice de l'attraction sanguine exercée par le bain chaud au niveau du tégument qui est en même temps plus ou moins tuméfié.

TEMPÉRATURE. — L'immersion dans un milieu liquide dont la température est, sinon supérieure, au moins égale à celle du corps humain, a pour effet de supprimer la déperdition de calorique qui s'exerçait au niveau des parties immergées et, par conséquent, d'augmenter la température du corps. Mais cette élévation de température est très momentanée et diminue très rapidement après la cessation de l'immersion ; elle est déjà très influencée pendant le bain par le fait de l'augmentation de la perspiration pulmonaire. L'exagération de la sécrétion sudorale et la stimulation imprimée à la circulation périphérique qui continuent à se manifester après le bain la font disparaître complètement. Cette augmentation de la température centrale peut d'ailleurs être évitée par l'ingestion d'une certaine quantité d'eau froide pendant la durée du bain.

RESPIRATION. — Les mouvements respiratoires augmentent d'amplitude et de fréquence par le fait du bain chaud ; la ventilation pulmonaire est exagérée, et cette exagération permet de contrebalancer dans une certaine mesure l'élévation de la température interne.

NUTRITION. — Le bain chaud active les échanges intercellulaires, l'oxygène est absorbé en plus grande quantité au niveau des poumons qui exhalent une quantité proportionnelle d'acide carbonique. L'azote, le glucose augmentent dans l'urine ; la quantité des urines semble diminuer dans les heures qui suivent le bain ; ce fait pourrait s'expliquer par la déperdition d'une grande quantité de sueur, mais certains auteurs prétendent que la quantité totale des urines émises par vingt-quatre heures ne diminue pas.

CIRCULATION. — La circulation dans le système cutané et périphérique des membres est augmentée, tandis que la circulation au niveau des viscères est diminuée. Il se produit, par suite de l'action de l'eau chaude, une sorte de gonflement de la peau qui augmente de volume sur tout le segment immergé, comme si le membre avait été soumis à l'action d'une ventouse de Junod.

Expérimentalement, il est démontré que le bain chaud amène une diminution du volume des viscères, ainsi Baelz (de Tokio) mesurant la circonférence de son abdomen avant et après un bain chaud, trouve une diminution de deux centimètres ; d'autre part, Schüller, en plongeant dans l'eau chaude des cobayes trépanés, constate, après une dilatation de courte durée des vaisseaux de la pie-mère, un rétrécissement des mêmes vaisseaux d'autant plus durable et d'autant plus accusé que l'immersion a porté sur une plus grande partie du corps. Istamanow a fait des constatations analogues chez un enfant ayant une perte de substance au niveau du crâne.

Le bain chaud détermine encore une diminution de la pression artérielle et de la pression intra-rachidienne.

INNERVATION. — Le bain chaud possède une action sédative très manifeste. Le contact de l'eau détermine, au niveau de la peau, une diminution de la sensibilité qui peut aller jusqu'à l'engourdissement. Chez les malades atteints d'hyperesthésie, le bain chaud amène une très notable diminution de la sensibilité douloureuse.

Sur l'organisme, en général, le bain chaud amène un état de calme et de bien-être qui persiste pendant plusieurs heures après l'immersion. Quand la température de l'eau est très élevée, il se produit une sensation de lourdeur de tête et des phénomènes de vertige et d'asthénie plus ou moins accusés.

INFECTION. — Le bain chaud ne saurait, comme le prétend Ortner, agir sur le processus infectieux en déterminant l'expulsion par la peau d'une certaine quantité de microbes, mais il modifie heureusement l'organisme et le rend plus apte à résister aux actions pathogènes des germes et de leurs toxines. D'après Renaut, le bain chaud employé dans le traitement de la broncho-pneumonie exerce une action défavorable sur le développement des microbes au niveau de la muqueuse bronchique.

Technique. — J'emploie la technique que j'ai préconisée au Congrès de Nancy et depuis dans de nombreuses publications. Le malade est plongé d'une façon systématique, toutes les trois heures, jour et nuit, dans un bain d'une température de 35° et d'une durée de dix minutes, tant que persistent les phénomènes aigus ; puis, à mesure que la résolution apparaît, le nombre des bains est diminué peu à peu jusqu'à guérison complète.

Indications thérapeutiques. — Le bain chaud est indiqué dans toutes les affections où l'on doit combattre la fièvre, les congestions viscérales et l'infection, soit séparément, soit simultanément.

Fièvres éruptives. — Les bains chauds ont été beaucoup employés dans le traitement des fièvres éruptives. Dans la scarlatine, Fraser prescrit de un à six bains par jour. Je fais de même pour cette maladie et prescris le bain chaud à 30°-35°, d'une durée de dix minutes et répété toutes les deux ou trois heures dans la rougeole.

La variole a été traitée à l'aide de ce moyen par Pecholier qui donnait deux bains par jour à une température de 33°.

Infection ombilicale. — Les bains chauds à 37° 5, répétés toutes les trois heures, ont été employés avec succès par Legendre dans le traitement de l'infection aiguë d'origine ombilicale chez le nouveau-né.

Broncho-pneumonie. — C'est dans le traitement de cette affection, souvent si grave, que j'ai pu, me convaincre des bons résultats obtenus à l'aide de la balnéation tiède.

Les bains, à la température de 35°, peuvent être pris simples ou sinapisés. Les bains simples sont indiqués dans tous les cas de broncho-pneumonie étendue, à marche rapide, avec température élevée (40°) et dyspnée accentuée. En pareille circonstance, je prescris toujours, dès le début de la maladie, les bains tièdes à 35° répétés de trois heures en trois heures, jour et nuit, de la même façon que sont donnés les bains froids dans la méthode de Brandt. Sous l'influence de ce traitement, l'amélioration ne tarde pas à se montrer, la température baisse, la dyspnée s'amende et le sommeil commence à revenir. On peut alors diminuer très doucement le nombre des bains en supprimant d'abord un bain nocturne, puis les autres bains, mais il faut avoir la précaution d'en donner encore deux par jour pendant au moins quatre à six jours, alors que la température est revenue tout à fait normale et que la résolution de la broncho-pneumonie a eu lieu.

Cette méthode est plus rigoureuse que celle que Renaut de Lyon préconisa en 1896. Elle tient de la systématisation de celle de Brandt et, pour cela peut-être, donne les meilleurs résultats. Par elle la mortalité dans la broncho-pneumonie et dans la pneumonie infantile tombe à 2 ou 3 pour cent, alors qu'auparavant elle dépassait souvent 25 pour cent.

Mais j'insiste sur son application systématique car ce n'est qu'ainsi que les résultats sont bons. Rien ne sert de donner un ou deux bains par jour ; leur grand nombre est nécessaire au succès.

Les bains sinapisés peuvent aussi être employés, mais, comme ils ont l'inconvénient de provoquer, assez souvent, un érythème plus ou moins généralisé, je les réserve pour les cas où il est nécessaire de produire une forte décongestion pulmonaire à cause de la prédominance des symptômes congestifs. Je donne alors un bain sinapisé et quatre à sept bains simples en vingt-quatre heures, suivant l'intensité de la maladie. Pour préparer le bain sinapisé, on délaye dans de l'eau froide 250 grammes de farine de moutarde ; puis on verse ce mélange dans une baignoire d'enfant contenant environ 50 litres d'eau à 35°. L'enfant est plongé complètement dans le bain, soutenu sous les bras, et il y reste le temps nécessaire pour qu'une rubéfaction suffisante de la peau soit obtenue sur tout le corps. Il est ensuite essuyé rapidement, entouré d'une couverture de laine et remis dans son lit.

Dans certains cas exceptionnellement graves, je prescris deux bains sinapisés, un le matin et un le soir, et six bains tièdes par vingt-quatre heures.

Je continue l'emploi des bains sinapisés et des bains simples tant que la température reste élevée, quand elle baisse, je supprime les premiers pour ne donner que des bains tièdes ordinaires et je diminue graduellement le nombre de ces derniers.

Fièvre typhoïde. — La balnéation tiède peut être employée de différentes façons dans le traitement de la fièvre typhoïde, Ziemssen et Bouchard conseillent l'emploi de bains tièdes progressivement refroidis; dans la méthode de Ziemssen, le malade est plongé dans un bain dont la température initiale est inférieure de 5 à 6° à la température rectale du malade ; puis, on ajoute de l'eau froide de façon à le refroidir à 20° au bout d'une durée de quinze minutes environ. Le malade reste pendant quinze minutes encore dans ce bain à 20° ; puis, il est replacé dans son lit. Bouchard préconise une méthode analogue.

Cette façon de faire permet de soustraire au malade une certaine quantité de calorique, ce qui se traduit par un abaissement de la température centrale de 1° à 1°,5, sans occasionner le choc nerveux et le spasme vasculaire périphérique du bain froid ; mais elle est loin de posséder l'action presque spécifique de celui-ci.

La méthode de Riess repose sur l'emploi du bain à 31° prolongé, pendant un ou plusieurs jours; elle est d'une application très difficile et ne donne que des résultats médiocres.

La méthode de Bosc (de Montpellier) consiste à faire prendre au malade des bains chauds à 39°, d'une durée de douze à quinze minutes.

Les bains tièdes, à mon avis, ne doivent être considérés que comme un pis aller, en cas de contre-indication absolue à l'emploi des bains froids par suite de complication myocardique ou par suite de l'extrême susceptibilité du sujet ; dans ce dernier cas, je préfère encore les lavements froids aux bains tièdes.

En résumé, les bains tièdes dans la fièvre typhoïde ne doivent être employés que lorsque les bains froids ou les lavements froids sont contre-indiqués. Il faut alors les faire prendre de la façon suivante : le malade sera mis dans le bain qui, primitivement d'une température de 34° à 36° selon les cas, sera refroidi par addition d'eau froide jusqu'à présenter une température soit de 30°, soit de 25°. La durée totale du bain sera de dix à vingt minutes environ ; puis le malade enveloppé dans une couverture de laine sera, sans être essuyé, remis dans son lit. Les bains seront répétés toutes les trois heures, tant que la température du corps sera supérieure à 39°,5 ; puis on en diminuera progressivement le nombre en supprimant d'abord les bains nocturnes.

Chez l'enfant, en plus des indications précédentes, les bains chauds sont indiqués quand il existe au cours de la fièvre typhoïde des complications du côté de l'appareil respiratoire, à cause de l'action heureuse de l'eau chaude sur l'évolution des processus broncho-pulmonaires.

Méningite cérébro-spinale. — Les bains chauds ont été employés en 1893 par Aufrecht et, en 1896, par Evenine dans le traitement de la méningite cérébro-spinale ; ces auteurs conseillaient les bains à une température de 36 à 41°. Tout récemment, Netter a repris cette méthode et, dans une récente communication, il déclare avoir obtenu plusieurs guérisons à l'aide de la balnéation chaude combinée avec la ponction lombaire. « Je pense, dit-il, que la guérison doit être attribuée avant tout à l'emploi systématique des bains chauds. Ceux-ci sont donnés à une température de 38° à 40°, pendant une durée de vingt minutes à une demi-heure et renouvelés toutes les trois ou quatre heures. Cette médication est applicable aux méningites séreuses comme aux méningites suppurées. » Sur 11 cas ainsi traités, Netter a obtenu 7 guérisons ; sur les 4 autres cas, 3 malades n'ont été soumis à la balnéation chaude et à la ponction que pendant un jour, la mort survint le lendemain pour 2 malades, et le troisième sortit mourant de l'hôpital. Cette médication nous semble devoir toujours être tentée dans une affection aussi grave que la méningite cérébro-spinale car, si elle n'amène pas sûrement la guérison, elle a le précieux avantage de faire disparaître l'hyperésthésie.

Métrorrhagies. — Certaines métrorrhagies des fillettes, de cause obscure, et rebelles aux divers procédés thérapeutiques, sont quelquefois arrêtées d'une façon définitive par la balnéation chaude. Il faut, dans ce cas, comme le conseille Veyrières (de la Bourboule), prescrire le bain à la température initiale de 36° que l'on fait peu à peu monter jusqu'à 41°, pendant une durée de vingt minutes. Ce bain ne doit être pris qu'une seule fois par jour, mais il sera répété quotidiennement jusqu'à ce que l'écoulement soit arrêté, ce qui se produit généralement au bout de quelques jours. Il faut, en outre, prendre la précaution de maintenir une aération suffisante de la salle de bains, faire asseoir la malade aussitôt qu'elle sort de la baignoire et la mettre au lit pendant une demi-heure.

Chlorose. — D'après un auteur allemand, Rosin, la balnéation chaude donnerait de bons résultats dans les cas de chlorose rebelles à toute thérapeutique. Les bains doivent être pris à la température de 32° pendant une durée de cinq minutes et répétés trois fois par semaine. Chaque bain est suivi d'une affusion d'eau froide.

Cette médication aurait donné à Rosin un grand nombre de succès dans une cinquantaine de cas graves qu'il aurait ainsi traités et donnerait une amélioration manifeste au bout de quatre semaines de traitement.

Coliques hépatiques et néphrétiques. — Les bains chauds d'une température de 35 à 40° sont d'un emploi très utile dans le traitement des coliques hépatiques et néphrétiques car ils exercent une action favorable sur la progression des calculs dans les voies biliaires ou dans l'urèthre. Ils doivent être pris tous les jours ou même deux fois par jour pendant une demi-heure de durée.

Éclampsie puerpérale. — Braun (de Vienne) a obtenu de bons résultats de l'emploi des bains chauds dans le traitement de l'éclampsie puerpérale. D'après cet auteur, la malade doit être plongée dans le bain, même si elle est dans le coma, pendant une demi-heure, et l'on élève progressivement la température du bain de 38 à 45°. Puis, la malade est enveloppée dans une couverture de laine pendant deux ou trois heures.

Douleurs fulgurantes des ataxiques. — Ces douleurs sont quelquefois très heureusement influencées par les bains chauds de 36 à 38° alors qu'elles avaient résisté à tous les autres traitements.

ENVELOPPEMENT FROID

Définition. — C'est une médication destinée à produire une réfrigération de l'organisme, chez des individus ne pouvant pas être soumis à la balnéation froide.

Technique. — Le malade est complètement déshabillé et disposé au-dessus du lit, de façon que le corps ne soit pas recouvert par les couvertures ; une toile imperméable étant placée entre le drap de lit et le matelas.

Pendant ces préparatifs, on a trempé, dans de l'eau froide à la température de 10 à 15°, un drap de lit que l'on exprime suffisamment pour ne laisser qu'une toute petite quantité d'eau imbibant le tissu du drap. Il faut, dans cette manœuvre, prendre la précaution d'exprimer le drap, en le pliant suivant son grand axe plutôt qu'en le tordant suivant une diagonale car on arrive ainsi à terminer plus rapidement le reste de l'opération. En pareille circonstance, je conseille toujours de suivre le *modus faciendi* suivant.

Le drap étant complètement trempé dans l'eau à la température convenable, on en reconnaît un petit bord, celui qu'on place habituellement vers la tête et qui est reconnaissable à son ourlet de dimensions spéciales. Le bord étant reconnu, on le rassemble dans la main gauche et on le sort de l'eau ; cette main continuant son mouvement d'élévation, une certaine partie du drap se trouve au-dessus de l'eau. A ce moment, avec l'autre main, on enserre le drap de façon à l'exprimer en le faisant passer dans une sorte de filière représentée par la main droite. Pendant ce temps la main gauche continue à s'élever et quand elle se trouve à la limite de l'élévation du bras, elle dispose sur l'épaule du même côté le segment de drap exprimé et fait une reprise.

On arrive ainsi à exprimer très rapidement le drap.

Cela fait, on dispose celui-ci sur le bord du lit le plus rapproché de l'opérateur et on le déroule pendant que le malade se soulève lui-même s'il le peut, ou est soulevé par deux aides.

Quand le drap se trouve placé sous le malade on en ramène un grand bord sur le thorax de celui-ci, puis on ramène l'autre de façon à envelopper complètement le corps. Ensuite on replie l'extrémité du drap qui dépasse les pieds ou la tête et on prend la précaution de serrer le drap au niveau du cou avec une cravate mouillée.

Au bout de quelques minutes, une dizaine le plus généralement, la température du drap s'est mise au même degré que celle du corps. On enlève alors le drap qui, à partir de ce moment, ne produit plus aucun effet.

On le replace une fois, deux fois, même davantage, selon l'effet réfrigérant qu'on veut obtenir. On peut ainsi faire durer l'enveloppement pendant une demi-heure et même pendant une heure.

Mode d'action. — L'enveloppement a une action analogue à celle du bain froid, il agit surtout comme réfrigérant. Vis-à-vis du système nerveux, il détermine comme le bain froid des phénomènes de choc mais beaucoup moins accentués.

Le système circulatoire, comme le système nerveux, est beaucoup moins influencé par l'enveloppement froid que par le bain.

Comme ce dernier, l'enveloppement froid exerce sur les autres appareils et sur l'organisme, une action tonique. Grâce à son emploi, on voit des phénomènes d'intoxication s'amender et disparaître, tandis que le taux urinaire s'élève et que l'état général s'améliore.

L'action réfrigérante produite par l'enveloppement froid est très énergique, elle peut amener des abaissements de température dépassant un degré et pouvant même atteindre deux degrés. D'une façon habituelle, la réfrigération obtenue à l'aide de l'enveloppement froid oscille autour d'un degré quand il a été prolongé pendant une demi-heure environ, car toutes circonstances égales d'ailleurs, l'effet antithermique est d'autant plus accusé que l'enveloppement a une plus longue durée.

Indications. — Au point de vue des indications de l'enveloppement froid, il y a surtout lieu de tenir compte de l'action réfrigérante ; l'action sur le système nerveux n'étant pas assez accentuée pour faire employer cette méthode thérapeutique dans le traitement des troubles nerveux, agitation, délire, etc., à moins que ceux-ci ne soient liés à l'élévation de la température du corps.

Fièvre typhoïde. — Au cours de cette affection les indications de l'enveloppement froid sont exclusivement déterminées par les contre-indications de la balnéation froide. En effet, toutes les fois que les bains froids ne pourront pas être employés il faudra songer à les remplacer par le drap mouillé ou bien, car il existe encore un autre moyen à employer en pareille circonstance, par les lavements froids. Nous avons déjà parlé des ontre-indications à la balnéation froide ; nous croyons utile de les rappeler ici, ce sont : l'âge avancé du malade, 'existence d'une myocardite ou d'une hémorrhagie ntestinale, le refus formel de l'entourage du malade de e laisser baigner, l'état nerveux de certains malades et en particulier des jeunes femmes qui supportent très 1al les bains froids et les redoutent très vivement, enfin la pauvreté de certains milieux dans lesquels il est mpossible de se procurer une baignoire.

Pneumonie. — L'enveloppement froid doit être praiqué dans les formes graves de la pneumonie caracérisées par une température égale ou supérieure à 0°. et par des troubles nerveux accentués à tendance ataxique ou adynamique. Quand la situation ne s'amende pas sous l'influence des enveloppements froids, il faut les remplacer par la balnéation froide.

Autres indications. — Les enveloppements froids sont encore indiqués dans toutes les affections pour lesquelles nous avons préconisé les bains froids quand il y a contre-indication à employer ces derniers.

LOTIONS

Définition. — C'est un procédé qui consiste à faire passer rapidement sur la surface du corps une certaine quantité d'eau à une température variable : froide ou tiède. La lotion diffère de la douche par ce fait que l'eau arrive sur le corps sans aucune pression, tandis que dans la douche, l'eau frappe la peau avec une certaine force.

Technique. — Elle est fort simple et mérite à peine d'être décrite.

On prépare d'abord les objets nécessaires, grand récipient dans lequel le malade se place debout et qui sert à recueillir l'eau de la lotion, un second récipient mis à proximité de la main et renfermant l'eau à la température convenable, une grosse éponge ou une serviette éponge de grande dimension, un peignoir de bain ou à défaut un drap de lit.

Cela fait, on se place dans le grand récipient, tub ou cuvelle, on plonge l'éponge dans l'eau et très rapidement on la promène de haut en bas le long du corps ; face antérieure d'abord, côtés ensuite, dos en troisième lieu et pour finir sur les membres. Au cours de cette manœuvre, on trempe plusieurs fois l'éponge dans le récipient. On recommence ainsi pendant deux à trois minutes.

La lotion est terminée.

On la fait suivre généralement d'une friction pour sécher la surface du corps, puis, quand la peau est bien sèche, on fait une friction stimulante avec un liquide alcoolisé. Je me sers habituellement de la formule suivante :

Alcool camphré......... } āā......... 25 gr.
Essence de térébenthine. }
Alcoolat de lavande...................... 100 gr.

mais on peut très bien employer n'importe quelle préparation alcoolisée et particulièrement l'eau de Cologne. La friction stimulante doit être faite avec un linge assez rude, imbibé du liquide alcoolisé, ou mieux avec le gant de cuir préalablement imbibé avec ce liquide. Elle doit durer quelques minutes, le temps nécessaire pour déterminer la rubéfaction de la peau.

La lotion doit être faite, une fois par jour, de préférence le matin à jeun, pendant un temps plus ou moins long déterminé par chaque cas particulier.

Mode d'action. — L'action de la lotion varie un peu avec le degré de la température de l'eau; mais, d'une façon générale, on peut admettre que la lotion agit comme tonique du système nerveux et comme stimulant des fonctions de la peau et des phénomènes de nutrition.

Froide, la lotion détermine d'abord un choc analogue à celui de la douche, le sujet éprouve une sensation pénible d'oppression et, sur toute la surface du corps, on voit se produire une paleur accompagnée d'horripilation que nous avons décrite à propos du bain froid. Cette première période est très courte, elle dure le temps nécessaire pour amener la réaction.

La réaction se traduit par une sensation de bien-être, une augmentation dans l'ampleur des mouvements respiratoires, une sensation de chaleur et de force.

Tiède, la lotion ne produit pas de choc, mais une sensation agréable de chaleur à la surface du corps suivie de bien-être général.

Quelle soit froide ou tiède, la lotion aboutit toujours à la même action vis-à-vis du système nerveux : elle le tonifie. Cette action tonique se traduit par une modification dans son fonctionnement : elle calme les phénomènes d'hyperexcitabilité, ramène le sommeil et fait disparaître la dépression.

Vis-à-vis des fonctions de la peau, la lotion provoque une augmentation de la circulation dans le système sous-cutané, d'où effet dérivatif et sudorifique ; mécaniquement, elle désobstrue les orifices glandulaires, entraîne les produits de la desquammation et de la sécrétion sébacée.

Indications. — Les indications des lotions sont très nombreuses ; elles peuvent se diviser en deux groupes : 1° celles qui résultent de l'action tonique exercée sur le système nerveux ; 2° celles qui résultent de l'action exercée sur le tégument.

Affections nerveuses. — Combiné avec les autres procédés d'hydrothérapie, les lotions sont très souvent employées dans le traitement des névroses.

Dans l'*hystérie*, elles sont particulièrement indiquées lorsqu'il s'agit de formes bénignes, à petites attaques, de courte durée ; en pareille circonstance, les lotions peuvent amener la guérison ; elles doivent être réservées aux sujets qui craignent beaucoup les douches.

Dans la grande hystérie, les lotions ne peuvent amener des résultats aussi satisfaisants ; il faut alors les remplacer par les douches à moins de contre-indication spéciale interdisant l'usage de ces dernières : pusillanimité exagérée, affection cardiaque mal compensée, tension artérielle trop forte.

Il en est de même dans le traitement de l'épilepsie, affection qui résiste d'ailleurs à toutes les méthodes hydrothérapiques ; les lotions ne peuvent être employées que dans le but de relever l'état général des épileptiques.

La chorée vulgaire est, au contraire, très susceptible d'être améliorée d'une façon manifeste par les lotions froides ou tièdes.

C'est dans la neurasthénie que l'usage des lotions donne les plus beaux résultats ; en matière d'hydrothérapie appliquée au traitement de cette affection, les procédés les plus doux sont souvent les meilleurs ; cette règle formulée par Bouveret se vérifie tous les jours et, pour mon propre compte, je n'ai qu'à me louer de lui avoir obéi. Il est vrai que certains neurasthéniques peuvent supporter les douches quand elles ont été administrées avec méthode et avec progression dans la dose ; mais d'une façon générale et surtout quand le médecin ne peut pas surveiller de très près les effets du traitement hydrothérapique, il y a avantage manifeste à employer les lotions plutôt que les douches. L'hydrothérapie est, il ne faut pas l'oublier, une arme à double tranchant pouvant faire beaucoup de bien aux malades mais pouvant aussi leur nuire beaucoup et c'est particulièrement lorsqu'on l'applique au traitement de la neurasthénie ou des états neurasthéniques que l'on observe ces faits d'amélioration ou d'aggravation produits par le même traitement. Le danger qui est surtout à craindre avec les douches l'est beaucoup moins avec les lotions et c'est pour cette raison que, dans la majorité des cas, je préfère les lotions.

Dans les affections cérébrales : ramollissement, hémorrhagie à la période de réparation, les lotions sont indiquées à titre de tonique, de même que dans les scléroses médullaires.

ANÉMIES. — Dans le traitement des anémies : anémie essentielle, anémie symptomatique, les lotions doivent être employées surtout chez les jeunes enfants qui ont une grande appréhension des douches.

Elles agissent ici comme toniques.

CARDIOPATHIES. — Pour combattre les troubles nerveux qui existent si souvent chez les cardiopathes, on doit employer les lotions de préférence aux douches, afin d'éviter les accidents occasionnés par les changements de circulation. Il est en effet prouvé que les douches et surtout les douches froides peuvent provoquer des syncopes ou des poussées d'asystolie. Ce danger n'existe pas avec les lotions tièdes.

TUBERCULOSE PULMONAIRE. — Les lotions peuvent être employées même pendant les poussées congestives, à condition, toutefois, qu'il n'existe pas d'hémoptysies, et qu'elles se fassent avec de l'eau tiède, dans une chambre préalablement portée à une température de 16 à 18°. Mais on ne doit s'en servir qu'avec discernement, lorsqu'on veut relever l'état général ou combattre des troubles nerveux.

Contre-indications. — Les contre-indications des lotions sont rares, car on peut les pratiquer, à volonté, tièdes ou froides ; ces dernières étant plus souvent contre-indiquées que les autres. Il n'existe que deux contre-indications formelles à l'emploi des lotions : l'hémorrhagie, et plus particulièrement l'hémoptysie, et l'asystolie.

Une contre-indication relative résulte de l'état des artères : des artères nettement athéromateuses, coexistant avec un pouls dur et une tension artérielle exagérée doivent interdire l'emploi des lotions froides mais permettent, dans la généralité des cas, les lotions tièdes.

VI

MÉDICATION HYPODERMIQUE

INJECTIONS MÉDICAMENTEUSES

Définition. — On donne le nom d'injections hypodermiques, soit aux solutions médicamenteuses destinées à être introduites dans l'organisme par la voie sous-cutanée, soit à l'action même d'introduire le médicament dans l'économie. C'est ainsi que la solution de morphine titrée au centième constitue l'injection hypodermique de morphine, et que dans le second-ordre d'idées, l'opération nécessaire pour son introduction dans l'organisme constitue également l'injection hypodermique. Il est, toutefois, beaucoup plus rationnel de réserver le nom d'injection hypodermique à l'opération même, et de désigner les solutions par leur nom habituel, en le faisant suivre de ces mots : pour injection hypodermique.

Historique. — Depuis longtemps, les médecins essayèrent de faire pénétrer les médicaments à travers la peau, soit dans le but de localiser leur action, soit pour épargner à l'estomac une cause d'irritation. De leurs tentatives naquit la méthode intraliptique dans laquelle on rangeait les frictions, les fomentations, les liniments, etc , méthode utilisée encore aujourd'hui pour l'administration du mercure sous forme de pommade ou d'onguent.

En 1823, Lambert et Lesieur imaginèrent la méthode

endermique qui comprenait l'application de différentes substances sur le derme, préalablement dénudé par l'application d'un vésicatoire; en 1836, Lafargue (de Saint-Émilion) préconisa la méthode par inoculation. Cette méthode fut très modifiée par son inventeur; au début, elle consistait à pratiquer dans la peau des inoculations au moyen de lancettes trempées dans une bouillie médicamenteuse, puis Lafargue employa des sétons très fins, imbibés de la solution médicamenteuse; enfin, il eut recours à l'inoculation par enchevillement, méthode par laquelle on pratiquait sous la peau, au moyen d'une grosse aiguille, une sorte de galerie longue de quelques millimètres que l'on comblait avec un petit cylindre médicamenteux.

Quelques années plus tard, en 1844, alors que la méthode de Lafargue était tombée dans l'oubli, un médecin irlandais Rynd reprit l'étude de l'absorption des médicaments par le tissu cellulaire, en se servant d'une seringue et d'une solution titrée d'acétate de morphine dans de la créosote. La méthode hypodermique, telle qu'elle existe aujourd'hui était dès lors connue dans ses grandes lignes et, depuis cette époque, elle ne fut que perfectionnée. Ce fut d'abord l'instrumentation qui réalisa de grandes améliorations : à l'appareil primitif de Rynd, Wood substitua une élégante seringue en verre, sur laquelle pouvait se visser une aiguille creuse en acier, terminée en bec de flûte à bords tranchants. Malheureusement le gros volume de cette aiguille et l'ignorance des précautions antiseptiques empêchèrent la vulgarisation de la méthode hypodermique, car on rapporta bientôt des cas de graves accidents (phlegmons, érysipèles) survenus à la suite d'injections sous-cutanées.

Pour remédier aux inconvénients résultant du gros volume de l'aiguille, on employa la seringue à aiguille fine, construite en France par Charrière, que Pravaz employait pour injecter le perchlorure de fer. La seringue primitive de Pravaz avait un corps de pompe en métal (argent ou platine) que Lenoir remplaça en 1853 par un tube de cristal; à ce tube Béhier ajouta des tringles métalliques destinées à le protéger. Puis Charrière imagina un dispositif permettant de vider à volonté la seringue d'un seul coup ou très lentement avec le pas de vis et substitua au petit trocart de Pravaz une aiguille creuse s'adaptant à la seringue non plus par un ajutage à vis, mais par un ajutage à frottement (1861).

A l'avènement de l'antisepsie, on s'efforça de construire des seringues pouvant supporter la stérilisation : l'acier de l'aiguille fut remplacé alors par le platine iridié, le cuir du piston par la moelle de sureau ou mieux par le caoutchouc et la pâte d'amiante.

Instrumentation. — Les injections hypodermiques se font au moyen de la seringue de Pravaz. L'appareil se compose de deux parties principales : la seringue proprement dite et l'aiguille. La seringue proprement dite est un corps de pompe, d'une contenance variable (1, 2, 5 centimètres cubes), dans lequel se déplace un piston manœuvré par une tige ; le piston est garni de deux rondelles de cuir adossées l'une à l'autre et rabattues par leur périphérie dans le sens de l'axe de la seringue. Cette disposition « en parachute » permet d'obtenir un contact parfait entre le piston et le corps de pompe, car toute pression ou toute aspiration se produisant dans l'intérieur de la seringue a pour effet d'ouvrir l'une des deux rondelles et de l'appliquer exactement contre les parois.

L'aiguille a une longueur de 4 à 6 centimètres, elle est en acier ou en platine iridié ; l'une de ses extrémités est terminée en bec de flûte à bords tranchants, l'autre porte une douille qui s'adapte à frottement avec l'ajutage terminant le corps de pompe.

Le corps de pompe est fermé à ses extrémités par deux plateaux présentant chacun un orifice central ; le plateau inférieur porte un ajutage, le supérieur laisse passer la tige du piston. Cette tige, fixée d'une part au centre du piston, se termine à son extrémité libre par un bouton élargi à circonférence filetée ; elle représente un cylindre aplati dont la longueur porte un pas de vis et dont la face aplatie porte des divisions ; après avoir traversé le plateau supérieur du corps de pompe, elle traverse une sorte de bouton muni intérieurement d'un pas de vis. Ce bouton peut se déplacer le long de la tige quand le piston est au haut de sa course ; il sert à manœuvrer doucement celui-ci quand on ne veut injecter qu'une très faible quantité de liquide, car le pas de vis du bouton est calculé de telle façon qu'à chaque demi-tour accompli par la tige, il s'écoule une goutte de liquide à l'extrémité ouverte de la seringue.

L'appareil que nous venons de décrire constitue la seringue de Pravaz telle qu'on la trouve encore aujourd'hui dans le commerce ; elle a le grand inconvénient de ne pouvoir supporter la stérilisation par la chaleur ; aussi emploie-t-on souvent d'autres modèles pouvant résister à l'action de la chaleur, telles sont les seringues de Debove, de Luer, de Roux et de Paillard et Ducatte.

L'appareil de Debove se compose d'un tube de cristal gradué, d'un piston constitué par des rondelles d'amiante comprises entre deux plaques métalliques et d'une armature métallique, mobile, indépendante, appliquant à chaque extrémité du tube une douille perforée à son centre et dont l'une, l'inférieure, porte un ajutage conique destiné à recevoir l'aiguille, et dont l'autre, la supérieure, laisse passer la tige du piston. L'armature se compose essentiellement de deux tiges métalliques formant ressort et d'un levier qui permet de tendre ou de détendre l'armature.

La seringue de Luer est plus simple, mais plus fragile ; entièrement en cristal, elle est constituée par deux cylindres s'emboîtant exactement l'un dans l'autre, dont l'un, plein, sert de piston, dont l'autre, creux, représente le corps de pompe et porte un ajutage rodé sur lequel on adapte les aiguilles. Actuellement ce modèle se fait en métal avec un piston plein, en métal également. Une telle seringue est facile à stériliser et a le mérite d'être solide.

La seringue de Roux se compose de trois parties comme la seringue de Debove : un tube de cristal, servant de corps de pompe, un piston avec sa tige, et une armature métallique.

Depuis que les ampoules sont entrées dans la pratique médicale, un grand pas a été fait vers la complète asepsie de l'injection hypodermique ; mais le transvasement du liquide dans la seringue et les difficultés de stérilisation ou même de simple nettoyage des seringues, rendaient encore imparfaite cette médication.

Ces difficultés de toute sorte étaient encore plus grandes lorsqu'il s'agissait d'injecter une solution huileuse qui souillait toujours profondément la seringue.

L'auto-injecteur Paillard-Ducatte supprime les différentes causes d'infection résultant de ces nombreuses et longues manipulations.

C'est une simple pompe foulante, une pompe à air permettant d'exercer à la surface du liquide stérilisé de l'ampoule, une pression progressive, réglable à volonté. Un ingénieux jeu de soupapes empêche tout retour du liquide dans l'auto-injecteur, de sorte qu'on peut, sans inconvénients, donner plusieurs coups de piston si l'on veut augmenter la rapidité de l'injection.

Les ampoules de 1 à 10 centimètres cubes s'adaptent à cet appareil, elles sont rodées à l'une de leurs extrémités, destinée à recevoir une aiguille de Pravaz directement comme la seringue de Lüer. L'autre extrémité est solidement fixée dans la monture en caoutchouc de l'auto-injecteur.

L'ensemble forme un instrument d'un très petit volume, rigide et bien en main.

Manœuvre de l'appareil. — La première précaution à prendre est de stériliser l'appareil avant d'en faire usage. S'il s'agit d'une seringue de Pravaz à piston de cuir ne supportant pas la chaleur, il suffit de faire séjourner l'instrument pendant quelques heures dans du chloroforme ou de l'alcool à 90°, afin de dégraisser et de désinfecter en même temps le cuir du piston, puis de procéder à un nouveau graissage avec de l'huile bouillie additionnée dans une proportion de 50 0/0 d'eucalyptol ou de gaïacol.

S'il s'agit, au contraire, d'une seringue résistant à la chaleur, on se bornera à démonter la seringue et à la faire bouillir pendant une dizaine de minutes. Le démontage de la seringue de Lüer est fort simple, celui de la seringue de Debove consiste à enlever l'armature après avoir relevé le levier, puis les douilles et le piston. Pour la seringue de Roux, il faut dévisser la douille supérieure, enlever le piston et sa tige et finir par la douille inférieure. Le maniement de l'injecteur Paillard est encore plus simple.

L'appareil une fois stérilisé est prêt à l'usage et pourra être employé pendant un certain temps ; il est nécessaire de recommencer la stérilisation quand de légers accidents d'infection ont suivi l'emploi des injections et que l'on a quelque doute sur l'asepsie de sa seringue. L'aiguille doit toujours être flambée à la flamme d'une lampe à alcool, s'il s'agit d'une aiguille en platine, ou essuyée avec un tampon d'ouate imbibé d'une solution antiseptique, s'il s'agit d'une aiguille en acier, car le flambage détrempe l'acier, et l'aiguille devient rapidement hors d'usage.

Un point non moins important que la stérilisation est le réglage de la pression du piston contre la paroi du corps de pompe, lorsqu'il s'agit de seringue de Debove ou de Roux. Pour la première, il suffit de manœuvrer un bouton placé à la partie supérieure de la tige du piston; pour la seringue de Roux, il faut d'abord enfoncer le piston jusqu'à contact parfait avec la douille inférieure et le faire tourner jusqu'à ce que la saillie linéaire de la douille vienne s'engager dans la rainure du piston. A ce moment, on agit sur la tige du piston et on la fait tourner jusqu'à ce que, par le serrage ainsi produit, la demi-sphère de caoutchouc rouge qui constitue le piston vienne par dilatation progressive se mettre en contact avec les parois du corps de pompe.

On s'assure que le piston est bien « au point » quand, après lui avoir fait faire une course, la seringue étant bouchée par la pulpe du doigt, il revient de lui-même au point initial, aspiré par le vide qu'il a produit ou repoussé par la compression de l'air. Ce n'est qu'après avoir procédé à cette vérification indispensable qu'il faudra charger la seringue du liquide à injecter. Après avoir fait l'injection, on desserre le piston par une manœuvre inverse de celle qui a été faite pour la mise au point; cette précaution est absolument nécessaire si l'on veut conserver à la seringue un fonctionnement régulier et s'éviter bien des mécomptes.

Quelle est la meilleure seringue? C'est évidemment celle qui permet d'injecter à la fois les solutions aqueuses, l'alcool et l'éther et qui est, en outre, facilement stérilisable. Comme la seringue de Luer est trop fragile pour être d'un emploi vraiment pratique, il ne nous reste que trois seringues : celle de Roux et celle de Debove, qui toutes deux ont leurs partisans et leurs détracteurs, les uns reprochant à la seringue de Debove son armature compliquée, les autres déclarant que le piston en caoutchouc de la seringue de Roux s'opposait à son emploi pour les injections d'alcool ou d'éther, inconvénient qui n'existe plus depuis que ce piston de caoutchouc a été remplacé par certains fabricants par un autre en amiante. La troisième seringue est la seringue en métal avec piston plein. Ajoutons encore l'auto-injecteur.

Technique. — La technique des injections hypodermiques comprend plusieurs points ; d'abord, la mise en état de l'appareil, la préparation du liquide à injecter la toilette de la région où sera faite l'injection, le choix de cette région et la façon suivant laquelle on doit faire la piqûre.

La mise au point de l'appareil vient d'être étudiée avec l'instrumentation, nous n'y revenons donc pas.

La préparation du liquide doit toujours être faite, suivant les règles d'une asepsie rigoureuse, afin d'éviter les complications septiques ; il faut donc avoir soin de spécifier sur son ordonnance que le flacon devra être stérilisé et l'eau distillée bouillie, au moment de la préparation s'il s'agit d'une solution aqueuse. Si l'on prépare l'injection soi-même, d'une façon extemporanée on flambe le récipient où la solution doit être faite, et l'on se sert d'eau bouillie.

La région doit être soigneusement savonnée ou, mieux, énergiquement frottée avec un tampon d'ouate imbibé d'une solution d'acide phénique à 2 0/0 ou de sublimé à 1 0/0. On aura soin d'éviter les trajets veineux, quelle que soit la région choisie. Après l'injection, il ne faudra appliquer sur la petite plaie opératoire ni collodion ni taffetas; cette coutume est inutile, sinon dangereuse; on se contentera de lotionner légèrement avec un peu de liquide antiseptique.

Faut-il faire un léger massage pour hâter la résorption du liquide injecté? Nous ne le conseillons pas, car il n'est nullement prouvé que l'absorption soit facilitée par ces manœuvres qui ont toujours le grand inconvénient d'être fort douloureuses.

Les injections hypodermiques peuvent être faites dans un grand nombre de points du corps, quand elles ont un faible volume et qu'elles ne sont pas douloureuses, à la condition, toutefois, d'éviter les points voisins de plans fibreux ou osseux. Mais il existe des zones d'élection ainsi appelées parce que les injections faites à leur niveau n'occasionnent que peu de douleur et n'exposent pas à la blessure d'organes importants. Ces zones d'élection sont : l'ensellure lombaire de chaque côté de la colonne vertébrale, la région postérieure du thorax au-dessous des épaules, le point de Smirnoff ou région trochantérienne, le point de Galliot déterminé par une ligne horizontale passant à deux travers de doigt au-dessus du grand trochanter et par une ligne verticale séparant le tiers interne de la fesse de ses deux tiers externes.

De quelle façon doit-on faire pénétrer l'aiguille dans les tissus ? Perpendiculairement ou parallèlement selon les cas. Pour opérer de la première façon, on tend la peau avec l'index et le pouce gauches et l'on introduit avec la main droite l'aiguille jusqu'à la garde, comme si l'on voulait piquer une épingle sur une pelote; si l'on opère de la seconde façon, on fait de la main gauche un pli à la peau, et l'on enfonce l'aiguille parallèlement à la surface cutanée à la base de ce pli. La seconde façon de faire me semble préférable dans la plupart des cas, car l'injection perpendiculaire, portant le liquide plus profondément dans les tissus, risque de le mettre en contact avec des organes ne pouvant, sans inconvénient, les supporter. Dopter et Tanton ont observé deux cas de névrite sciatique causée par des injections faites dans la région fessière avec des solutions de calomel et de biiodure de mercure. Pour éviter un pareil accident il faut, quand on fait usage de liquides irritants, prendre certaines précautions et choisir très exactement le lieu de la piqûre; pour Dopter et Tanton les points de Smirnoff et de Galliot sont des zones dangereuses pour le nerf sciatique; ces auteurs ont établi par des dissections que le trajet du nerf correspond à une ligne commençant en haut à deux travers de doigt en dehors de l'épine iliaque postéro-supérieure et aboutissant à l'intersection du pli fessier avec l'axe médian de la cuisse, et que la zone où ne doit pas être faite la piqûre doit être circonscrite latéralement par deux lignes parallèles distantes de part et d'autre du trajet du nerf de 3 centimètres.

Pour éviter tout accident, je recommande quand il faut faire une injection profonde et perpendiculaire à la peau de faire à celle-ci un gros pli dans lequel on enfonce l'aiguille d'un seul coup. De cette façon on porte le liquide à la limite du tissu cellulaire et du muscle sous-jacent sans crainte de toucher le nerf.

Médicaments hypodermiques. — Ils sont très nombreux; nous ne saurions, dans le cadre de ce chapitre, étudier chacun d'eux aux différents points de vue de sa composition chimique, de son action pharmaco-dynamique et de ses indications thérapeutiques générales, mais nous les étudierons au point de vue spécial de leur mode d'introduction dans l'organisme.

Nous les diviserons en quatre classes :

1° les médicaments d'urgence ; 2° les médicaments calmants ; 3° les médicaments toniques ; 4° les médicaments spécifiques.

MÉDICAMENTS D'URGENCE. — Les médicaments d'urgence forment un groupe composé d'éléments fort dissemblables par leurs propriétés thérapeutiques et leurs doses, mais présentant tous ce caractère commun de répondre à une indication d'une urgence incontestable. Ce groupe comprend en effet : l'éther, la caféine, l'ergotine, l'apomorphine.

L'**éther** s'administre en injections sous-cutanées à des doses variant de 1 à 3 centimètres cubes, mais cette dose peut être répétée plusieurs fois dans les vingt-quatre heures, sans crainte de phénomènes d'intoxication, les expériences faites à ce sujet ayant démontré qu'il fallait 16 grammes d'éther pour produire l'ivresse chez un chien de 12 kilogrammes. On pourra donc répéter les injections sous-cutanées d'éther jusqu'à disparition, ou atténuation des accidents menaçants qui en avaient indiqué l'emploi ou jusqu'à l'apparition des signes d'ivresse. Ainsi employé, l'éther agit comme stimulant et comme excitateur avec une grande énergie et avec rapidité car, d'après Dupuy, l'haleine accuse une odeur éthérée dix à trente minutes après une injection de 2 à 3 grammes et les battements cardiaques deviennent plus fréquents et plus énergiques, presque immédiatement après l'injection. La sécrétion urinaire est beaucoup activée, la température centrale s'élève de quelques dixièmes de degré à un degré.

Localement, l'injection sous-cutanée d'éther produit une vive réaction douloureuse que l'on peut éviter ou, tout au moins, atténuer en poussant l'injection très lentement et assez profondément dans le tissu cellulaire ; il faut en outre faire l'injection dans une région normalement chargée de tissu graisseux : la région fessière en dehors de la zone dangereuse du nerf sciatique, les flancs, le dos, sont les sièges de prédilection. On fera, après les précautions antiseptiques d'usage, un pli assez volumineux, et on poussera très lentement l'éther, l'aiguille étant introduite à la base du pli, au ras de la peau voisine.

Les injections sous-cutanées d'éther sont indiquées dans tous les états comateux, asphyxiques, syncopaux ou lypothimiques et adynamiques. Les cas cliniques les plus fréquents sont la syncope chloroformique, la syncope de la période asystolique des affections cardiaques, l'adynamie cholérique, typhoïdique ou pneumonique, le coma hémorrhagique. Du Castel les emploie d'une façon systématique dans le traitement de la variole, associées à l'opium pris à l'intérieur, et arrive par ce moyen à diminuer la suppuration des pustules ; je les emploie encore, et d'une façon systématique, aussi dans le traitement de l'urémie.

Dans l'urémie je donne l'éther à très hautes doses par la bouche et en injections sous-cutanées. Je n'hésite pas à donner une injection de deux et trois centimètres cubes toutes les heures et même plus souvent. Cette médication soutient le bulbe et par suite facilite la respiration et la circulation ; elle active la diurèse dans de grandes proportions. Combinée avec le lavage du sang, elle permet de lutter avec succès dans les cas graves, surtout quand il s'agit de l'urémie dyspnéique.

Une indication des injections sous-cutanées d'éther, d'une très grande importance, est celle qui est fournie par l'œdème aigu du poumon.

La caféine et ses sels : bromhydrate, citrate, valérianate se prescrivent souvent en injections sous-cutanées selon différentes formules dont les plus employées sont les suivantes :

Caféine	2 gr. 50
Benzoate de soude	3 — 40
Eau distillée q. s. p.	10 —

(TANRET).

(1 centimètre cube renferme 25 centigrammes de caféine.)

Caféine	5 gr.
Salicylate de soude	4 —
Eau distillée q. s. p.	10 —

(1 centimètre cube renferme 0 gr. 50 de caféine.)

(HUCHARD.)

L'addition des sels de soude a pour but de faciliter la dissolution de la caféine, celle-ci n'étant soluble à 15° que dans 72 parties d'eau ; en outre, pour l'emploi en injections sous-cutanées, il est préférable d'employer la caféine pure au lieu des sels, car ceux-ci s'altèrent au contact de l'air.

La caféine se prescrit par la voie hypodermique, à dose faible : de 25 à 50 centigrammes par jour ; et à dose forte : de 50 à 1^{gr},50 par jour ; la première étant suffisante pour agir comme agent toni-cardiaque, la seconde agissant plutôt comme stimulant énergique et comme diurétique. Elle s'absorbe et s'élimine très rapidement et ne paraît pas susceptible de produire des phénomènes d'accumulation. La caféine agit principalement sur l'appareil circulatoire : elle augmente l'énergie des battements du cœur par excitation de la fibre cardiaque, elle relève la tension artérielle en agissant sur l'élément musculaire de la paroi vasculaire. Son action sur la fréquence des mouvements du cœur est moins nette; elle serait modératrice d'après les uns et accélératrice d'après les autres.

La caféine agit encore comme excitant vis-à-vis du système nerveux central, du système musculaire et de l'appareil respiratoire; elle possède en outre à cause de son action élective sur l'épithélium rénal des propriétés diurétiques.

Les injections sous-cutanées de caféine sont indiquées : 1° dans les cardiopathies pour lutter contre les phénomènes d'insuffisance cardiaque ou pour continuer, pendant les intervalles de cessation, l'action de la digitale; 2° dans la dilatation aiguë du cœur consécutive à l'artério-sclérose, à la pneumonie, à la congestion pulmonaire; 3° dans la pneumonie adynamique et, en particulier, dans la pneumonie des vieillards; 4° dans les états syncopaux et comateux; 5° dans les affections rénales à la période de début, dans le but d'exciter l'épithélium rénal.

Elles sont contre-indiquées dans tous les cas où il existe de l'hypertension artérielle (Huchard).

L'ergotine est un médicament hémostatique, agissant par l'intermédiaire des fibres lisses des tuniques artérielles dont elle provoque la contraction et le resserrement. C'est l'extrait aqueux de l'ergot de seigle (mycelium du claviceps purpurea), tandis que l'ergotinine est un alcaloïde cristallisé extrait de l'ergot. L'ergotine se prescrit à la dose quotidienne de 1 à 4 grammes par 'our; mais, dans les cas graves, on peut, pour une seule fois, porter la dose quotidienne à 5 et 6 grammes en injections sous-cutanées. On formule de la façon suivante:

Ergotine.............................. 2 gr. 50
Eau distillée...)
Glycérine......) āā q. s. p. 10 centimètres cubes.
(Chaque centimètre cube renferme 25 centigr. d'ergotine.)

Ergotine .... 10 gr.
Eau distillée de laurier-cerise)
Glycérine......................) q. s. p. 20 cent. cubes
(Chaque centimètre cube renferme 50 centigr. d'ergotine.)

L'ergotinine se prescrit à la dose de 1/4 à 1 milligramme par vingt-quatre heures, selon la formule :

Ergotinine........................... 0 gr. 01
Acide lactique....................... 0 — 02
Eau distillée de laurier-cerise........ 10 —
(TANRET.)
(1 milligramme par centimètre cube.)

Le plus souvent on se sert de la solution d'ergotinine de Tanret qui est toute préparée en pharmacie.

L'ergotine et son principe actif l'ergotinine agissent sur le cœur, dont ils ralentissent et régularisent les battements, de même que sur le pouls. Mais leur action se fait surtout sentir au niveau des vaisseaux ; les expériences de Péton et Laborde ont, en effet, montré que l'ergotine possède une action immédiate sur les fibres musculaires lisses des parois artérielles. On admet, en outre, que l'ergot de seigle diminue la tension artérielle et augmente la tension veineuse.

Les injections sous-cutanées d'ergotine sont surtout indiquées dans les hémorrhagies puerpérales, mais il ne faut jamais les employer tant que l'utérus renferme soit un fœtus, du placenta, des membranes ou des caillots; dans les autres hémorrhagies utérines (ménorrhagie, métrorrhagie), l'ergot est encore indiqué en tant que médication symptomatique.

Contre les hémoptysies on a l'habitude de faire des injections d'ergotinine. Je ne les recommande pas car je leur reproche de tendre le pouls, d'élever la pression sanguine et d'être peu efficaces. Il vaut beaucoup mieux traiter les hémoptysies par l'ipéca ou le tartre stibié.

L'adrénaline est un principe actif, extrait des capsules surrénales. Elle fut découverte par Lakamine et Abel en 1901.

En injections sous-cutanées elle produit une vaso-constriction énergique et une élévation notable de la pression sanguine. Ces propriétés l'ont fait employer contre les hémoptysies des tuberculeux où elle rend de grands services. Souques et Morel, avec une dose d'un demi-milligramme, ont pu arrêter des hémoptysies graves dans un temps relativement court. En me servant de la solution d'*adrénaline Clin* mise à ma disposition par cette maison j'ai eu des résultats semblables. Cette solution, très pure, est titrée à un demi-milligramme par centimètre cube. Cette dose est suffisante par jour pour un adulte; on peut cependant aller à trois quarts et à un milligramme.

L'apomorphine est un médicament produisant des effets vomitifs rapides (Voir le chapitre spécial : *les Vomitifs*). L'injection sous-cutanée se formule ainsi :

    Chlorhydrate d'apomorphine.............. 0 gr. 10
    Acide acétique........................... 1 goutte
    Eau distillée............................ 10 gr.

et s'emploie à la dose d'un demi-centigramme à un centigramme et demi, dans les cas d'intoxication aiguë où il est nécessaire de provoquer rapidement les vomissements.

MÉDICAMENTS CALMANTS. — Ce groupe est d'une composition homogène au point de vue de l'action thérapeutique, il comprend la morphine et ses sels : acétate, bromhydrate, chlorhydrate, sulfate, la codéine et la cocaïne.

La **morphine** est un calmant puissant, possédant à la fois des effets analgésiques et des effets hypnotiques ; elle se prescrit à la dose quotidienne de 1 à 5 centigrammes, mais elle peut être employée à très forte dose chez les sujets habitués depuis longtemps à ce médicament. Je puis citer des cas où la dose quotidienne dépassait 4 grammes.

Injectée sous la peau, la morphine est absorbée rapidement, car ses effets se font sentir cinq à dix minutes après l'injection. Elle produit d'abord des phénomènes d'excitation, auxquels font rapidement suite de la somnolence, un sommeil profond et une atténuation très prononcée ou même une disparition complète des douleurs existant chez le sujet avant l'injection. La morphine ralentit les battements cardiaques et fait baisser la pression sanguine en augmentant la dilatation vasculaire par action inhibitrice sur les centres vaso-moteurs. Vis-à-vis de l'appareil digestif, elle produit des nausées ou des vomissements et de la constipation.

Les injections sous-cutanées de morphine, dont il ne faut faire usage qu'à la dernière extrémité, n'en sont pas moins indiquées dans un grand nombre de circonstances : affections douloureuses du système nerveux (tabes, névrites, etc.), vomissements incoercibles d'origine nerveuse, ulcère de l'estomac, appendicite, coliques hépatiques, coliques néphrétiques, coliques saturnines ; douleurs des affections cancéreuses, accès d'asthme, crises d'angine de poitrine, accidents dyspnéiques de l'urémie. Elles sont contre-indiquées dans l'œdème du poumon, la dilatation du cœur droit et les états congestifs du système nerveux central, car la morphine provoque toujours un certain degré de vaso-dilatation ; elles ne doivent être employées qu'avec une très grande prudence dans les états adynamiques.

Je ne partage pas l'avis de ceux qui déconseillent l'emploi de la morphine dans les maladies mitrales et dans l'urémie. Dans cette dernière en particulier, je l'ai toujours vue être bien supportée et même améliorer le malade dont elle supprime la dyspnée. La morphine est un stimulant du bulbe et comme tel elle excite les nerfs cardiaques et respiratoires.

Dans la grippe à forme cardiaque, où les battements du cœur deviennent irréguliers, la morphine les régularise et son emploi peut être ajouté à celui des médicaments cardiaques, caféine ou spartéine.

Les formules les plus généralement employées sont les suivantes :

```
Chlorhydrate de morphine....   0 gr. 10 ou 0 gr. 20
Eau distillée................   10 centim. cubes
(1 ou 2 centigrammes de morphine par centimètre cube.)
```

```
Sulfate de morphine..........   0 gr. 10 ou 0 gr. 20
Sulfate d'atropine...........   0 gr. 01
Eau distillée de laurier-cerise..|  āā 5 centim. cubes
Eau distillée................... |
(1 ou 2 centigrammes de morphine par centimètre cube.)
```

La codéine se prescrit aux mêmes doses que la morphine ; on la formule ainsi :

> Chlorhydrate de codéine............... 0 gr. 10
> Eau distillée........................... 10 gr.
> (1 centigramme de codéine par centimètre cube.)

Les injections sous-cutanées de codéine agissent comme analgésiques, mais sans provoquer de constipation ; leur action sédative est moins marquée que celle des injections de morphine. Elles ne sont guère indiquées que dans quelques cas où l'on craint l'accoutumance à la morphine ou les conséquences d'une constipation opiniâtre.

La **cocaïne** est un anesthésique surtout employé pour déterminer l'anesthésie locale nécessaire à certaines opérations de peu de durée ou n'intéressant qu'un petit territoire de l'organisme ; néanmoins, on l'utilise quelquefois dans certains cas de névralgies rebelles, sous forme d'injections sous-cutanées faites le long du trajet du nerf douloureux.

La solution sera formulée de la façon suivante :

> Chlorhydrate de cocaïne................ 0 gr. 10
> Eau distillée........................... 10 gr.

MÉDICAMENTS TONIQUES. — Les médicaments toniques comprennent les sérums suivants : sérum artificiel à faible dose, sérum de Chéron, les solutions à base de glycérophosphate, les préparations arsenicales (liqueur de Fowler, cacodylate de soude) et la lécithine.

Les *injections de sérum artificiel* sont étudiées d'une façon spéciale dans un autre chapitre, au point de vue de leurs indications ; quand on veut les employer comme tonique, on les prescrit à la dose de 5 à 10 grammes par vingt-quatre heures. Ces injections agissent en relevant la pression artérielle qui est toujours abaissée chez les neurasthéniques.

Le sérum de Chéron a pour formule :

Acide phénique neigeux .... 1 gr.
Chlorure de sodium pur .... 2 —
Phosphate de soude .... 4 —
Sulfate de soude .... 8 —
Eau distillée .... 100 —

Il se prescrit à la dose de 1 à 10 centimètres cubes par jour et trouve son emploi dans le traitement des états neurasthéniques.

Le sérum de Trunecek (de Prague) a la composition suivante :

Sulfate de soude .... 0 gr. 44
Chlorure de sodium .... 4 — 92
Phosphate de soude .... 0 — 15
Carbonate de soude .... 0 — 21
Sulfate de potasse .... 0 — 40
Eau distillée .... 100 —

(La dose est d'un demi à cinq centimètres cubes par injection, celle-ci est répétée tous les jours.)

Les *solutions de* glycérophosphates *ou de phosphates* de soude ou de chaux sont également indiquées contre la neurasthénie. J'emploie depuis plusieurs années la formule suivante :

Phosphate de soude .... 3 gr.
Chlorure de sodium .... 2 —
Eau distillée .... 100 —

et je fais faire tous les deux jours chez les neurasthéniques une injection sous-cutanée de 2 à 5 grammes. Cette dose, quoique faible, permet de parer à la dépense exagérée de phosphates qui s'observe chez ces malades, elle agit quelquefois avec rapidité, peut amener la guérison et même dépasser le but. J'ai vu certains neurasthéniques sortir, sous l'influence de cette médication, d'un état de dépression profonde pour entrer dans une période d'excitation si marquée que je fus obligé de diminuer ou de suspendre les injections.

Les *préparations* arsenicales sont surtout représentées par le cacodylate de soude. Autrefois on employait la liqueur de Fowler suivant la formule :

    Liqueur de Fowler..................... 5 gr.
    Eau distillée q. s. p................... 20 —

dont on injectait 1 centimètre cube par jour; le centimètre cube de cette solution renfermant 25 centigrammes de liqueur de Fowler, soit environ V gouttes.

Actuellement, on se sert presque exclusivement du cacodylate de soude. Ce corps se prescrit de la façon suivante :

    Cacodylate de soude................... 5 gr.
    Chlorure de sodium.................... 0 — 20
    Chlorhydrate de morphine.............. 0 — 025
    Chlorhydrate de cocaïne............... 0 — 10
    Eau phéniquée à 5 p. %................ II gouttes
    Eau distillée q. s. p................. 100 cent. cubes
                                            (DANLOS.)
    (Chaque centimètre cube renferme 5 centigrammes
                de cacodylate.)

A. Gautier emploie une formule un peu différente :

    Acide cacodylique..................... 5 gr.
    Chlorhydrate de cocaïne............... 0 — 08
    Créosote dissoute en 8 grammes d'alcool. VI gouttes
    Eau distillée stérilisée q. s. p....... 100 cent. cubes
    (Chaque centimètre cube renferme 5 centigrammes
                d'acide cacodylique.)

La dose moyenne est de 5 centigrammes par jour, il ne faut jamais dépasser 10 centigrammes.

Le cacodylate qui fut d'abord préconisé dans le traitement des affections cutanées, est beaucoup plus employé comme agent tonique, excitateur des fonctions cellulaires et des phénomènes de nutrition dans un grand nombre de maladies : tuberculose pulmonaire, lymphadénie, anémie pernicieuse progressive, neurasthénie.

Injecté sous la peau, il provoque une augmentation très manifeste du nombre des globules blancs et rouges, abaisse la température et n'amène aucune réaction locale. Chez les tuberculeux soumis aux injections de cacodylate, l'état général s'améliore, les sueurs diminuent ou disparaissent, les forces reviennent dans une mesure très appréciable mais l'état local n'est pas influencé directement et ne subit que les modifications qui lui sont imprimées par l'amélioration du terrain. Ces heureux effets qui souvent se manifestent d'une façon rapide ne sont pas constants et ne s'observent guère que pendant les premières périodes de l'affection.

Les injections de cacodylate de soude doivent être faites à la dose quotidienne de 5 à 10 centigrammes pendant cinq jours consécutifs et suspendues pendant les cinq jours suivants pour être reprises après ce temps d'arrêt.

Contre la lymphadénie, le cacodylate employé selon les mêmes règles remplace avantageusement la liqueur de Fowler.

Dans le traitement de l'anémie pernicieuse progressive, les injections de cacodylate sont préférables aux injections de liqueur de Fowler quand le mauvais état des voies digestives s'oppose à l'utilisation de la voie gastrique.

Il en est de même dans le traitement de la neurasthénie.

Il y a deux ans, M. A. Gautier à qui on doit l'emploi du cacodylate en médecine, le remplaça par un produit similaire, l'*arrhénal*, ayant sur lui l'avantage de ne pas donner le goût ni l'odeur d'ail. L'arrhénal s'emploie aux mêmes doses que le cacodylate de soude.

La **lécithine** ou phospholuteïne est une poudre blanche d'aspect cireux, que l'on retire du jaune d'œuf et qui possède, d'après Danilewsky, une action très marquée sur l'état général : augmentation du nombre des globules sanguins et de leur teneur en hémoglobine, augmentation du poids du corps, retour de l'appétit et des forces. Les injections sous-cutanées de lécithine sont indiquées dans le traitement des maladies consomptives ou asthéniques et en particulier contre la tuberculose et la neurasthénie. Comme la lécithine ne peut se dissoudre dans l'eau, on formule ainsi :

Lécithine. . . . . 5 gr.
Huile stérilisée. . . . . 50 cent. cubes
(Chaque centimètre cube renferme 10 centigrammes de lécithine.)

La dose est de 1 à 2 centimètres cubes par jour pendant dix jours consécutifs.

MÉDICAMENTS SPÉCIFIQUES. — Nous étudierons sous ce titre les injections de quinine et de mercure.

La **quinine** et ses sels s'emploient en injections sous-cutanées selon différentes formules. La quinine étant très peu soluble dans l'eau, on la dissout dans l'alcool ou l'éther.

Quinine. . . . . 0 gr. 25 à 0 gr. 50
Éther. . . . . 1 centimètre cube

Le sulfate de quinine est aussi peu soluble, tandis que le chlorhydrate se dissout dans son poids d'eau à la température ordinaire. Si l'on veut faire usage de sulfate, il faut ajouter un peu d'acide à l'eau de la solution :

> Sulfate de quinine.................... 3 gr.
> Acide sulfurique dilué................ VI gouttes
> Eau distillée......................... 30 gr.
> (10 centigrammes par centimètre cube.)

> Bichlorhydrate de quinine............. 5 gr.
> Eau distillée......................... 6 gr.
> (50 centigrammes par centimètre cube.)

Comme l'injection de chlorhydrate est parfois douloureuse, on ajoute au liquide de l'antipyrine qui a en outre l'avantage d'augmenter la solubilité de la quinine :

> Monochlorhydrate de quinine........... 3 gr.
> Antipyrine............................ 2 —
> Eau distillée......................... 6 —
> (30 centigrammes par centimètre cube.)

Les injections de sels quiniques agissent à la fois comme antiseptique général et comme antipaludéen; elles sont d'autant plus rapidement absorbées par l'organisme que le composé est lui-même plus soluble; localement, elles déterminent une réaction qui est surtout accusée quand la solution renferme de l'acide. On les prescrit généralement à la dose de 1 gramme de sel de quinine par jour, et on les réserve toujours pour les cas graves et pour les accès pernicieux. Il est, en effet, démontré qu'introduite par la voie buccale la quinine ne produit guère son action que six heures après l'ingestion. Les cas graves d'impaludisme sont caractérisés par une température élevée et un état général plus ou moins alarmant ; en pareille circonstance, il est d'autant plus indiqué d'avoir recours aux injections sous-cutanées de quinine que l'estomac présente souvent de l'intolérance qui détermine par vomissement l'expulsion de la quinine ingérée. Les accès pernicieux, plus particuliers aux pays chauds, peuvent néanmoins s'observer dans nos régions soit isolément, soit comme complication des fièvres intermittentes du paludisme ; ils évoluent suivant différents types : comateux, délirant, diaphorétique, dyspnéique, cholériforme, algide. Comme il importe d'aller vite, l'injection sera faite le plus rapidement possible, sans qu'on ait à s'inquiéter de la période de l'accès dans laquelle se trouve le malade.

L'aiguille sera enfoncée profondément dans le tissu cellulaire sous-cutané à cause de la possibilité du sphacèle, et de préférence sur un membre plutôt qu'au niveau du tronc. L'injection pourra être répétée plusieurs fois de suite et l'on sera autorisé, dans les cas tout à fait graves, à injecter jusqu'à 2 et même 3 grammes de quinine dans les vingt-quatre heures.

Les injections sous-cutanées **de mercure** et des sels de mercure sont d'un emploi fréquent dans le traitement des accidents graves de la syphilis et dans celui des affections parasyphilitiques. Elles sont de deux ordres : les unes sont à base de composés solubles, les autres se font avec des composés insolubles ou du mercure métallique. Je recommande plus particulièrement parmi les injections de composés solubles, celles qui sont à base de benzoate de mercure :

Benzoate de mercure...................... 0 gr. 30
Chlorure de sodium...................... 0 — 25
Benzoate de cocaïne..................... 0 — 20
Eau distillée........................... 30 gr.

On les pratique à la dose moyenne de 2 à 4 centimètres cubes par jour; elles ont l'avantage d'être peu douloureuses et de permettre au malade de vaquer à ses occupations habituelles.

Il faut les faire dans les parties grasses des fesses. On fait de la main gauche un gros pli de peau et de tissu cellulaire sous-cutané, tandis que de la main droite on enfonce l'aiguille perpendiculairement et toute entière.

Par les injections de benzoate de mercure à doses journalières et élevées, je suis arrivé à améliorer considérablement, peut-être à guérir, des cas d'ataxie locomotrice et de paralysie générale. Je les recommande, de préférence à toutes les autres, dans le traitement des syphilis nerveuses graves. Elles réussissent mieux et plus vite et donnent moins d'accidents.

Il existe d'autres injections de composés solubles; les plus usitées sont les suivantes :

Bichlorure de mercure..................... 0 gr. 30
Chlorhydrate de cocaïne....⎫ āā........ 0 — 10
Chlorure de sodium........⎰
Eau distillée........................... 30 gr.
(Un demi à 1 centimètre cube par jour.)

Biiodure de mercure..................... 0 gr. 05
Sulfate neutre d'atropine.................. 0 — 002
Eau distillée........................... 20 gr.
(Un quart à un demi-centimètre cube par jour.)

    Peptonate de mercure...................... 0 gr. 30
    Eau distillée............................ 30 gr.
        (Un demi à 1 centimètre cube par jour.)

Les injections insolubles, au lieu de se faire à petite dose quotidienne, se pratiquent à dose massive, tous les huit jours environ ; elles sont généralement plus douloureuses que les premières et produisent des nodosités qui persistent longtemps après la piqûre. En outre, une fois l'injection faite, on n'est plus maître du traitement, le mercure continuant a être absorbé lentement même si une indication survenait d'en suspendre l'emploi.

On peut avoir recours aux formules suivantes :

    Calomel........ .... 1 à 2 gr.
    Huile de vaseline................. 20 cent. cubes
        (Une seringue pleine par injection.)

    Mercure.............................. 19 gr. 50
    Onguent mercuriel .... 3 —
    Vaseline .... 2 — 50

Mettre dans un mortier après y avoir fait brûler un peu d'alcool et battre vivement ; ajouter :

    Vaseline .... 7 gr.
    Huile de vaseline .... 20 —
                                        (VIGIER.)

Cette préparation constitue l'huile grise dont on injecte chaque fois II à III gouttes.

Les injections de mercure sont surtout indiquées dans les cas graves de syphilis cérébrale et dans le traitement des affections parasyphilitiques (tabes, paralysie générale). Ainsi que je l'ai déclaré dernièrement, ces deux dernières maladies sont généralement améliorées par les injections de benzoate de mercure, faites à la dose de 2, 4 et même 6 centigrammes par jour, pendant vingt jours par mois; dans certains cas même, surtout s'il s'agit d'un individu jeune ou d'un début assez récent, l'amélioration peut aller jusqu'à la guérison complète.

LAVAGE DU SANG

INJECTIONS DE SÉRUM ARTIFICIEL

Définition. — C'est une médication qui consiste à introduire dans l'organisme une certaine quantité d'un liquide destiné à remplacer une perte de sang ou à provoquer une sorte de lavage de l'économie. Le liquide connu sous le nom de sérum artificiel ne ressemble que de très loin au sérum sanguin et mérite mieux le nom d'eau salée, sous lequel on le désigne encore, car il est surtout constitué par une solution de chlorure de sodium ; c'est pourquoi les injections de sérum artificiel sont encore désignées sous le nom d'injections salines.

Historique. — Les injections de sérum artificiel ne sont employées que depuis quelques années ; c'est à la suite des expériences de Dastre et Loye, qui ont été faites en 1888-1889, que l'on a surtout commencé à en faire usage. Dastre et Loye étudiant les effets des injections salines chez les animaux inoculés avec des cultures de microbes pathogènes ou avec des toxines microbiennes, n'avaient obtenu que des résultats négatifs, mais ils en avaient nettement proposé l'emploi dans le traitement des maladies infectieuses. Avant ces expériences, les injections étaient déjà utilisées dans le choléra : en 1830, Hermann proposait d'injecter de l'eau pour empêcher l'asphyxie due à l'épaississement du sang ; en 1832, Magendie, Thomas Letta, etc., se servaient de ce moyen, mais n'obtenaient que des résultats inconstants tenant à la nature du liquide employé qui était tantôt de l'eau tiède, tantôt de l'eau salée ou additionnée de principes médicamenteux.

Ce n'est qu'en 1884, pendant l'épidémie de choléra qu'Hayem préconisa une solution ayant l'avantage de ne pas altérer les globules, et qui est encore aujourd'hui très employée sous le nom de sérum de Hayem. Depuis, les injections salines furent employées dans le traitement d'un grand nombre d'affections : dans l'urémie par Sahli (de Berne), Chauffard, Bosc, Huchard, Grandin, Potienko (de Moscou) ; dans l'éclampsie par Porak et Bernheim ; dans le coma diabétique par Hallion, Pagges, Lépine, Besson ; dans la chloro-anémie, la chlorose, les affections nerveuses, par Grasset, Chéron et Briché ; dans les brûlures étendues, les intoxications exogènes, les maladies infectieuses diverses, les infections puerpérales et chirurgicales, les hémorrhagies graves, etc.

Variétés. — Le liquide peut être injecté de deux façons : dans le tissu cellulaire sous-cutané ou directement dans les veines ; d'où la division des injections en hypodermiques et intra-veineuses. A un autre point de vue, suivant l'effet que l'on cherche, on fait des injections modérées ou des injections massives. Ces dernières injections se pratiquent surtout lorsqu'on veut opérer le lavage du sang et sont souvent précédées d'une saignée.

Manuel opératoire. — Le liquide dont on se sert le plus souvent, le sérum artificiel, est la solution de Hayem, dont la formule est la suivante :

Sulfate de soude	10 gr.
Chlorure de sodium	5 —
Eau distillée..........................	1.000 —

On peut encore se servir de la solution suivante :

Chlorure de sodium	7 gr.
Eau distillée..........................	1.000 —

qui a l'avantage de pouvoir être préparée dans les cas urgents d'une façon très rapide, car on peut à la rigueur, remplacer l'eau distillée par de l'eau bouillie qui n'exerce aucune action nocive sur les globules sanguins.

L'instrumentation varie suivant que l'on veut pratiquer des injections sous-cutanées ou des injections intraveineuses.

1° INJECTIONS SOUS-CUTANÉES. — L'instrument le plus simple que tout praticien possède est la seringue de Roux, d'une contenance de 20 centimètres cubes. Cet appareil convient surtout dans les cas où l'on ne doit injecter que des quantités modérées, 100 à 200 grammes, de sérum artificiel. Une fois l'aiguille enfoncée sous la peau, on pousse le contenu de la seringue ; puis on recharge l'appareil, sans toucher à l'aiguille que l'on n'enlève que lorsque l'injection est terminée.

Lorsque l'injection porte sur une quantité de liquide supérieure à 200 grammes, il faut alors avoir recours à un appareil spécial que chacun peut préparer avec une bouteille bien stérilisée, un bouchon percé de deux orifices, deux tubes de verre coudés et la soufflerie du thermo-cautère de Paquelin ou la pompe de l'aspirateur Potain ou Dieulafoy. On commence par préparer le bouchon dans lequel on introduit les tubes dont l'un, relié à l'aiguille par un tube de caoutchouc, est assez profondément enfoncé pour venir plonger au fond de la bouteille, tandis que l'autre, mis en communication avec la soufflerie est, au contraire, peu enfoncé de façon à rester au-dessus du liquide. Le sérum artificiel est alors porté à la température de 37° environ et introduit dans la bouteille ; le bouchon est adapté et l'on amorce l'appareil en faisant fonctionner la soufflerie ou la pompe foulante [1]. Quand le liquide jaillit de l'orifice de l'aiguille, on enfonce celle-ci sous la peau, et l'on fait pénétrer la quantité voulue de sérum artificiel. Il est bon, pendant la durée de l'injection, de retirer l'aiguille légèrement de temps en temps et de la porter dans une nouvelle direction, c'est-à-dire vers un endroit où le tissu cellulaire n'est pas encore distendu par le liquide. On évite ainsi la douleur résultant de la distension exagérée et l'on abrège la durée de l'opération.

L'appareil dont nous venons de décrire la confection se vend aussi tout préparé dans le commerce. Il se compose d'un flacon d'une contenance de 500 ou de 1.000 grammes terminé par un large goulot dans lequel s'engagent les deux tubes de verre ; un double collier de chaîne maintenu par le rebord du goulot s'applique en fer à cheval sur le bouchon et l'empêche de sauter quand la pression intérieure devient très forte.

On trouve encore dans le commerce des ballons en verre d'une contenance variant entre 50 et 1.000 grammes, renfermant le sérum tout préparé et stérilisé, et terminés par deux tubes diamétralement opposés, fermés à la lampe. Pour s'en servir, on porte le sérum à la température de 37° au bain-marie, on brise d'un trait de lime l'extrémité des deux tubes, et l'on adapte à chacun un tube de caoutchouc, l'un en communication avec une soufflerie, l'autre avec une aiguille. Les ampoules permettent de faire l'injection directement sans transvasement de sérum et donnent de grandes garanties d'asepsie.

L'injection sous-cutanée se fait de préférence au niveau

---

1. Il faut, si l'on emploie la pompe de l'aspirateur, adapter le tube de caoutchouc à l'orifice de la pompe qui produit le refoulement et qui est marqué de la lettre R.

de certaines régions du corps (abdomen, cuisse, fesse, paroi interne de l'aisselle), abondamment pourvues de tissu cellulaire lâche. La peau de la région sera nettoyée d'une façon sérieuse : brossage à l'eau savonneuse chaude, lotion à l'alcool et au sublimé. Les instruments seront naturellement stérilisés, l'aiguille flambée, le flacon et le tube rincés plusieurs fois avec une solution antiseptique puis avec de l'eau bouillie chaude. L'injection terminée, la plaie faite par l'aiguille sera recouverte d'un flocon d'ouate imbibé de collodion iodoformé.

Injections intra-veineuses. — L'instrumentation est fort simple, elle se compose d'un bock à injection, en verre ou en métal émaillé, muni d'un niveau d'eau, afin de pouvoir apprécier la vitesse d'écoulement et la quantité de liquide injectée ; ce bock est muni d'un tube de caoutchouc terminé par une canule en verre à pointe.

L'injection intra-veineuse est souvent précédée d'une saignée (Voir le chapitre spécial pour le *Manuel opératoire*), à moins qu'il ne s'agisse d'une hémorrhagie grave. Dans le premier cas, quand l'émission sanguine est terminée, on dénude légèrement la veine en aval de l'incision faite à sa paroi et on en pratique la ligature. Cela fait, le sérum artificiel étant à la température de 39°, on élève le bock au-dessus du malade, et l'on fait couler le liquide de façon à chasser du tube l'air ou l'eau refroidie qui peuvent s'y trouver ; puis la canule laissant couler un liquide de température convenable, on l'enfonce dans la veine. Le sérum artificiel pénètre plus ou moins vite, selon que le bock est plus ou moins élevé ; en moyenne, on doit régler la pression de façon à faire écouler un litre de liquide en dix à quinze minutes. Lejars a pu, dans un cas très grave, injecter 3 litres et demi de sérum dans les veines du bras en une vingtaine de minutes, sans occasionner autre chose qu'un peu d'agitation et de dyspnée à la fin de l'injection.

Avant que le liquide ne soit complètement écoulé, on retire la canule de la veine. L'injection est terminée. On lie alors la veine au-dessus de la plaie vasculaire, on suture la peau et on applique un pansement antiseptique.

Mode d'action. — Nous étudierons séparément l'action des injections sous-cutanées et celle des injections intra-veineuses.

a) INJECTIONS SOUS-CUTANÉES. — Localement, l'injec-tion sous-cutanée détermine une tuméfaction de la peau et une douleur qui sont d'autant plus marquées que la quantité de liquide injectée est plus considérable. La dou-leur disparaît assez rapidement, surtout si l'on a pris la précaution de changer l'aiguille de place pendant la durée de l'injection. Tant qu'à la boule œdémateuse, elle se résorbe au bout de quelques heures, à moins qu'il ne s'agisse de malades atteints d'affections rénales ou cardiaques. L'injection est quelquefois suivie, ainsi que l'a observé Reynaud (de Marseille), de l'apparition d'un érythème assez étendu mais peu tenace ; les accidents infectieux ne se montrent que très rarement quand on s'entoure de précautions aseptiques rigoureuses.

L'absorption varie avec la pression sanguine ; quand celle-ci est basse (hémorrhagies), le liquide est rapide-ment absorbé ; il l'est moins vite dans les maladies où la pression est normale ou exagérée.

L'action générale des injections sous-cutanées de sérum artificiel est très complexe, elle porte sur les différentes fonctions de l'organisme. Elle varie d'inten-sité avec la quantité de liquide injectée.

D'après Reynaud, aucune modification ne se produit dans l'état général au cours de l'injection, quand celle-ci reste inférieure à 500 grammes, mais dans les deux premières heures qui suivent, il peut se produire une sorte de somnolence avec transpiration légère et quelques rares mictions peu abondantes.

On n'observe jamais de nausées, de vomissements, de frissons, ni d'excitation psychique. La température augmente légèrement, dans un cinquième des cas environ ; les malades présentent une élévation de 4 à 9 dixièmes et rarement une réaction fébrile de 1° à 1°,5, qu'il s'agisse de maladie hypo ou hyperthermisante, sauf chez les tuberculeux.

Quand l'injection dépasse 500 grammes tout en ne dépassant pas 900 grammes, les phénomènes réactionnels peuvent apparaître à la fin de l'opération : le pouls devient plus régulier, plus fréquent et plus énergique, la tension artérielle augmente ; dans certains cas, il se produit une miction ou un peu de diarrhée. Puis, le malade entre dans une sorte de crise au cours de laquelle la température s'élève peu à peu, atteint son maximum vers la cinquième heure, maximum qui oscille autour de 39°,5 ; en même temps il éprouve des frissons peu violents, des sueurs abondantes et des mictions fréquentes. La quantité des urines augmente et certains malades, qui présentaient avant l'injection de l'oligurie, arrivent à éliminer plus de 1.500 grammes d'une urine plus ou moins chargée. L'albuminurie disparaît rapidement quand elle est due purement à l'infection ou aux troubles circulatoires ; mais, quand elle relève d'affections organiques du rein, elle persiste et augmente pendant deux à trois jours. Le titre hémoglobinurique diminue, par suite de la dilution du sang.

pendant les premiers jours, puis augmente après le cinquième jour ; les globules sanguins n'apparaissent altérés, crénelés que lorsqu'on a pratiqué plusieurs injections massives.

Du côté du système nerveux, l'action des injections de sérum artificiel, surtout des doses moyennes et répétées, se traduit par une stimulation énergique.

b) INJECTIONS INTRA-VEINEUSES. — Les effets généraux des injections intra-veineuses sont ordinairement beaucoup plus marqués que ceux des injections hypodermiques.

Toxicité. — Expérimentalement, les injections intra-veineuses ont pu déterminer la mort, quand on opérait sur des animaux jeunes, ou avec des solutions très concentrées, ou encore quand le liquide était introduit trop rapidement dans l'organisme. Dastre et Loye ont pu déterminer une vitesse toxique pour le lapin et le chien. Cliniquement, la solution de Hayem ou l'eau simplement salée ne produisent pas d'effets toxiques ; tant qu'au sérum de Chéron qui renferme 1 gramme d'acide phénique pour 100 grammes d'eau, on ne l'emploie qu'à des doses trop faibles pour déterminer des phénomènes d'intoxication.

Élimination. — Injecté dans la veine, le sérum artificiel passe dans la circulation générale pour être aussitôt éliminé ; d'après Dastre et Loye, l'élimination est parallèle à la pénétration et l'organisme ne conserve au maximum que le dixième de son poids d'eau injectée. Si les reins sont insuffisants, il se produit des exsudations au niveau des séreuses, de l'œdème au niveau des poumons et la mort peut survenir.

Appareil circulatoire. — L'injection intra-veineuse augmente momentanément la masse du sang et empêche les conséquences graves de la vacuité des vaisseaux et de la stagnation du sang. Nous verrons que cette action est très utile dans le traitement des hémorrhagies. Vis-à-vis des globules, l'injection est inoffensive, qu'elle soit faite avec l'une ou l'autre des solutions salines ; d'après Delbet, la solution chlorurée à 7 0/00 déterminerait un accroissement de volume des hématies.

La leucocytose est heureusement modifiée ; on sait que celle-ci augmente chez les sujets infectés pour diminuer avec la guérison, or les injections intra-veineuses déterminent une chute rapide de la leucocytose.

La plasticité du sang est augmentée, Hayem, Delbet, etc., ont montré que les injections salines intra-vasculaires rendaient le sang si plastique qu'il se coagulait au sortir des vaisseaux d'une façon très rapide.

La pression sanguine n'est augmentée, que si elle était antérieurement au-dessous de la normale, elle peut alors s'élever jusqu'au chiffre habituel ; mais, quand elle n'est pas diminuée, l'injection intra-veineuse ne la fait pas augmenter.

Le pouls diminue de fréquence et devient plus régulier et plus énergique.

Appareil rénal. — L'injection intra-veineuse exerce une action très favorable sur la diurèse. D'après Bosc (de Montpellier) les malades n'urinent pas pendant la durée de l'injection et cela se conçoit, si l'on songe au peu de durée de l'opération, mais, dix à vingt minutes après on peut voir survenir la première miction. La diurèse est surtout abondante pendant la période de réaction qui suit l'injection et peut atteindre un chiffre très élevé.

Cliniquement, cette diurèse semble s'accompagner d'une grande élimination des substances toxiques de l'organisme, car l'évolution des intoxications et des toxi-infections est heureusement amendée par cette débâcle urinaire; pourtant l'étude expérimentale n'a pas confirmé cette hypothèse. C'est ainsi que Carrion et Hallion, étudiant chez le chien l'influence des injections intra-veineuses de la solution physiologique de chlorure de sodium sur l'excrétion et la constitution de l'urine, sont arrivés à ce résultat paradoxal que l'abondance de la sécrétion urinaire n'est pas en rapport avec l'intensité de l'élimination des déchets organiques par l'urine. D'autres auteurs, tels que Chasserant et Got, Delbet, Roget, Sanquirico dans l'intoxication strychnique, Enriquez et Hallion dans l'intoxication diphtérique, Fubini et Modinos dans l'empoisonnement par l'urine humaine, ont vu que les injections intra-veineuses déterminaient une aggravation des accidents. Seuls Bosc et Vedel dans l'intoxication coli-bacillaire expérimentale ont constaté que les injections intra-veineuses modifiaient heureusement l'évolution de cette infection.

Température. — La marche de la température est très fortement influencée par les injections intra-veineuses. Pendant l'opération, la température commence à monter, surtout si elle est inférieure à la normale, comme dans le choléra, et quand on a injecté une quantité assez considérable de liquide (500 grammes, d'après Bosc). Immédiatement après l'injection, la température continue à monter lentement pendant une demi-heure à une heure. A ce moment, commence la période critique qui est caractérisée par un frisson intense, accompagné de cyanose, d'accélération du pouls, de claquement de dents, de dyspnée et d'excitation nerveuse, et par une montée rapide de la température jusqu'à un maximum thermique. Ce maximum dure un certain temps et s'accompagne d'une période de chaleur au cours de laquelle se produisent des sueurs abondantes, de la diarrhée, des vomissements, des mictions, et quelques phénomènes d'excitation nerveuse. Puis, peu à peu, tous ces symptômes diminuent, la température revient à son point de départ, après avoir présenté un écart qui peut aller jusqu'à 5° (choléra). Dans les affections à température élevée, l'écart est moins grand ; dans la fièvre typhoïde, il peut aller de 39 à 41° et dans les septicémies de 38°,5 à 41.

Cette réaction dure de trois à cinq heures, mais son intensité diminue avec la répétition des injections.

Appareil digestif. — L'injection est parfois suivie pendant la période critique, au moment de l'apparition des frissons, de vomissements et de diarrhée plus ou moins abondants qui persistent encore à la période de chaleur.

Dans certains cas, on a même observé une salivation exagérée.

Appareil respiratoire. — L'injection intra-veineuse diminue la dyspnée préexistante, mais cette amélioration, qui commence immédiatement après l'opération, est remplacée pendant la période de froid par des mouvements respiratoires plus fréquents et plus difficiles. A la période de chaleur, la respiration reste la même et ce n'est que bien lentement, quelquefois le lendemain, que la dyspnée s'amende ou disparaît.

Nutrition. — D'après Garnier et Lambert, les injections de sérum artificiel augmentent les oxydations ; d'autre part, Hutinel déclare qu'il y a augmentation du taux de l'urée dans les urines.

Système nerveux. — Les injections salines provoquent des phénomènes d'excitation motrice, qui peuvent aller jusqu'au spasme tétanique des membres, et des phénomènes d'excitation psychique caractérisés par de la loquacité ou de l'incohérence.

En résumé, l'injection de sérum artificiel provoque une grande perturbation dans l'organisme et non un simple lavage (Hayem), perturbation qui a pour résultat de stimuler la vitalité des éléments anatomiques, de réveiller le fonctionnement des émonctoires naturels et par conséquent de mettre le corps dans de meilleures conditions de résistance.

Indications thérapeutiques. — Les indications thérapeutiques des injections de sérum artificiel, soit hypodermiques, soit intra-vasculaires, sont identiques, mais pour chacune d'elles, la nécessité de recourir à l'un ou à l'autre des deux procédés est subordonnée à la gravité du cas et à l'urgence de l'intervention thérapeutique.

Hémorrhagies. — Dans l'anémie aiguë mortelle, l'autopsie montre qu'il existe encore dans les veines pulmonaires, la veine azygos et les veines du crâne une assez grande quantité de sang, mais qu'il n'y en a plus dans les capillaires ; la mort est donc le résultat, non pas de la privation absolue de sang, mais du défaut de circulation créé par la vacuité de certains vaisseaux (capillaires et artères). En injectant un liquide inoffensif pour les globules, le sang se mélange avec lui, emplit tous les vaisseaux et arrive au cœur qui se remet à battre. Le sang, ainsi dilué est mis en mouvement par les contractions cardiaques, circule dans les tissus et y fait renaître la vie. Hayem, après avoir saigné un chien à blanc, l'a empêché de succomber en lui injectant une solution de chlorure de sodium à 0,73 0/0.

En plus de cette action mécanique, les injections salines, surtout quand elles renferment du sulfate de soude (Reverdin), possèdent une action hémostatique qui se fait sentir, non sur le sang circulant mais sur le sang en stagnation.

Les injections de sérum artificiel sont donc tout spécialement indiquées dans le traitement des *hémorrhagies graves*, caractérisées par des phénomènes généraux, nausées, syncopes, refroidissement des extrémités, dyspnée, sueurs profuses et convulsions. Les injections sous-cutanées seront employées dans la plupart des cas ; la quantité de liquide variera entre 100 et 500 grammes à chaque injection, celle-ci pouvant être répétée tous les jours et même plusieurs fois pas jour tant que persistent les phénomènes d'anémie.

L'injection intra-veineuse sera réservée aux cas d'hémorrhagie profuse résultant d'une plaie artérielle ou d'une intervention chirurgicale ayant déterminé une grande perte de sang. Cette injection permet de conjurer la mort immédiate ; généralement, elle n'a pas besoin d'être répétée, car les troubles anémiques consécutifs sont très heureusement influencés par les injections sous-cutanées.

L'injection doit toujours être faite après que l'hémorrhagie a été arrêtée par la ligature ou le pincement des vaisseaux qui saignent. Il ne faut pas craindre, dans ce genre de traitement, de déterminer une exagération de la tension sanguine et de faire réapparaître l'hémorrhagie car, ainsi que nous l'avons vu plus haut, la tension ne s'élève jamais au-dessus de la normale et les injections salines rendent le sang plus coagulable. C'est en se basant sur cette propriété que Hayem et Delbet les préconisent comme traitement préventif des hémorrhagies.

CHLORO-ANÉMIE. — J'emploie les injections sous-cutanées modérées (50 à 100 grammes), que je répète tous les deux jours, ou les injections à doses fortes (500 grammes), que je ne donne qu'une seule fois à moins que le cas ne soit tout à fait grave. Généralement, je prescris ce traitement aux malades présentant des signes prédominants d'anémie : décoloration très prononcée des téguments, grande faiblesse, essoufflement, hypertrophie de la rate, spléno-mégalie.

URÉMIE. — Préconisée seulement depuis 1890, l'injection saline a déjà donné de nombreux succès dans le traitement de l'urémie. Elle peut être employée seule ou combinée avec la saignée; Huchard lui reconnaît une heureuse influence dans la méthode des trois lavages qu'il préconise contre l'urémie. Cette médication trouve son emploi dans toutes les formes de l'urémie, que celle-ci soit consécutive à une néphrite aiguë, à la fièvre typhoïde, ou à la dysenterie.

ECLAMPSIE. — Certains accoucheurs considèrent les injections sous-cutanées de sérum artificiel comme le traitement de choix de l'éclampsie puerpérale. Porak et Bernheim par les injections sous-cutanées à dose élevée ont traité 14 malades et n'ont eu que 1 décès. Il est évident que cette médication ne saurait être employée d'une façon exclusive; elle est surtout indiquée chez les femmes profondément intoxiquées par un fonctionnement défectueux des reins ou du foie et doit être combinée avec le traitement habituel de l'éclampsie (inhalations de chloroforme, chloral) ou avec la saignée.

COMA DIABÉTIQUE. — Il faut, dans ce cas, faire usage d'injections intra-veineuses massives; la première tentative fut faite, en 1874, par Hilton Fagges, chez un malade en imminence de mort qui survécut vingt-quatre heures; plus tard, Dickinson injecta 13 litres en deux jours et fit même une injection de 10 litres que le malade parut bien supporter.

De nombreux succès furent ensuite obtenus par Hesse, Zinn, Besson, Dalché, Roget et Bolvay.

Le premier effet des injections intra-veineuses est de faire cesser le coma ; dans certains cas le malade reprend connaissance au bout d'une heure.

L'injection sous-cutanée ne doit pas être faite, car elle peut provoquer des complications phlegmoneuses ou gangréneuses du côté de la peau. La solution salée à 7 0/0, agit aussi bien que la solution bicarbonatée que M. Lépine avait préconisée dans le traitement du coma diabétique.

BRULURES ÉTENDUES. — On sait que les accidents graves déterminés par les brûlures étendues sont le résultat d'une accumulation dans l'organisme de substances toxiques résultant de la suppression des fonctions de la peau. Tommasoli (de Palerme), Azzarello, Besson, Duret ont employé les injections hypodermiques de sérum artificiel dans le cas de brûlures graves et en ont obtenu de bons résultats. Les injections doivent être faites à fortes doses (500 à 1.000 grammes) et répétées deux à trois fois par jour. Cette médication permet d'obtenir des succès dans les cas les plus désespérés ; sous son influence l'état général s'améliore, le délire et les phénomènes nerveux disparaissent, les urines deviennent abondantes et claires.

Quand la température est élevée, les injections hypodermiques doivent être combinées avec la balnéation froide.

INTOXICATION PAR L'OXYDE DE CARBONE. — L'injection intra-veineuse est un traitement vraiment héroïque des accidents toxiques déterminés par l'oxyde de carbone.

Dans un cas absolument désespéré où le malade était plongé dans le coma, Brodier a obtenu une véritable résurrection par deux injections intra-veineuses faites à quelques heures d'intervalle. D'autres auteurs, qui avaient suivi son exemple, ont obtenu de pareils succès. L'injection intra-veineuse peut être remplacée par l'injection sous-cutanée.

Les effets de cette médication sont généralement rapides et commencent quelquefois à se montrer avant la fin de l'injection. Le pouls devient plus perceptible; l'anesthésie diminue un peu, la cyanose de la face et des extrémités fait place à une teinte presque normale, la respiration se régularise et la tension artérielle remonte. Cette amélioration est quelquefois remplacée le lendemain par une recrudescence des symptômes alarmants, il faut alors pratiquer une nouvelle injection.

Ce traitement est également applicable dans les cas d'empoisonnement par le gaz d'éclairage, par la strychnine, par le mercure, par les champignons.

Intoxication par le plomb. — Les injections salines sont aussi bien indiquées dans les cas légers, caractérisés par les simples coliques de plomb, que dans les cas graves avec troubles cérébraux.

Appliquées au traitement des coliques saturnines, les injections sous-cutanées font disparaître la douleur cinq ou six heures après l'injection et la constipation dès le lendemain. (Deléarde.) Les selles se produisent spontanément pendant deux à trois jours au nombre de trois en moyenne par vingt-quatre heures ; l'appétit renaît et les vomissements cessent. En même temps, le pouls augmente de fréquence et la diurèse augmente légèrement. Le sérum agit donc, dans ce cas, plutôt sur l'intestin que sur le rein. Une seule injection de 500 grammes de la solution de Hayem suffit pour amener la guérison ; c'est donc une médication de choix. L'encéphalopathie saturnine a été traitée avec succès par les injections sous-cutanées ou intra-veineuses combinées avec la saignée par différents auteurs (Desplats, Gardin, Reynaud).

Le sérum artificiel n'exerce aucune action sur les accidents névritiques d'origine saturnine.

ULCÈRE DE L'ESTOMAC. — Les injections salines ne sont indiquées que lorsque l'ulcère s'accompagne de phénomènes toxiques accentués, caractérisés par une grande faiblesse et de la tétanie.

AFFECTIONS NERVEUSES. — Grasset recommande les injections de sérum artificiel dans l'apoplexie avec hypotension artérielle. Peillon et Chéron ont relaté des cas de neurasthénie guéris par les injections sous-cutanées à très petites doses. Dans le traitement des affections mentales et, en particulier, des psychoses aiguës, les injections doivent être employées quand les troubles psychiques semblent liés à un empoisonnement de l'organisme et, par suite, du cerveau, soit par des toxines microbiennes, soit par des substances toxiques résultant de la formation exagérée ou de l'insuffisance de l'élimination de poisons normaux (leucomaïnes). Le sérum agit plus par la quantité que par la qualité, la dose est de 300 à 500 grammes par jour et, sauf quelques contre-indications déterminées par l'état du cœur ou des reins, les injections peuvent être continuées pendant longtemps. Cette médication doit être secondée par des lavements purgatifs.

CHOLÉRA. — Les injections intra-veineuses doivent être faites dans les cas graves avec collapsus et anurie où les injections sous-cutanées ne sauraient rendre assez rapidement à l'organisme le liquide qu'il a perdu.

Cette méthode est réellement efficace et même dans des cas qui paraissaient désespérés, elle a permis d'obtenir une guérison complète. Hayem, Bouveret, Ranvier, Guttmann, Galliard, Lesage ont publié des observations dans lesquelles l'usage des injections intra-veineuses de sérum artificiel leur a donné de véritables résurrections. C'est dans le traitement du choléra qu'Hermann et Jœniken essayèrent les premiers les solutions salines au cours de l'épidémie qui sévit à Moscou de 1830 à 1832; mais c'est surtout depuis les recherches de Hayem que cette médication fut employée. Le sérum agit surtout en augmentant la tension vasculaire et en hydraulisant le sang et les tissus de l'organisme.

L'injection intra-veineuse doit être assez copieuse : 2 litres environ ; elle peut être répétée deux fois par jour pendant plusieurs jours de suite

DIARRHÉES. — Les injections sous-cutanées de sérum artificiel sont indiquées dans le traitement des diarrhées pour lutter contre l'état de déshydratation qui résulte des grandes spoliations aqueuses. Cet état se caractérise par une soif intense, du prurit, une diminution des urines, de la faiblesse du pouls et par des phénomènes de collapsus. Comme, en pareil cas, il arrive souvent que la voie stomacale ne peut être utilisée parce que l'ingestion de liquide provoque des vomissements ou entretient la diarrhée, il faut avoir recours à la voie hypodermique.

Les injections sous-cutanées seront faites d'une façon suffisamment abondante ; la quantité de liquide injectée qui peut varier de 200 à 1.200 grammes dépend de l'intensité du flux diarrhéique.

Chez les tout jeunes enfants atteints de gastro-entérite, âgés de moins de quatre mois, l'hypodermoclyse est aussi indiquée ; il faut dans ce cas répéter les injections toutes les quatre à six heures, tant que persistent les phénomènes graves, et injecter à chaque fois de 10 à 20 centimètres cubes de sérum artificiel.

FIÈVRE TYPHOÏDE. — Les injections sous-cutanées activent la guérison de la fièvre typhoïde, ainsi qu'il résulte de nombreuses recherches (Darène, Sahli, Carrieu, Bosc et Vedel, Crocco, etc.). Ces injections, qui sont indiquées plus spécialement dans les formes graves accompagnées de phénomènes de collapsus ou d'adynamie, de prostration intense et d'hypotension vasculaire, peuvent être employées avec avantage dans tous les cas de dothiénentérie, comme médication adjuvante de la balnéation froide. Je les emploie souvent.

Dans les cas d'*hémorrhagie intestinale*, elles constituent un moyen hémostatique puissant qui a été souvent employé avec succès.

Les injections doivent être faites quotidiennement à dose modérée (200 à 400 grammes) ; sous leur influence la dépression cardiaque et nerveuse s'amende, alors qu'elle avait résisté à d'autres moyens thérapeutiques, les fonctions rénales se régularisent et la tension vasculaire se rapproche de la normale, la température est peu influencée par les injections ; les malades ne présentent consécutivement que des sueurs et des mictions abondantes et une accélération du pouls.

TYPHUS EXANTHÉMATIQUE. — Les injections sous-cutanées à dose modérée (300 à 600 grammes) ont été employées par Sapelier qui, sur 12 malades, obtint 6 guérisons.

DYSENTERIE. — Dans la forme grave de l'adulte, caractérisée par des selles très nombreuses (quarante à soixante par jour), des hémorrhagies et du sphacèle de la muqueuse intestinale, de la dysurie, de l'anurie, de l'asthénie cardiaque, de l'abaissement thermique et du hoquet, il est absolument indiqué de recourir aux injections intra-veineuses de sérum artificiel.

La guérison peut ainsi être obtenue, même dans les cas les plus graves, au bout de quelques jours, l'injection intra-veineuse de 1.500 grammes environ étant faite quotidiennement. D'après Bosc et Vedel, ces injections relèvent la température et la tension artérielle, mais déterminent une véritable dyspnée qui est surtout marquée au moment du maximum thermique consécutif. En outre, sous l'influence de cette médication, l'anurie disparaît, l'intolérance gastrique cesse, le nombre des selles diminue et de quarante environ descend le lendemain à dix, en même temps que les évacuations cessent d'être glaireuses et saignantes pour devenir diarrhéiques puis moulées au bout de quelques jours.

Dans la forme légère, les injections intra-veineuses peuvent être remplacées par les injections sous-cutanées.

Il ne paraît pas exister de contre-indication à l'emploi des injections intra-veineuses dans le traitement des dysenteries graves, mais il ne faudra injecter en une fois qu'une quantité de liquide égale ou inférieure à 1.500 grammes.

Pneumonie. — Les injections salines doivent être employées dans les formes infectieuses où la diurèse se fait mal, où la tension vasculaire est basse et où le système nerveux est profondément atteint. Elles ont été essayées, en 1892, par Galvani (de Modène) et employées, surtout en Italie, par différents auteurs qui en ont obtenu des résultats très satisfaisants; en France,

Pecker, Bosc et Vedel, Reynaud sont arrivés aux mêmes constatations.

On emploie la voie sous-cutanée, de préférence; la voie intra-vasculaire devant être réservée aux cas particulièrement graves évoluant chez des individus profondément intoxiqués et antérieurement affaiblis par l'alcoolisme ou la syphilis.

L'injection sous-cutanée sera assez abondante : 500 à 1.000 grammes et sera pratiquée d'une façon très précoce dès que l'état général devient nettement altéré; oligurie, prostration ou délire, hypotension vasculaire, langue rôtie. Elle devra être répétée quotidiennement, s'il y a lieu, jusqu'à la disparition des phénomènes alarmants.

On observe à la suite de l'injection, une légère ascension de la température, une augmentation de la tension vasculaire, une crise sudorale et urinaire, et une amélioration des symptômes généraux.

Dans les formes de pneumonie compliquée de méningite et dans les cas où la lésion pulmonaire a évolué jusqu'à l'hépatisation grise, les injections de sérum artificiel ne peuvent pas empêcher le dénouement fatal.

Dans la broncho-pneumonie infantile, les injections sous-cutanées de sérum artificiel (Houel de Marle, Lemaire) faites à petite dose (200 grammes) pendant plusieurs jours seront heureusement employées dans les formes graves.

ERYSIPÈLE. — Les injections intra-veineuses ont été employées par Delbet avec succès dans un cas d'érysipèle grave consécutif à un abcès de la nuque; elles avaient été continuées pendant plusieurs jours concurremment avec les injections de sérum streptococcique.

ROUGEOLE. — Dans les formes graves caractérisées

par une fièvre élevée et surtout par une grande tendance aux hémorrhagies, les injections salines doivent être employées, en même temps que la balnéation pour stimuler l'organisme.

Il en est de même dans la scarlatine.

ANGINE INFECTIEUSE. — Cette variété d'angine qui se caractérise par un abattement très prononcé, de la sécheresse de la langue, une température élevée (41°) un pouls fréquent (140) doit être traitée par les injections intra-veineuses. Delbet a obtenu ainsi une guérison rapide dans un cas très grave.

ENDOCARDITE MALIGNE. — Les injections intra-veineuses sont indiquées quand les phénomènes toxiques (température à 40-41°, pouls à 140, langue typhique, diarrhée fétide, ataxo-adynamie) sont très marqués. Cette médication a été employée par Dalché qui, dans un cas d'endocardite maligne d'origine streptococcique, a obtenu la guérison par l'injection intra-veineuse de 1 litre de sérum artificiel répétée pendant cinq jours consécutifs.

ICTÈRE GRAVE. — Cette forme d'ictère essentiellement caractérisée par une teinte jaune très nette, des hémorrhagies, des troubles nerveux et de l'oligurie est produite par une toxhémie dépendant elle-même des lésions de la cellule hépatique. Pour lutter contre cette toxhémie, il est donc indiqué de pratiquer des injections de sérum artificiel soit par la voie hypodermique, soit par la voie sous-cutanée, selon l'intensité des cas. Ces injections faites à dose modérée permettront dans certains cas d'enrayer la marche des accidents infectieux (Fourmeaux, Valence) et d'obtenir la guérison.

INFECTIONS PUERPÉRALES. — Les injections salines ont été employées tant en France qu'à l'étranger par de nombreux auteurs et ont donné d'heureux résultats.

Dans les cas graves, on emploiera la voie intra-veineuse; dans les cas moyens, on pourra se servir de la voie hypodermique. L'injection sera faite, tous les jours, à la dose de 500 à 1.000 grammes, de préférence à la face externe de la cuisse ou entre la glande mammaire et le grand pectoral. Cette médication joue le rôle d'un précieux adjuvant qui stimule l'organisme dans sa lutte contre l'infection.

L'injection sous-cutanée provoque quelquefois la formation d'abcès, mais cette formation d'abcès ne doit pas être considérée comme un inconvénient, car elle est souvent sollicitée dans le traitement des infections puerpérales où elle constitue la méthode des abcès de fixation.

Infections diverses. — Les injections intra-veineuses à doses massives (2 litres et demi), répétées quotidiennement, sont indiquées dans le traitement de la péritonite diffuse consécutive à la rupture de l'intestin par coup de pied de cheval, à la perforation de la fièvre typhoïde, à l'occlusion intestinale.

Dans les infections urinaires et, en particulier, dans la pyélonéphrite infectieuse, on devra avoir recours aux petites injections sous-cutanées, car le rein n'est généralement plus assez perméable pour laisser filtrer les grandes quantités de sérum introduites par la voie intra-vasculaire.

Inconvénients et contre-indications. — Les injections de sérum artificiel sont donc indiquées dans un grand nombre d'affections tant médicales que chirurgicales, et leur emploi est, dans la plupart des circonstances, d'un réel secours aux malades.

Elles constituent en effet, d'après Landouzy, la meilleure médication stimulante, produisant toujours, sinon la guérison, du moins une amélioration et une certaine survie. On leur a pourtant reconnu un certain nombre d'inconvénients, tirés davantage de l'expérimentation que de la clinique. On les a accusées de diffuser dans toute l'économie les toxines microbiennes localisées dans certains organes, car les expériences ont, en effet, montré qu'après l'inoculation de cultures pathogènes, les animaux lavés périssaient plus rapidement que les animaux non lavés. Au point de vue clinique, on a signalé l'œdème pulmonaire, la dyspnée et l'hydro-thorax. Ces accidents peuvent évidemment se produire chez des malades dont le filtre rénal fonctionne mal; Delbet a montré que, chez l'animal, l'effet utile produit par les injections salines était directement proportionnel à la quantité de liquide éliminée par les reins. Cette médication doit donc être maniée avec beaucoup d'attention chez les sujets dont le rein est douteux; elle devient absolument contre-indiquée lorsque le fonctionnement de cet organe est insuffisant.

Elle est encore contre-indiquée quand le myocarde est trop profondément lésé pour supporter l'élévation passagère de la tension vasculaire, mais cette contre-indication est souvent combattue par l'emploi des injections hypodermiques de caféine. Dans les états œdémateux, il y a contre-indication à l'injection de grandes quantités de liquide.

Les cardiopathies valvulaires mal compensées, l'urémie à forme cardiaque, contre-indiquent l'emploi des injections salines; de même que la symphyse cardiaque et l'œdème de cause cardiaque. En résumé, l'emploi des injections de sérum artificiel est surtout subordonné à l'état du cœur et des reins.

VII

MÉDICATION APÉRITIVE

LES APÉRITIFS

Définition. — Ce sont des médicaments destinés à provoquer la sensation de faim, soit en agissant d'une façon spéciale sur un estomac sain, soit en excitant les fonctions de cet organe quand elles ont été perturbées par un processus pathologique.

Variétés. — Les apéritifs forment une longue liste de médicaments dont la plupart ne sont plus guère employés aujourd'hui. On les a divisés en apéritifs proprement dits, tels que l'asperge, le persil, le pissenlit, l'acétate de potasse, le sulfate de potasse, le persulfate de potasse, et en amers, comprenant l'absinthe, la centaurée, la chicorée, le colombo, la gentiane, la germandrée, le houblon, l'orange amère et le quassia amara. Nous croyons préférable de les diviser selon leur origine en deux classes : les apéritifs minéraux et les apéritifs végétaux.

APÉRITIFS MINÉRAUX

Ils forment la classe la moins nombreuse et sont représentés par quelques sels de potasse : l'acétate, le

sulfate, par les persulfates alcalins et par l'acide vanadique et ses composés.

L'**acétate de potasse** est soluble dans l'eau en toutes
proportions : on le prescrit à la dose de 2 à 10 grammes
par jour, dans une infusion amère (centaurée, houblon,
quassia amara). Ce sel est surtout employé comme diurétique.

Le **sulfate de potasse** possède des propriétés apéritives
et laxatives ; il se prescrit à la dose de 1 à 6 grammes
par jour dans une infusion amère comme le précédent.

Les **persulfates alcalins** résultent d'une combinaison
de l'acide persulfurique ou, plus exactement, de son
correspondant, l'anhydride sulfurique, avec un métal
alcalin : sodium, potassium, baryum, lithium, etc. Étudiés d'abord par Marshall, ils le furent de nouveau par
A. et L. Lumière (de Lyon), qui arrivèrent à préparer
une solution très stable de persulfates alcalins. La solution obtenue par A. et L. Lumière est désignée dans le
commerce sous le nom de persodine, c'est une solution
titrée au centième de persulfate de soude et d'ammoniaque chimiquement purs. Les persulfates alcalins sont
des corps perdant très facilement leur oxygène et doués,
par conséquent, de propriétés oxydantes très énergiques ;
ils sont décomposés par l'air atmosphérique, l'eau, et
toutes les matières organiques en quantité infime ; leur
décomposition aboutit à la formation de sulfates et
d'acide sulfurique.

Les persulfates, étudiés au point de vue de leur pouvoir antiseptique, ne furent employés en thérapeutique
qu'après la découverte de la persodine et leur emploi est
tout récent: Nicolas (de Lyon) expérimenta le premier la
persodine chez les anorexiques tuberculeux ou convalescents de maladie grave et obtint de bons résultats : les

malades recouvrèrent l'appétit et augmentèrent de poids. Garel obtint des résultats analogues : excitation de l'appétit, facilité de la digestion, amélioration de l'état général chez les tuberculeux. Les indications de la persodine s'élargirent sous l'influence des recherches de G. Millian qui étudia comparativement l'action des divers apéritifs, puis Rigot (de Lyon) fit de l'étude expérimentale et clinique des persulfates alcalins et de la persodine l'objet de sa thèse inaugurale et conclut que ces corps n'étaient que très peu toxiques et exerçaient une action manifeste sur la nutrition se traduisant par une augmentation de l'appétit, une augmentation des principaux éléments contenus dans l'urine sans diminution de la quantité totale des urines, une augmentation très notable du poids du corps.

La persodine ne produit ni tiraillements ni crampes au niveau de l'estomac, mais d'après Rigot une sensation de vide qui appelle impérieusement les aliments. En même temps que ce retour de l'appétit, le malade éprouve une sensation de bien-être, ses fonctions gastriques et intestinales se régularisent, et ses forces augmentent.

La persodine doit être prise dans de l'eau pure, une fois par jour, une heure et demie avant le principal repas, à la dose d'une cuillerée à soupe pour un adulte[1] ; toutefois, si l'effet est lent à se produire ou si le corps semble s'accoutumer, ou ajoutera une deuxième cuillerée. Le médicament sera continué pendant vingt jours environ ; on en arrêtera l'emploi pendant une dizaine de

---

1. La cuillerée à soupe représente 20 centigrammes de persulfates. Jusqu'à huit ans, on ne fera prendre qu'une cuillerée à café ; de huit à quinze ans une cuillerée à dessert ; au-dessus de quinze ans, une cuillerée à soupe.

jours pour le reprendre, s'il y a lieu, au bout de ce laps de temps.

La persodine est indiquée dans les formes apyrétiques, torpides de la tuberculose aux deux premières périodes et surtout à la première où elle est susceptible de donner des résultats remarquables ; on ne la prescrira pas à la période des cavernes, car elle ne produit aucune amélioration et peut, en outre, déterminer ou augmenter la diarrhée. Elle est contre-indiquée dans les tuberculoses fébriles, à évolution rapide, car elle ne fait souvent qu'accélérer la marche des lésions.

En dehors de la tuberculose, la persodine est encore indiquée dans des circonstances très diverses : chloro-anémie, convalescence des maladies aiguës, affections chirurgicales, hystérie, neurasthénie, surmenage.

L'**acide vanadique** est un composé oxygéné du vanadium susceptible de s'unir aux bases pour donner des sels dont le plus connu est le vanadate de soude ; il possède de même que ses sels la propriété, lorsqu'il se trouve en présence d'une matière organique et d'un corps oxydant incapable d'abandonner spontanément son oxygène, de provoquer l'oxygénation de la substance organique jusqu'à réduction complète du corps oxydant. Il sert en quelque sorte de véhicule d'oxygène entre un corps oxydant et un corps susceptible de s'oxyder (Laran). Toxique à dose élevée (8 milligrammes en injection sous-cutanée par kilogramme d'animal) l'acide vanadique à dose faible produit de très heureux effets : augmentation de l'appétit, du poids et des forces.

On peut employer en thérapeutique l'acide vanadique à la dose d'un demi-milligramme par jour ou le vanadate de soude en solution aqueuse, à la dose de

4 à 5 milligrammes par jour pendant trois jours par semaine. L'acide vanadique et le vanadate sont indiqués contre l'anorexie de la tuberculose, de la chloro-anémie et des états cachectiques en général.

Bouillon de bœuf. — Un des meilleurs apéritifs est certainement le *bouillon de bœuf*, le vulgaire bouillon gras. Je le place ici parce qu'il agit surtout par les sels qu'il contient, mais il agit aussi par ses produits peptogènes. Pris froid, dégraissé, une heure ou une demi-heure avant les repas, il excite la sécrétion du suc gastrique et, par suite, l'appétit. Pris très chaud il agit de même. On peut renforcer encore son action en ajoutant au bouillon un peu de peptone en poudre.

Glycérine neutre. — Un autre apéritif, peu connu comme tel, c'est la *glycérine* neutre. Je l'emploie beaucoup et avec de grands avantages. Il faut la mélanger à un sirop amer et formuler par exemple

Sirop de quinquina......................	200 gr.
Glycérine neutre......................	100 —
Teinture de badiane......................	5 —

On utilise ainsi des propriétés apéritives non douteuses, et les vertus nutritives de la glycérine.

APÉRITIFS VÉGÉTAUX

C'est la classe la plus nombreuse ; elle comprend le quinquina, l'absinthe, l'asperge, la petite centaurée, la chicorée, le colombo, la gentiane, la germandrée, le houblon, la noix vomique, la quassia amara.

Le **quinquina,** ou du moins son écorce constitue pour

le public l'apéritif idéal. C'est le vin de quinquina qui,
pendant près d'un siècle, a constitué l'apéritif thérapeutique le plus employé. A mon avis sa réputation est usur-
pée. Je crois que jamais on ne doit employer comme
apéritif un produit contenant du vin ou de l'alcool, car
on risque de créer des habitudes d'alcoolisme, d'autant
plus dangereuses, que le médecin aura été en quelque
sorte leur instigateur, et d'autre part on ne stimule pas
l'appétit. Aussi, je proscris formellement le vin de quinquina, sous toutes ses formes.

Ce n'est pas à dire qu'il faut se priver, pour cela, des
vertus thérapeutiques du quinquina. Il faut s'en servir,
mais seulement sous deux formes, le sirop de quinquina,
et la quinine.

Par exemple, on prescrira :

> Sirop de quinquina...................... 300 gr.
> Phosphate de soude .... 40 —

Une cuillerée à soupe, dans un peu d'eau, une heure avant
le repas.

ou encore :

> Sirop de quinquina...................... 150 gr.
> Teinture de noix vomique............... 2 —
> Teinture de badiane.................... 3 —

Une cuillerée à café dans un peu d'eau.

Le sulfate et mieux le bromhydrate et le chlorhydrate
de quinine, plus solubles, grâce à leur amertume, sont
d'excellents apéritifs et en même temps des toniques. On
peut les employer dans un sirop pour masquer leur
amertume.

On peut prescrire :

Bromhydrate de quinine...................   1 gr.
Sirop d'écorces d'oranges amères.......... 150 —

Faire dissoudre.

Une cuillerée à café dans un peu d'eau, une heure avant les repas.

ou encore

Chlorhydrate de quinine................   1 gr.
Teinture de noix vomique..............   2 —
Teinture de badiane .. ..   3 —
Sirop de quinine...................... 150 —

A la même dose et de la même façon.

Ce sont là des apéritifs excellents, souvent efficaces. Ils sont encore plus actifs si on les fait prendre dans une petite tasse d'infusion *très chaude* de houblon et de quassia amara. On sait que les boissons bien chaudes stimulent les mouvements et les sécrétions de l'estomac.

L'absinthe est une plante de la famille des Synanthérées (*Absinthium officinale*) ; on en emploie les feuilles et les sommités fleuries qui renferment un principe amer, l'absinthine ; une essence aromatique, l'essence d'absinthe ; de l'acide succinique et des résines. Cette plante, employée à petite dose, détermine des phénomènes d'excitation de la muqueuse digestive, stimule l'appétit et favorise la digestion ; à dose forte, elle produit des phénomènes d'intoxication et trouble la digestion. L'absinthe s'emploie de différentes façons :

En poudre, à la dose 1 à 2 grammes ; en tisane à 5 0/0 ; en teinture, à la dose de 5 à 20 grammes ; en extrait aqueux, à la dose de 0ᵍʳ,50 à 2 grammes ; en huile essentielle, à la dose de 0ᵍʳ,25 à 1 gramme. On l'associe souvent à d'autres stomachiques pour composer des vins ou des élixirs stomachiques :

Extrait d'absinthe......................................	5 gr.
— de gentiane	2 —
Eau de menthe...	100 —
Vin de Malaga...	400 —

1 cuillerée à soupe dans un peu d'eau un peu
avant le repas.

L'asperge (*Asparagus officinalis*), de la famille des Asparaginées, renferme un principe actif : l'asparagine ; les parties employées sont les jeunes pousses et le rhizome.

On prescrit l'asparagine à la dose de 40 à 80 centigrammes par jour en pilules ; l'infusion d'asperges à 20 0/00 et le sirop d'asperges à la dose de 30 à 60 grammes.

L'asperge a des propriétés identiques à celles de l'absinthe ; elle est, en outre, diurétique.

La petite centaurée (*Erythræa centaurium*), de la famille des Gentianées, renferme un principe amer, une résine, la centaurée-résine, et une substance cristallisable l'érythrocentaurine. Les parties employées sont les sommités fleuries. La centaurée est à la fois apéritive et tonique, elle agit à la façon des amers en stimulant les fonctions digestives ; elle se prescrit en poudre à la dose de 2 à 10 grammes, en infusion à 10 0/00, sous forme d'extrait à la dose de 2 à 4 grammes.

La chicorée (*Chicorium intybus*) est une plante de la famille des Composées dont on emploie les feuilles et la racine ; elle possède des propriétés apéritives et toniques.

22*

On la prescrit sous forme d'extrait à la dose de 1 à 5 grammes, de sirop à la dose de 10 à 50 grammes, d'infusion de feuilles à 10 0/00, d'infusion de racines à 20 0/00. La racine, torréfiée, est ajoutée à l'infusion de café pour en augmenter la couleur.

Le **colombo** est la racine du *Chasmanthera palmata* (Ménispermées), il se présente dans le commerce en morceaux aplatis, d'odeur peu agréable, de saveur amère. C'est un stomachique puissant et un tonique renfermant plusieurs principes actifs : la colombine cristallisable, de saveur très amère, la berbérine et l'acide colombique. A dose élevée, le colombo produit des phénomènes de gastro-entérite : nausées, vomissements, diarrhée, coliques, accompagnés de dyspnée et même de perte de connaissance.

On l'emploie sous différentes formes : poudre, $0^{gr},50$ à 2 grammes ; extrait, de $0^{gr},10$ à 1 gramme ; teinture, 2 à 8 grammes ; infusion, 10 0/0 ; vin, 250 à 100 grammes. On l'associe souvent à d'autres apéritifs sous forme de teinture :

Teinture de colombo.......................... 10 gr.
　　　　—　　　noix vomique..................　2 —
Sirop d'écorces d'oranges amères q. s. p. . . 50 gr.
Une cuillerée à café dans un peu d'eau avant les
　　　　　　deux principaux repas.

La **gentiane** (*Gentiana lutea*), de la famille des Gentianées, jouit de propriétés analogues à celles du colombo, elle est à la fois tonique et stomachique. La partie employée est la racine qui agit par un principe actif, la gentianine, de saveur très amère et qui renferme en outre de l'acide gentianique. La gentiane était autrefois très employée comme tonique contre l'anémie et la débilité ; aujourd'hui on ne l'utilise plus guère que comme excitateur des fonctions gastriques dans les dyspepsies torpides. Elle se prescrit sous des formes multiples : extrait, 20 centigrammes à 2 grammes ; poudre, 0gr,50 à 5 grammes ; teinture, de 5 à 20 grammes ; sirop, 20 à 100 grammes ; vin, 50 à 150 grammes. Elle entre dans la composition des pilules de Moscou :

Extrait de colombo	
— gentiane.......	āā .... 10 gr.
— quassia........	
Fiel de bœuf..............	
Poudre de gentiane q. s.................	

A diviser en pilules de 0,20 centigrammes, en prendre une avant les repas.

La gentiane sert encore à composer des vins et des élixirs stomachiques.

La **germandrée** (*Teucrium chamædrys*) est une plante de la famille des Labiées dont les sommités fleuries étaient autrefois très employées comme médicament apéritif, soit en infusion à 10 à 20 grammes pour 1.000, soit sous forme d'extrait à la dose de 2 a 4 grammes.

Le **houblon** (*Humulus lupulus*) appartient à la famille des Ulmacées-Cannabinées ; ses fleurs renferment une poussière jaune appelée lupulin, une huile volatile et une résine. Le lupulin a un aspect résineux, une odeur agréable, une saveur amère ; il contient un principe amer, l'acide lupulique.

A dose faible ou moyenne, le lupulin produit une exagération réflexe des sécrétions gastro-intestinales et des contractions des fibres musculaires lisses ; à haute dose, il détermine des effets narcotiques.

Le houblon est très employé pour aromatiser la bière.

Comme stomachique, on le prescrit en infusion à 10 0/00 en sirop à la dose de 20 à 100 grammes, sous forme d'extrait à la dose de 0^{gr} 20 à 2 grammes. Le lupulin s'administre dans les mêmes circonstances que le houblon à la dose de 0^{gr},50 à 2 grammes.

La **noix vomique** est la semence du *Strychnos nux vomica*; elle agit surtout sur les fibres musculaires lisses de l'estomac soit directement, soit par l'intermédiaire du système nerveux. Comme médicament stomachique, on emploie la teinture de noix vomique à la dose de V à X gouttes ou la poudre de noix vomique à la dose de 25 milligrammes à 5 centigrammes. La teinture est souvent associée à la teinture de gentiane ou de colombo selon la formule suivante :

Teinture de gentiane...... ⎫
   —   colombo...... ⎬ āā.......... 10 gr.
   —   noix vomique............... 5 —

XXV gouttes dans un peu d'eau avant chaque repas.

La poudre sert à confectionner des pilules :

Poudre de noix vomique.................. 0 gr. 05
Extrait de gentiane.................... 0 — 10
Poudre de gentiane q. s. p............. 1 pilule
     F. s. a. X semblables, 1 à 2 par jour.

La **quassia amara** est une plante de la famille des Simaroubées dont le bois de racine jouit de propriétés stomachiques grâce à la présence d'un principe amer, la quassine. La quassine se présente sous l'aspect amorphe et sous l'aspect cristallisé, la quassine cristallisée étant environ dix fois plus active que la quassine amorphe. La quassia amara agit à la fois sur les sécrétions gastro-intestinales et sur la sécrétion biliaire, elle détermine une augmentation très réelle de l'appétit et régularise les selles, grâce à son action sur la fonction biliaire. C'est un médicament très précieux. A dose forte, elle produit une irritation gastro-intestinale, se traduisant par une douleur dans la région stomacale, des nausées, des vomissements, des crises diarrhéiques accompagnées de mictions fréquentes, de crampes dans les mollets et d'excitation du système nerveux.

La quassia amara s'emploie sous des formes variées; poudre, 1 à 3 grammes ; macération, 5 grammes par litre ; extrait, 10 à 50 centigrammes ; teinture, 2 à 10 grammes ; infusion, 5 grammes par litre ; vin, 30 à 100 grammes. Elle sert souvent à préparer des tisanes amères, des élixirs et des vins stomachiques :

Teinture de quassia ... ⎰ āā............... 50 gr.
    —   colombo.. ⎱
Sirop de quinine........................... 1 litre
         Un verre à vin avant le repas.

La quassine amorphe se prescrit à la dose de 5 à 15 centigrammes, la quassine cristallisée de 10 à 15 milligrammes sous forme de pilules.

Quassine amorphe...................... 0 gr. 05
Poudre de rhubarbe q. s. p............. 1 pilule
         1 à 3 par jour.

————

Quassine cristallisée.................. 0 gr. 005
Poudre de rhubarbe q. s. p............. 1 pilule
         1 à 3 par jour.

Indications des apéritifs. — Ces médicaments doivent être employés toutes les fois que les fonctions digestives, en particulier l'appétit, sont perturbées. On s'en sert surtout quand l'affection causale de cette perturbation n'en contre-indique pas l'emploi ou n'exige pas une thérapeutique pathogénique qui, en luttant efficacement contre la maladie première, ferait disparaître du même coup l'anorexie. Il ne peut évidemment venir à l'esprit de les employer pendant les périodes fébriles des maladies générales, ni dans les affections aiguës de l'appareil digestif. Mais, dans tous les cas où l'alimentation doit être reprise, si l'appétit ne revient pas spontanément, il est indiqué d'essayer de le faire naître par l'usage des apéritifs.

Les principales indications des apéritifs sont : les maladies consomptives et en particulier la tuberculose, l'anorexie des névroses (hystérie, neurasthénie), le surmenage, les affections chirurgicales entraînant l'immobilité pendant un grand espace de temps, les affections gastro-intestinales s'accompagnant d'hypopepsie et d'atonie de la paroi stomacale avec des digestions lentes et pénibles.

D'après Hayem les apéritifs en général sont contre-indiqués dans l'hypopepsie. La quassia amara est contre-indiquée chez les malades atteints d'un rétrécissement de l'urèthre.

Mode d'emploi des apéritifs. — Pour agir, les apéritifs doivent être pris assez longtemps avant les repas ; il faut, en effet, qu'ils aient le temps d'exercer leur action, c'est-à-dire de stimuler les muscles et la sécrétion de l'estomac. Le mieux est de les donner une heure avant de manger, au minimum une demi-heure, et, de préférence, dans une boisson très chaude.

Il faut que l'estomac soit vide quand l'apéritif arrive

en contact avec lui. De là cette règle de les donner trois heures après un repas, et une heure avant le repas suivant.

On les donnera toujours dans une petite quantité de liquide servant de véhicule, mais jamais plus de 100 grammes, pour ne pas fatiguer inutilement l'estomac. On choisira pour remplir ce rôle les infusions de plantes amères bien chaudes, ou encore les eaux minérales, selon les cas, Vichy Grande-Grille chaude, ou l'eau de Brides bien chaude, ou Châtelguyon, chez les enfants. Les alcalins, on le sait, exercent une action apéritive en excitant la sécrétion de l'acide chlorhydrique.

VIII

MÉDICATION TONIQUE

Définition. — Les toniques sont des médicaments doués de propriétés excitantes soit vis-à-vis du systèm nerveux, soit vis-à-vis de la nutrition en général, et dont l'action se traduit par une stimulation plus ou moins marquée de l'organisme.

Variétés. — D'après leur mode d'action les toniques peuvent être rangés en deux catégories :

1° Ceux qui agissent par l'intermédiaie du système nerveux ;

2° Ceux qui agissent sur les actes nutitifs, c'est-à-dire sur les échanges intra et intercellulaies.

Les premiers que nous désignerons sos le nom de toniques nerveux comprennent l'alcool, l'ammoniaque et ses sels (acétate, carbonate et chlorhydate), le café, le cacao, la coca, l'éther, la kola, la noi vomique, le quinquina.

Les seconds qui constituent les toniquesnutritifs sont beaucoup moins nombreux et ne sont repr ésentés que par l'arsenic et ses composés.

ALCOOL

L'alcool employé en médecine est l'alcoo éthylique ; il provient de la fermentation du glucose et ds jus sucrés

ui, sous l'influ6ce d'un grandnombre de ferments, se
édoublent en alcool et en acide carbonique. C'est un
iquide incolore, d'odeur agréable, d'une saveur caus-
ique, bouillant 78°6, très inflammable. L'alcool a une
grande affinité pour l'eau, il dissout un grand nombre
de substances et coagule les substances albuminoïdes.

On le trouve dans le commerce mélangé à l'eau dans
des proportions variables; la richesse en alcool de ces
mélanges s'exprime en degrés; le degré représente
1 centimètre cube d'alcool absolu; il existe en quantité
plus ou moins grande dans les boissons fermentées et
dans les liqueurs.

L'alcool est rapidement absorbé par l'organisme, quel
que soit son mode d'introduction : ingestion, inhalation
de vapeurs, lavement, et produit non moins rapidement
ses effets ; puis il s'élimine en partie, tandis qu'une autre
partie est transformée en acide acétique par oxygénation. Les effets de l'alcool sur le système nerveux varient
beaucoup avec la dose absorbée, la constitution du sujet
et ses habitudes D'une façon générale, l'alcool pris à
dose modérée produit une exaltation des fonctions
intellectuelles, une hyperidéation ; à dose plus forte,
l'exaltation intelectuelle s'accompagne de loquacité et
de besoin d'action; puis l'exaltation disparaît pour faire
place à du délire, à des troubles de la motilité dont le
plus caractéristique est la démarche ébrieuse et, si la
dose est encore élevée, le délire est remplacé par le
coma et la résolution musculaire. Dans quelques cas, la
mort a pu être déterminée par l'absorption d'une très
grande quantité d'alcool.

A petite dose l'alcool facilite la digestion en excitant
par réflexe les sécrétions gastriques, et particulièrement la production de l'acide chlorhydrique, en

augmentant l'énergie des contractions musculaires de la paroi stomacale, et en dissolvant les matières grasses ingérées ; à forte dose, l'alcool entrave la digestion en coagulant la pepsine et le mucus, et en provoquant des troubles circulatoires dans la paroi stomacale.

Vis-à-vis de l'appareil circulatoire, l'alcool augmente le nombre et l'énergie des battements du cœur et fait monter la pression sanguine.

L'alcool fait baisser le taux des échanges organiques, diminue la production de l'urée et de l'acide carbonique, c'est un modérateur de la nutrition ; il est, en outre, diurétique et antithermique à cause d'une exagération dans la déperdition de calorique.

On a beaucoup abusé de l'alcool en thérapeutique pendant un quart de siècle. Aujourd'hui, heureusement, on est revenu à des idées plus saines et on n'en donne que dans des cas bien spécifiés. Tout le monde sait que l'alcool à petite dose n'est pas nuisible et peut même être utile, mais le devoir du médecin est de ne pas le dire, car l'abus naît vite de l'usage. On ne peut donc que condamner la manière de faire de M. Duclaux qui tout récemment est venu défendre l'alcool, plus, semble-t-il, dans l'intérêt des débitants de boissons que dans celui du public.

Indications. — L'alcool à faible dose et largement dilué est indiqué à titre de tonique dans les affections de longue durée et dans celles qui s'accompagnent d'un certain degré de dépression de l'organisme.

Pneumonie. — L'usage de l'alcool dans le traitement de la pneumonie s'est établi sous l'influence de Todd, qui, en 1860, déclarait que l'aliment alcoolique était indispensable chez les malades déprimés ayant un pouls fréquent, et chez ceux qui étaient accoutumés à bien vivre et à faire usage de boissons alcooliques. Todd se servait de brandy et non pas de la potion que l'on emploie encore aujourd'hui sous le nom de potion de Todd, et dont la formule est la suivante :

Eau-de-vie ou rhum...................... 40 gr.
Sirop simple........................... 30 —
Teinture de cannelle.................... 5 —
Eau distillée.......................... 75 —

Depuis, l'alcool a été employé dans les différentes formes de la pneumonie, et actuellement la majorité des auteurs reconnaît que son emploi très utile dans certaines circonstances est, tout au moins, inutile sinon nuisible, dans d'autres.

Dans la pneumonie des alcooliques et des gros mangeurs, son indication est formelle, cette variété de pneumonie est souvent grave; elle s'accompagne d'une fièvre intense, de délire ou de prostration, et a une grande tendance à passer à la suppuration. L'alcool doit être administré largement, soit sous forme d'eau-de-vie ou de rhum, soit sous forme de vin et, en particulier, de vin de Champagne.

La pneumonie des diabétiques est aussi justiciable de l'alcool à haute dose ; on pourra dans ce cas, faire prendre au malade jusqu'à 200 et même 250 grammes de rhum dans les vingt-quatre heures, par cuillerées à bouche d'heure en heure, et mélangés avec une quantité égale ou légèrement supérieure d'eau sucrée.

La pneumonie des paludiques indique encore l'emploi de l'alcool comme adjuvant du sulfate de quinine.

La pneumonie des vieillards, qui prend généralement un caractère algide, doit aussi être traitée par l'alcool qui, par son action stimulante sur le système nerveux, place l'organisme affaibli par l'âge dans de meilleures conditions de défense vis-à-vis de l'inffection.

Il en est de même des pneumonies à forme ataxo-adynamiques, avec ou sans hyperthermie, et des pneumonies secondaires aux fièvres éruptives.

Dans les autres variétés de pneumonie, l'emploi de l'alcool ne saurait être conseillé.

Fièvre typhoïde. — L'indication de l'alcool au cours de la fièvre typhoïde ne se présente que dans deux circonstances : l'apparition d'accidents délirants dus à la cessation des boissons chez les alcooliques ; l'apparition de phénomènes adynamiques et de faiblesse cardiaque. Dans le premier cas, l'usage de l'alcool fait rapidement disparaître le délire ; tant qu'à l'adynamie, elle ne s'amende que partiellement sous l'influence de ce médicament et, dans la majorité des cas, il est nécessaire d'avoir recours en même temps qu'à l'alcool aux injections de caféine.

La dose varie de 100 à 200 grammes de rhum ou de cognac. Il y a contre-indication à l'usage de l'alcool en cas d'albuminurie très prononcée ou d'oligurie.

Érysipèle. — Dans l'érysipèle, de même que dans les pyrexies qui s'accompagnent d'adynamie, l'alcool est toujours indiqué.

Délire. — L'alcool combat très heureusement le délire déterminé par l'anémie cérébrale ; ce délire s'accompagne d'une certaine pâleur du visage tandis que dans celui de la congestion la face est toujours rouge et injectée.

Dyspepsie. — Pris à la dose de 1 à 5 grammes après chaque repas, l'alcool favorise la digestion ; on doit donc l'employer dans les dyspepsies par hypoacidité ou défaut de motricité. Cette dose, qui représente environ 20 grammes de liqueur, peut être répétée tous les jours à condition expresse qu'elle soit prise après le repas. En ce cas, l'alcool doit être pris sous forme de cognac ou sous forme d'élixir de Garus.

CHOLÉRA. — A la période algide du choléra l'alcool doit être prescrit sous forme de punch, de grogs, pour lutter contre l'adynamie et le refroidissement.

BRONCHO-PNEUMONIE INFANTILE. — Dans le traitement de cette affection, il faut avoir recours à l'alcool à titre d'adjuvant dès que l'enfant présente des signes de prostration, que l'état général s'affaisse et que l'état local ne semble pas s'améliorer sous l'action de la médication usuelle.

Autres indications. — L'alcool est indiqué comme stimulant contre la syncope, comme tonique dans la tuberculose pulmonaire.

Contre-indications. — On évitera l'usage de l'alcool à la période aiguë des phlegmasies franches, dans le rhumatisme articulaire aigu, les états hyperchlorhydriques et les états nerveux. Chez les neurasthéniques, on n'en fera usage qu'à très petite dose, car l'excitation qu'il produit est toujours suivie d'une période de dépression très accusée.

Mode d'administration. — Chez l'enfant la dose varie entre 15 et 30 grammes d'eau-de-vie, 50 à 100 grammes de vin. Chez l'adulte, la dose peut-être portée jusqu'à 150 grammes d'eau-de-vie. L'alcool se prescrit sous forme de punch, de grog, de cognac, de rhum pur ou mélangé à des infusions de thé ou de café, et sous forme de vins divers : Champagne, Xérès, Malaga.

AMMONIAQUE

C'est un gaz d'odeur caractéristique pouvant se dissoudre en très grande quantité dans l'eau (570 litres dans 1 litre d'eau). Le produit vendu dans le commerce sous le nom d'ammoniaque n'est qu'une solution aqueuse qui renferme environ 20 0/0 de gaz ammoniaque.

Cette solution est employée en médecine comme stimulant diffusible, ainsi que trois des sels : l'acétate, le carbonate et le chlorhydrate.

L'acétate d'ammoniaque se présente sous la forme cristalline, sa solution aqueuse au 1/5e constitue la solution officinale du Codex, encore désignée sous le nom d'esprit de Mindererus. Le carbonate d'ammoniaque cristallise en prismes octaédriques de même que le chlorhydrate.

L'ammoniaque et ses composés sont facilement absorbés par la muqueuse gastrique à condition qu'ils soient suffisamment dilués, car ils provoquent, quand ils sont concentrés, des phénomènes de gastro-entérite plus ou moins accusés. Ils ont une action manifeste sur le système nerveux dont ils augmentent l'excitabilité réflexe à tel point que les muscles peuvent entrer dans un état tétanique.

Vis-à-vis de l'appareil respiratoire, l'ammoniaque détermine l'augmentation et la fluidification des sécrétions bronchiques.

Aussi l'ammoniaque est-il très employé dans le traitement des bronchites, des broncho-pneumonies, surtout chez les gens faibles, enfants et vieillards,

L'ammoniaque se prescrit à la dose de V à XX gouttes
sous forme de potion ammoniacale du Codex ou de
liqueur ammoniacale anisée :

POTION AMMONIACALE DU CODEX

Eau distillée...................................... 100 gr.
Sirop de sucre.................................... 30 —
Ammoniaque liquide .... 0 gr. 50 à 1 gr.
　　　A prendre en trois ou quatre fois.

LIQUEUR AMMONIACALE ANISÉE

Alcool à 90°...................................... 96 gr.
Essence d'anis................................... 3 —
Ammoniaque .... 24 —
　　　X à XXX gouttes en plusieurs fois.

L'ammoniaque est spécialement indiqué contre la syncope, l'ivresse et les intoxications.

L'acétate d'ammoniaque s'administre à la dose de 5 à
30 grammes par jour.

Acétate d'ammoniaque .... 10 gr.
Hydrolat de mélisse...................... 60 —
Sirop d'éther .... }
Sirop de fleurs d'oranger ..... } ãã........ 20 —
　　　　　　　　　　　　　　　(Trousseau.)

Le carbonate est beaucoup plus actif, la dose varie
entre 0^{gr},50 et 2 grammes ; il en est de même pour le
chlorhydrate. Chacun d'eux s'administre en potion ou en
pilules.

CAFÉ

C'est la graine du *Coffea arabica* (Rubiacées), son principe actif est la caféine qui existe dans la proportion de 0,2 à 0,8 0/0. On l'utilise sous forme d'infusion d'une façon habituelle à la fin du repas.

Le café est un puissant excitant du système nerveux, il agit à la fois sur les fonctions motrices et sur les fonctions intellectuelles.

La dose est d'environ 15 grammes pour une tasse d'infusion.

Le café est indiqué dans tous les états adynamiques : fièvre typhoïde, choléra, pneumonie, etc. ; dans la grippe à forme cardiaque et à forme nerveuse; dans la neurasthénie. On l'emploie encore dans l'hypopepsie et la migraine. Il est contre-indiqué chez les nerveux excitables, chez les sujets pléthoriques, dans l'éréthisme cardiaque, dans les palpitations nerveuses et l'hypertrophie du cœur.

CACAO

C'est l'amande du cacaoyer, *Theobroma cacao* ; le principe actif est la théobromine qui existe dans la proportion de 0,5 à 9 0/0. Comme le café, le cacao active les transformations alimentaires et les rend plus complètes, ce qui permet d'obtenir un meilleur profit pour une même quantité d'aliments. L'action du cacao sur le système nerveux est beaucoup moins marquée que celle du café,

COCA

On n'emploie comme tonique que les feuilles de coca (*Erythroxylum coca*) qui, en plus de leur action calmante due à la cocaïne, se comportent vis-à-vis des phénomènes nutritifs comme le café; les expériences ont en effet démontré que la mastication des feuilles de coca favorisait la désassimilation et produisait de l'excitation cérébrale.

La coca s'emploie en poudre de feuilles à la dose de 3 à 6 grammes, en teinture alcoolique à la dose de 5 à 15 grammes, en infusion à 10 0/00.

Elle n'est indiquée que dans les états neurasthéniques, car elle réussit mieux dans la dépression du système nerveux que dans l'adynamie résultant d'une maladie générale.

ÉTHER

Les propriétés et les indications de l'éther en tant que médicament d'urgence sont étudiées au chapitre des injections hypodermiques. Nous n'envisagerons ici que son action tonique, qui résulte de l'ingestion. A petite dose, l'éther détermine une stimulation rapide et fugace du système nerveux, à forte dose l'excitation augmente jusqu'à l'ivresse comme s'il s'agissait de l'alcool.

Les indications de l'éther comme agent tonique sont les mêmes que celles des injections hypodermiques, mais elles s'adressent à des cas d'intensité et de gravité moins grandes.

L'éther est donné par la voie buccale à la dose d'une à quatre cuillerées à café, dans un peu d'eau sucrée, toutes les heures. On peut même, sans dangers, augmenter cette dose; l'éther s'élimine très vite et on peut le prendre en grande quantité. Dans le traitement de l'urémie, surtout de l'urémie dyspneique, je le donne avec les meilleurs résultats, à très haute dose, presque sans compter.

Contre les hémoptysies, l'éther bu avec un peu d'eau est très recommandable.

KOLA

C'est le fruit du *Cola acuminata*; ses principes actifs sont la caféine et la théobromine. La kola est donc un tonique du système circulatoire, elle agit aussi sur le système nerveux. On l'emploie sous forme de graines concassées à la dose de 5 à 10 grammes par jour, en infusion dans un litre d'eau, en teinture à la dose de 5 à 15 grammes, en pilules dosées à 10 centigrammes de poudre, en vin et élixir.

Elle est indiquée dans les cardiopathies au même titre que la caféine, dans les diarrhées chroniques et la convalescence des maladies graves.

NOIX VOMIQUE

La noix vomique, déjà étudiée au chapitre des apéritifs, est un modificateur du système nerveux dont elle augmente le pouvoir réflexe en portant son action sur le bulbe et sur la moelle. A haute dose, la noix vomique, ou son principe actif, la strychnine, produit des contractions tétaniques des muscles striés, mais, à dose thérapeutique, elle augmente leur tonicité.

La noix vomique est un tonique du système neuro-musculaire, dont l'emploi est indiqué dans les états paralytiques, le relâchement des sphincters, la dépression nerveuse accentuée. Elle s'administre de différentes façons : poudre, de 2 à 30 centigrammes ; teinture, 0,50 à 2 grammes ; extrait alcoolique, de 0,02 à 0,15 centigrammes.

La strychnine se prescrit à la dose de 2 à 10 milligrammes en granules dosés à 1 milligramme ; le sulfate de strychnine sert à préparer le sirop dont 20 grammes renferment 5 milligrammes de sel, des pilules à 1 milligramme et une solution pour injection hypodermique :

Sulfate de strychnine...................... 0 gr. 02
Eau distillée.............................. 10 gr.
    (2 milligrammes par centimètre cube.)

QUINQUINA

Nous avons déjà parlé de ce médicament au chapitre des apéritifs. C'est l'écorce de divers arbres du genre *Cinchona*. Le quinquina se présente sous l'aspect d'une poudre grise, jaune ou rouge, il renferme plusieurs principes actifs, dont le principal est la quinine et possède des propriétés toniques se traduisant par une diminution de la désassimilation. Le quinquina, que l'on trouve dans le commerce, est souvent très falsifié ; aussi faut-il avoir recours à la quinine, qui est elle-même tonique ; en outre, il devient irritant après un usage prolongé par suite de l'acide quinotanique qu'il renferme.

Le quinquina, ou mieux, la quinine est indiqué dans les fièvres à type adynamique et particulièrement dans la fièvre typhoïde et dans la cachexie palustre. Il est contre-indiqué dans la dilatation de l'estomac et la dyspepsie chlorotique.

On le prescrit sous forme de vin (10 à 100 grammes), de sirop (5 à 50 grammes), de teinture (2 à 20 grammes), d'extrait mou ou aqueux (1 à 4 grammes), d'extrait alcoolique (1 à 4 grammes), de poudre (5 à 15 grammes), de décoction ou de macération de 10 à 40 0/00.

ARSENIC

L'arsenic est un métalloïde que l'on rencontre abondamment dans la nature, libre ou combiné. On n'emploie en médecine que ses composés oxygénés : les acides arsénieux et arsénique et quelques-uns de leurs composés : l'arsénite de potasse, l'arséniate d'ammoniaque, l'arséniate de potasse et l'arséniate de soude.

D'une façon générale, les composés arsénicaux possèdent la propriété d'exciter les phénomènes de nutrition et de favoriser le développement des tissus ; c'est ainsi que l'on a signalé une action particulière vis-à-vis du système osseux, du tissu graisseux et des globules sanguins. Toutefois, les auteurs ne s'accordent pas sur cette question ; d'aucuns prétendent que l'arsenic diminue les phénomènes d'oxydation et amène une diminution de la production de l'acide carbonique et de l'urée, ce qui expliquerait l'augmentation du tissu graisseux ; mais, d'autre part, les résultats thérapeutiques obtenus dans le traitement de l'anémie simple et de l'anémie pernicieuse progressive montrent bien que l'arsenic exerce une action incontestable sur les phénomènes de néoformation globulaire.

A dose élevée, 5 à 15 centigrammes, l'arsenic produit des phénomènes d'intoxication : vomissements abondants et fréquents, diarrhée sanguinolente d'odeur alliacée, douleurs abdominales vives, dyspnée, oligurie, éruptions vésiculeuses ou taches pétéchiales et mort dans le délire. Dans l'empoisonnement suraigu, la mort arrive dans le collapsus et les convulsions ; dans la forme chronique l'intoxication arsenicale se traduit par des troubles gastriques et des paralysies localisées aux muscles extenseurs.

L'organisme peut s'accoutumer à l'usage de l'arsenic, on a observé des arsenicophages pouvant absorber plus de 30 centigrammes d'acide arsénieux en une seule fois, sans en éprouver le moindre inconvénient.

Pris à la petite dose de 5 à 10 milligrammes, l'arsenic produit une légère excitation des fonctions digestives : augmentation de l'appétit, accélération de la digestion ; à dose plus élevée, il provoque des phénomènes irritatifs ; nous venons de voir que les doses toxiques déterminaient une gastro-entérite aiguë. L'arsenic absorbé sous forme de composé soluble passe dans le sang quelques minutes après l'ingestion.

L'élimination se fait par les différents émonctoires : rein, intestin, peau ; elle dure environ une dizaine de jours. L'arsenic se prescrit de différentes façons :

1° L'acide arsénieux s'administre à la dose de 2 à 10 milligrammes, soit sous forme de granules dosés au milligramme et désignés depuis Trousseau sous le nom de granules de Dioscoride :

> Acide arsénieux........................ 0 gr. 10
> Mannite pure........................... 4 gr.
>   Miel q. s. p. 100 granules.

En lavement, selon la formule :

> Solution d'acide arsénieux à 1 pour 1.000.. 50 gr.
> Eau bouillie tiède........................ 50 gr.

En solution, sous le nom de liqueur de Boudin :

Eau distillée .... 1.000 gr.
Acide arsénieux........................ 1 —

La solution hypodermique a la composition suivante :

Acide arsénieux........................ 0 gr. 20
Chlorhydrate de cocaïne............... 1 —
Eau distillée bouillie.................. 100 —

Les pilules asiatiques sont dosées à 5 milligrammes d'acide arsénieux :

Acide arsénieux........................ 0 gr. 50
Poivre noir pulvérisé.................. 5 —
Gomme arabique pulvérisée............. 1 —
Eau q. s. p. 100 pilules.

2° L'arsénite de potasse se prescrit le plus souvent sous forme de liqueur de Fowler qui renferme un centième de son poids d'acide arsénieux et qui est ainsi composée :

Acide arsénieux........................ 1 gr.
Carbonate de potasse pur.............. 1 —
Eau distillée......................... 95 —
Alcoolat de mélisse composé........... 3 —

La dose varie de II à XX gouttes, le gramme de solution représentant XXIII gouttes.

3° L'arséniate de soude est environ trois fois moins actif que l'acide arsénieux ; 1 gramme d'arséniate de soude ne correspond, en effet, qu'à 32 centigrammes d'acide arsénieux. On le prescrit sous forme de granules dosés au milligramme, suivant une formule du

Codex ou sous forme de pilules dosées à 5 milli
grammes :

Arséniate de soude..............	0 gr. 005
Extrait de ciguë................	0 — 05

Pour une pilule.

L'arséniate de potasse sert à préparer la liqueur de
Pearson qui est ainsi composée :

Arséniate de soude................	0 — 05
Eau distillée................	30 —

et dont il faut XII gouttes pour faire 1 milligramme
d'arséniate de soude.

Indications de l'arsenic. — Elles sont très nombreuses.

Anémie. — L'arsenic est susceptible de réussir
là où les médications ferrugineuses ont échoué ; ce
médicament est plutôt indiqué dans l'anémie et la
chloro-anémie des garçons que chez les filles. Pour
Dujardin-Beaumetz, l'arsenic est encore préférable au
fer dans le traitement de l'anémie de certaines affections
cardiaques, car en plus de son action favorable sur les
fonctions digestives et sur la nutrition générale, il agit
comme tonique vis-à-vis du cœur.

Il est surtout utile dans le traitement des chloro-
anémies arthritiques, c'est-à-dire de celles qui surviennent chez des enfants d'arthritiques ; là, le fer ne
réussit pas souvent.

Il en est de même dans les cas d'anémie pernicieuse
progressive, l'arsenic, à cause de son affinité spéciale
pour les globules sanguins, exerce une influence très
heureuse sur les processus de néo-formation globulaire
et peut amener la guérison définitive.

Anorexie. — Contre l'anorexie essentielle ou contre l'anorexie secondaire aux maladies générales et au surmenage, l'arsenic agit d'une façon souvent efficace en déterminant par vaso-dilatation une congestion active de la muqueuse stomacale. On réservera ce médicament aux cas dans lesquels l'anorexie s'accompagne d'une dépression de l'organisme et d'un amaigrissement.

Asthme. — L'arsenic possède aussi une action anti-dyspnéique qui, reconnue depuis longtemps, le faisait employer par Dioscoride dans le traitement de l'asthme. Trousseau le préconisait aussi contre cette affection, et Dujardin-Beaumetz croit que cette vertu antidyspnéique est le résultat d'une modification imprimée par l'arsenic au fonctionnement du système nerveux cardio-vasculaire.

Quel qu'en soit le mécanisme, cette propriété de l'arsenic est utilisée par les vétérinaires contre *la pousse* des cheveux; on cite encore l'exemple des paysans du Tyrol qui, pour gravir les montagnes, se mettent dans la bouche des pierres renfermant des composés arsenicaux.

Contre l'emphysème, l'arsenic constitue une médication de choix. Je le donne souvent associé à l'iodure de potassium et à un tonique du cœur.

POTION

Iodure de potassium...............	8 gr.
Arséniate de soude...............	0 gr. 05 à 0 — 10
Sulfate de spartéine...............	0 — 50
Sirop d'écorces d'oranges amères.	300 —

une cuillerée à soupe par jour, pendant vingt jours par mois.

CHORÉE. — L'emploi de l'arsenic dans le traitement de la chorée a été préconisé par Romberg, Aran et Siredey. Ce médicament joue ici le rôle d'un tonique ; mais, pour qu'il produise son effet, il faut l'employer à dose élevée. On commence naturellement par une dose faible, 2 milligrammes par exemple, puis peu à peu on augmente jusqu'à 10, 15, 20 et même 30 milligrammes d'acide arsénieux. Grancher recommande les doses massives données jusqu'à saturation et diminuées ensuite progressivement.

DIABÈTE. — L'action de l'arsenic sur la glycosurie est prouvée à la fois par la clinique et l'expérimentation, mais on a reproché à ce médicament d'empêcher la glycosurie expérimentale en déterminant la dégénérescence graisseuse de la cellule hépatique. On prescrit généralement l'arsenic sous forme de liqueur de Fowler à la dose de X à XX gouttes par jour, suivant la tolérance du tube digestif. La médication arsenicale est continuée pendant vingt jours tous les trois mois.

Jaccoud a obtenu plusieurs fois la guérison du diabète par l'usage de l'arsenic. Martineau emploie ce médicament associé à la lithine et déclare avoir obtenu la guérison dans plus de 90 0/0 des cas.

L'arsenic est surtout indiqué chez les diabétiques menacés de tuberculose et chez les diabétiques maigres. Je ne l'ai vu rendre de services que dans ces cas spéciaux, car chez les diabétiques gras dont la maladie reconnaît souvent un gros foie pour cause, l'arsenic ne m'a jamais donné de résultats et peut même nuire.

FIÈVRES INTERMITTENTES. — L'usage de l'arsenic dans le traitement des fièvres intermittentes a surtout été préconisé par Boudin ; ce médicament ne saurait remplacer la quinine, mais son action tonique générale vient heureusement compléter l'action antiparasitaire de la quinine. L'arsenic est indiqué plus particulièrement dans la cachexie palustre, dans l'anémie palustre et dans les formes prolongées à fièvre rebelle. D'après Laveran il est contre-indiqué dans les formes aiguës.

MALADIES DE LA PEAU. — L'arsenic n'agit pas ici comme médicament tonique, mais en vertu d'une action spéciale tenant sans doute à ce fait que son élimination se produit, partiellement du moins, par la peau. Nous dirons seulement qu'il est surtout indiqué contre le psoriasis et l'eczéma chronique à forme sèche.

TUBERCULOSE PULMONAIRE. — L'emploi de l'arsenic dans le traitement de la tuberculose a été recommandé par Trousseau et G. Sée qui lui reconnaissaient une heureuse influence sur l'état général et sur l'état local. L'arsenic agit comme tonique et comme antidyspnéique.

On le prescrit sous forme de granules de Dioscoride, de liqueur de Fowler, ou d'eaux minérales (La Bourboule). Chez les enfants, il est préférable d'avoir recours à la solution d'arséniate de soude composée selon la formule :

    Arséniate de soude....................... 0 — 05
    Eau de menthe............................ 50 —
    Eau distillée............................ 200 —

Chaque cuillerée à café renferme 1 milligramme d'arséniate de soude. On en fait prendre un quart de cuillerée à café, puis une demie, puis trois quarts, et jusqu'à 2 cuillerées à café, on redescend ensuite.

L'arsenic est contre-indiqué en cas de fièvre, d'hémoptysie et surtout en cas de diarrhée.

ACIDE CACODYLIQUE ET CACODYLATE DE SOUDE

L'*acide cacodylique*, découvert par Bunsen, est un corps cristallisable en prismes rhomboïdaux, incolores, inodores, insolubles dans l'eau, l'alcool et l'éther, se comportant comme un acide faible vis-à-vis des bases avec lesquelles il forme des cacodylates. Les cacodylates se cristallisent difficilement mais se dissolvent dans l'eau et l'alcool.

L'acide cacodylique et ses composés, étudiés au point de vue chimique et physiologique par Bunsen, étant reconnus très peu toxiques, furent lancés dans la thérapeutique vers 1850 par Jockheim, de Darmstadt; mais, employés à dose élevée (20 à 25 centigrammes par jour), ils causèrent quelques accidents et tombèrent dans l'oubli. En 1882, Rabuteau les étudia de nouveau au point de vue toxicologique et montra que les doses toxiques se comportaient comme un poison du sang ; plus près de nous, A. Gautier les préconisa contre la tuberculose, Danlos les expérimenta en dermatologie et, depuis, un grand nombre d'auteurs parmi lesquels nous citerons Renaut (de Lyon), Dalché et Collet, Widal et Merklen, Brousse, Grasset appliquèrent les cacodylates à la cure d'un certain nombre d'affections. Actuellement, les cacodylates tendent à être considérés comme la forme la plus assimilable de l'arsenic et à remplacer ce corps dans ses nombreuses indications.

Modes d'administration. — L'acide cacodylique, les cacodylates, et, en particulier, le cacodylate de soude qui est le plus employé, s'administrent par la voie gastrique, la voie hypodermique et la voie rectale. La voie gastrique donne des résultats comme la voie hypodermique, mais moins rapidement; de plus, si elle a l'inconvénient d'exposer aux troubles gastro-intestinaux, elle n'occasionne pas les douleurs et n'expose pas aux accidents de la méthode hypodermique.

Les formules employées sont les suivantes :

POTION

Acide cacodylique neutralisé.........	2 gr.
Rhum..........................	20 —
Sirop de sucre...................	20 —
Eau distillée.....................	60 —
Essence de menthe	I à II gouttes

(DANLOS.)

Une cuillerée à café renferme 10 centigrammes d'acide cacodylique.

PILULES

Acide cacodylique neutralisé	0 gr. 025
Extrait de gentiane	0 — 05

Pour une pilule
q. s. a. X semblables.

SOLUTION

Cacodylate de soude...................	1 gr.
Eau distillée........................	300 —

Une cuillerée à soupe, soit 5 centigrammes dans la boisson ordinaire aux repas.

INJECTION HYPODERMIQUE

Acide cacodylique	5 gr.
Chlorhydrate de cocaïne..............	0 — 08
Créosote dissoute dans 8 gr. d'alcool....	V gouttes
Eau distillée bouillie, q. s. p. 100 centim. cubes.	

(GAUTIER.)

(0 gr. 05 d'acide cacodylique par centim. cube.)

INJECTION HYPODERMIQUE

Acide cacodylique.......................... 3 à 5 gr.
Chlorhydrate de cocaïne.................. 0 gr. 10
Chlorhydrate de morphine............... 0 — 025
Chlorure de sodium....................... 0 — 20
Eau phéniquée à 5 p. 100............... II gouttes
Eau distillée, q. s. p. 100 centim. cubes

(DANLOS.)

(0 gr. 03 ou 0 gr. 05 d'acide cacodylique par centim. cube.)

Pour les injections rectales, on a recours aux formules de Renaut :

1° SOLUTION FORTE

Eau distillée .... 200 gr.
Cacodylate de soude .... 0 — 40

2° SOLUTION FAIBLE

Eau distillée .... 200 gr.
Cacodylate de soude .... 0 — 25

Injecter le contenu d'une seringue de cinq centimètres cubes deux fois par jour pendant six jours, trois fois par jour pendant dix jours, puis faire reposer le malade pendant trois à cinq jours et reprendre une nouvelle série.

La dose varie beaucoup avec les indications et avec l'état général du malade ; chez les tuberculeux on ne dépasse guère 10 ou 15 centigrammes, tandis que chez les malades atteints d'affections cutanées et dont l'état général est bon, la dose peut être élevée jusqu'à 40 et même 50 centigrammes par jour.

Le cacodylate de soude est généralement mieux supporté par l'organisme que toute autre préparation arsénicale, néanmoins il est susceptible de produire quelques accidents : diarrhée, troubles de l'urination chez les brightiques, odeur repoussante de l'haleine et des excreta, éruptions cutanées diverses.

Les principales indications de l'acide cacodylique et de ses composés sont la tuberculose, l'anémie grave, la leucémie, la maladie de Basedow et certaines affections cutanées chroniques telles que le psoriaris, le lichen plan généralisé, la maladie de Duhring.

Le cacodylate de soude, d'après A. Gautier, agit directement sur le noyau de la cellule vivante, il active sa vitalité et les phénomènes d'activité cellulaire; en outre, il détermine d'après Widal et Merklen une augmentation des globules rouges, et d'après Besredka, une lymphocytose; en d'autres termes, il se comporterait comme un médicament véritablement tonique portant son action sur les éléments cellulaires. C'est au plus haut chef un médicament d'épargne.

Il est incontestable que ce médicament exerce souvent une action très favorable dans le traitement de la tuberculose; Gautier, Dalché et Collet ont, en effet, observé que les malades soumis au traitement cacodylique en retirent un très grand profit : amélioration de l'état général, augmentation de l'appétit, augmentation du poids, diminution des troubles fonctionnels, de la dyspnée et de la température et comme conséquence de cette amélioration générale, arrêt dans l'évolution des lésions ou rétrocession plus ou moins accusée.

D'après Renaut, le cacodylate de soude doit être employé contre le diabète car il constituerait un instrument puissant et rapide de destruction du sucre et un modificateur actif du mouvement nutritif qui constitue le diabète.

Dans le traitement de la leucémie et de l'anémie, le cacodylate de soude est encore indiqué à cause de son action excitante sur la production globulaire.

Le cacodylate de soude est contre-indiqué dans toutes les affections s'accompagnant d'insuffisance hépatique ou d'insuffisance rénale manifeste.

IX

MÉDICATION VOMITIVE

Définition. — C'est l'ensemble des médicaments destinés à provoquer le vomissement par suite d'une action spéciale, non toxique, sur l'appareil nerveux de l'estomac ou sur le système nerveux en général.

Historique. — L'usage des vomitifs semble remonter à Paracelse qui, le premier, aurait employé l'émétique; ce médicament eut une très grande vogue, puis fut accusé de nombreux méfaits et même de provoquer la mort. Aux célèbres discussions que ce vomitif suscita se rattachent les noms de Renaudot, de Jacques Perreau et de Guy-Patin. L'usage de l'émétique fut défendu au XVIe siècle par un arrêt du Parlement rendu à la suite d'une décision de la Faculté de Paris ; plus tard, lors d'une consultation célèbre présidée par Mazarin, Louis XIV fit usage d'émétique et, reconnaissant ses bons effets, fit rendre au Parlement un nouvel arrêt annulant le premier. L'émétique devint alors d'un usage fréquent.

A la même époque l'ipécacuanha récemment importé d'Amérique par Legras et très employé par Helvétius dans le traitement de la dysenterie, fut l'objet d'une grande attention de la part de Louis XIV qui acheta à ce dernier le secret de ses cures moyennant une forte somme d'or.

Mode d'administration. — Les vomitifs s'administrent le plus souvent par la voie stomacale ; ce n'est que dans les cas d'empoisonnement où il est nécessaire d'aller vite et

e provoquer, malgré l'impossibilité des mouvements de
églutition, des vomissements nombreux, que l'on a
ecours à la voie hypodermique. On emploie alors des
omitifs agissant à très petite dose, tels que l'apomor-
hine et l'apocodéine.

Classification et mode d'action. — Les vomitifs se
rêtent mal à une classification ; on ne peut, en effet, se
aser sur le mécanisme de leur action pour la réaliser,
ar celui-ci est encore mal connu. Gubler avait divisé
ιs vomitifs en deux catégories : ceux qui agissent pri-
ιitivement sur la muqueuse gastrique et font vomir à la
ιçon de l'embarras gastrique, et ceux qui agissent sur
ιs centres nerveux et provoquent le vomissement comme
ιit la méningite. D'après Trousseau et Pidoux, ces
ιédicaments agissent par irritation sur la muqueuse
astrique, irritation déterminant consécutivement une
uxion du système vasculaire correspondant et une con-
ulsion spasmodique de l'estomac. Cette théorie, quoique
ιsuffisante, permet d'expliquer non seulement l'action
es vomitifs introduits par la bouche, mais encore celle
es vomitifs injectés sous la peau, car il est établi que les
landes stomacales éliminent les sels antimoniaux et
émétine introduits par la voie sous-cutanée. Toutefois,
action de l'apomorphine ne peut être expliquée par
ιtte irritation secondaire de l'estomac, car cette subs-
ιnce, injectée sous la peau, fait vomir même après la
ιction des nerfs vagues. On a admis l'existence d'un
ιntre bulbaire présidant à l'acte du vomissement où
ιboutiraient toutes les impressions sensitives, physiques
ι psychiques capables de provoquer le vomissement et
ιoù partirait le réflexe de cet acte.
La classification établie par Grasset tient mieux

compte de ces faits ; elle comprend trois groupes de vomitifs : les vomitifs par action périphérique, qui agissent sur les terminaisons du pneumogastrique ; les vomitifs par action centrale, qui modifient directement le centre nerveux ; les vomitifs mixtes, agissant à la fois sur les terminaisons du nerf pneumogastrique et sur le centre nerveux.

Action locale. — Elle est représentée par le vomissement ; celui-ci peut reconnaître une origine variable, centre nerveux ou estomac, mais il se produit toujours de la même façon, c'est-à-dire avec le concours actif et simultané de l'estomac, du diaphragme et des muscles abdominaux. L'estomac agit par les fibres longitudinales qui aboutissent au cardia et qui, par leur contraction, déterminent la dilatation de cet orifice pendant que le diaphragme et les muscles abdominaux, prenant un point d'appui sur la cage thoracique gonflée d'air, se contractent et déterminent sur l'estomac une pression qui en chasse le contenu.

Le vomissement s'accompagne toujours d'un ensemble de symptômes généraux ; les uns se montrent avant et consistent en une moiteur ou une transpiration de la peau accompagnée d'une sensation de froid, d'un besoin d'uriner ou d'aller à la selle ; puis, la face pâlit ; le sujet éprouve de la gêne pour respirer et une sensation de pesanteur dans l'abdomen, il bâille, éprouve quelques nausées, puis fait quelques mouvements de déglutition. Pendant que la face devient rouge, turgescente, le vomissement se produit. Après le vomissement, la gêne respiratoire disparaît, la glotte, qui s'était fermée pendant les efforts d'expulsion, s'ouvre et la poitrine se vide en une longue expiration ; le sujet éprouve un soulagement plus ou moins accusé, puis une sensation de fatigue. Il se produit aussi une augmentation des sécrétions gastro-intestinales et une spoliation séreuse qui dépendent en partie, de même que l'abondance du liquide vomi, du médicament employé.

Action générale. — Les symptômes généraux qui précèdent ou accompagnent le vomissement sont l'indice de modifications apportées au fonctionnement des différents appareils de l'économie. Les vomitifs exercent une action bien marquée sur l'organisme, la nutrition est plus ou moins troublée, selon la quantité de médicament absorbée, mais d'une façon générale la quantité des urines est diminuée, tandis que le taux de l'urée augmente ; de plus, on observe un léger abaissement de la température après le vomissement.

Du côté du système nerveux, on observe généralement des phénomènes de dépression : abattement, fatigue dans les membres, somnolence ou réveil avec rêves pénibles et tendance au vertige, qui sont remplacés par une grande prostration et même par le collapsus, si la dose est très forte.

Le système circulatoire présente des modifications analogues : après une accélération passagère des mouvements cardiaques, on observe une diminution de l'intensité et du nombre des contractions cardiaques ; souvent même l'accélération au début ne se produit pas, et les phénomènes de dépression vasculaire apparaissent d'emblée. Quand on évite le vomissement et qu'on obtient la tolérance de l'organisme, on note une diminution de la pression artérielle et une congestion du système veineux marquée surtout au niveau des organes abdominaux. Les vomitifs agissent donc en diminuant l'activité du système cardio-vasculaire.

Vis-à-vis de l'appareil respiratoire, les vomitifs agissent d'une double façon : d'abord, en provoquant le vomissement, ils déterminent les modifications que nous avons déjà étudiées : période de gêne, immobilité ou inspiration forcée, puis expiration. Ensuite, par leur action élective sur les centres nerveux respiratoires, ils diminuent, après une courte période d'accélération, d'une façon assez importante, le nombre des mouvements respiratoires. En plus de cette action les vomitifs déterminent un certain degré d'anémie du tissu pulmonaire et certains d'entre eux, comme l'ipéca, agissent sur la sécrétion bronchique qu'ils rendent plus abondante et plus fluide.

Les sécrétions sont généralement augmentées par les vomitifs. Les glandes salivaires et gastro-intestinales secrètent abondamment, de même que le pancréas et le foie ; l'hypersécrétion biliaire qui se produit au moment des vomissements explique la coloration verte du liquide expulsé. Le mucus bronchique est aussi augmenté dans sa production et l'expectoration est ainsi rendue plus facile. L'action sur les glandes sudoripares est de même très importante, mais elle ne se produit qu'au moment et par suite des efforts occasionnés par le vomissement.

Variétés. — Un grand nombre de substances possèdent la propriété de déterminer le vomissement quand elles sont absorbées à dose suffisamment élevée, mais cette action, qui est la conséquence d'une intolérance de l'estomac ou d'une intoxication de l'organisme, ne saurait être recherchée dans un but thérapeutique. Des nombreux vomitifs préconisés jadis, on n'en emploie plus

que deux : le tartre stibié et l'ipéca, auxquels il faut
ajouter deux alcaloïdes extraits de l'opium : l'apocodéine
et l'apomorphine.

TARTRE STIBIÉ. — Le tartre stibié, ou émétique, est
un tartrate double d'antimoine et de potasse ; il cristallise en octaèdres transparents, qui se transforment,
au bout d'un certain temps, en une poussière blanche.
L'émétique a une saveur désagréable ; il est soluble à
froid dans 14 parties d'eau et insoluble dans l'alcool et
l'éther ; ses solutions sont précipitées par l'acide tannique
et les alcalis.

Introduit dans l'organisme par la voie gastrique ou
par la voie sous-cutanée, il produit son action vomitive
d'une façon assez rapide. A la dose de 1 à 2 centigrammes, il ne détermine qu'un malaise général accompagné de nausées et d'une exagération des sécrétions
cutanées, bronchiques et gastro-intestinales. Au-delà
de 5 centigrammes, les vomissements apparaissent
ainsi que des selles abondantes provenant de l'action
irritante que l'émétique exerce sur la muqueuse intestinale. A partir de 40 centigrammes, des accidents
d'intoxication peuvent apparaître, les vomissements et
les selles sont alors très abondants ou absents, mais il
existe toujours des phénomènes de collapsus.

L'action vomitive de l'émétique peut être évitée quand,
au lieu de prescrire le médicament à dose unique, on le
prescrit à doses fractionnées et répétées ; on arrive
ainsi à faire prendre jusqu'à 0,50 centigrammes par
jour d'émétique sans déterminer d'accidents graves : on
crée simplement une dépression générale de l'organisme caractérisée par une diminution de la force musculaire, un abaissement thermique et le ralentissement
du pouls. Cet état, désigné sous le nom de tolérance,

constitue la base de la méthode contre-stimulante, imaginée par Rasorius, au moyen de laquelle on combattait autrefois les phlegmasies aiguës, fébriles : la tolérance de l'organisme vis-à-vis de l'émétique n'est, en quelque sorte, qu'une accoutumance de l'appareil digestif qui ne réagit plus vis-à-vis de l'action vomitive, mais ce n'est pas une tolérance complète, car les autres appareils de l'économie réagissent à la façon qui leur est habituelle vis-à-vis du médicament. Cette accoutumance des voies digestives paraît être le résultat d'une sédation exercée par les doses répétées d'émétique sur la muqueuse gastro-intestinale. L'état de tolérance ne s'établit que peu à peu, au bout de deux à trois jours, pendant lesquels le tube intestinal répond par des vomissements et des évacuations alvines à l'irritation exercée par le tartre stibié. Il est plus facile à obtenir chez les sujets vigoureux que chez les sujets affaiblis et fait souvent défaut quand le tube gastro-intestinal est atteint d'une affection chronique.

Ipéca. — L'ipéca ou ipécacuanha est une racine fournie par trois plantes de la famille des Rubiacées et dont le principe actif est un alcaloïde désigné sous le nom d'émétine. Ce corps, découvert par Pelletier et Magendie, est d'une coloration blanche, d'une saveur âcre ; il est inodore, peu soluble dans l'eau froide, légèrement soluble dans l'eau chaude, soluble dans l'alcool et dans l'éther.

On n'emploie que le Cephœlis ipécacuanha dont la racine, longue de 10 centimètres environ, a un aspect annelé et renferme plus d'émétine que les autres Rubiacées ; la racine pulvérisée constitue la poudre d'ipéca qui est la seule forme sous laquelle on prescrit l'ipéca.

L'action de l'ipéca est identique à celle de l'émétique, mais elle est moins énergique ; en outre, elle apparaît plus lentement et disparaît plus vite. Il faut une dose supérieure à 10 centigrammes pour provoquer le vomissement, et l'on peut faire prendre au malade 1 à 2 grammes de poudre d'ipéca sans avoir à redouter d'accidents d'intoxication. L'ipéca est surtout moins hyposthénisant que l'émétique, son action dépressive sur les systèmes cardio-vasculaire et neuro-musculaire est beaucoup moins accusée, de sorte que l'ipéca convient beaucoup mieux que l'émétique dans les cas où l'on craint une trop grande dépression de l'organisme consécutivement à l'usage des vomitifs.

APOMORPHINE. — L'apomorphine est un corps de composition chimique très voisine de celle de la morphine, dont elle ne diffère que par la soustraction d'une molécule d'eau ; on emploie de préférence son sel, le chlorhydrate dont les solutions aqueuses, d'abord incolores, prennent au contact de l'air une coloration verte, puis brune. Injectée sous la peau, à la dose de 5 à 10 milligrammes, l'apomorphine détermine, au bout de quelques minutes, des vomissements plus ou moins abondants sans déprimer l'organisme ; le pouls et la respiration augmentent de fréquence au lieu de diminuer comme après l'emploi de l'émétique et de l'ipéca et les sécrétions sudorales, salivaires et bronchiques sont exagérées. L'apomorphine agit en excitant directement le système nerveux central et non par l'intermédiaire des terminaisons nerveuses de l'estomac ; elle n'exerce, à part le vomissement, aucune action sur le tube gastro-intestinal. A dose élevée, elle paralyse le centre vomitif et les vomissements ne se produisent plus ; elle détermine en outre des troubles nerveux (somnolence, collapsus).

APOCODÉINE. — On l'emploie sous forme de chlorhydrate à la dose de 1 à 2 centigrammes, en injections sous-cutanées, autant comme purgatif que comme vomitif.

Sulfate de cuivre. — Le sulfate de cuivre ou coupe-rose bleue se présente en cristaux d'une couleur bleue, solubles dans l'eau, insolubles dans l'alcool et l'éther. On l'emploie à l'extérieur comme astringent et à l'intérieur comme antispasmodique et surtout comme vomitif à la dose de 5 à 20 centigrammes chez l'enfant, à la dose de 20 à 30 centigrammes chez l'adulte.

On l'associe généralement à l'eau de menthe, selon la formule :

```
Sulfate de cuivre..............  0 gr. 10 à 0 gr. 30
Eau de menthe........ |
Julep gommeux........ | āā..........   30 gr.
Eau distillée q. s. p. .................   100 —
```

A prendre par cuillerées à soupe toutes les dix minutes jusqu'à vomissement.

Le sulfate de cuivre donne moins de nausées que l'ipéca, et son action déprimante vis-à-vis de l'organisme n'est pas plus accusée. On l'employait beaucoup contre le croup et surtout contre la laryngite striduleuse où il agit à la fois comme vomitif et comme antispasmodique; dans les empoisonnements par les narcotiques et surtout par le phosphore, il agirait, en outre, à la façon des antidotes.

Comme tous les vomitifs, il provoque à dose élevée de l'irritation des voies digestives et ne doit pas être employé en cas d'inflammation de ces organes.

Indications thérapeutiques générales. — Ces indications se tirent de l'action des vomitifs sur l'estomac, l'appareil circulatoire, l'appareil respiratoire :

1° Vis-à-vis de l'estomac, les vomitifs agissent comme agents évacuateurs du contenu et comme agents modificateurs de la muqueuse gastrique et, à ce double titre, ils sont indiqués chaque fois qu'il est nécessaire de vider l'estomac, soit à la suite de l'ingestion d'une substance toxique, soit à la suite d'une perturbation du travail digestif et d'une fermentation anormale des matières alimentaires.

2° Vis-à-vis de l'appareil circulatoire, les vomitifs se comportent comme des agents dépresseurs dont l'emploi est utile et nécessaire pour combattre parfois les conséquences de l'éréthisme cardiaque et de l'exagération de la tension artérielle.

3° Vis-à-vis de l'appareil respiratoire, les vomitifs agissent comme antidyspnéiques en diminuant le nombre des inspirations; comme décongestifs, en modérant, par suite de l'asthénie cardio-vasculaire qu'ils provoquent, l'apport du sang au poumon; et comme expectorants en fluidifiant les sécrétions bronchiques et en déterminant mécaniquement la compression du poumon par les efforts de vomissement.

Intoxications. — En présence de toute intoxication, par suite d'ingestion d'une substance toxique, l'indication des vomitifs doit être satisfaite immédiatement, quel que soit le temps écoulé depuis l'accident, car on n'est jamais sûr qu'il ne reste pas dans l'estomac une certaine quantité de toxique dont il importe d'empêcher l'absorption ou le passage dans l'intestin.

Dans les cas où les symptômes d'intoxication ne paraissent pas immédiats ou graves, on fera usage de la poudre d'ipéca, à la dose de 50 centigrammes à 2 grammes, selon l'âge, délayée dans un demi-verre d'eau tiède que l'on prendra en deux ou trois fois à cinq à dix minutes d'intervalle. Chez les enfants la dose est de 10 centigrammes par année d'âge.

Si les symptômes sont plus graves, on ajoutera à l'ipéca une certaine quantité d'émétique, selon les formules suivantes :

Poudre d'ipéca...................... 0 gr. 50 à 1 gr.
Émétique........................... 0 — 02 à 0 — 05
Pour un enfant ou un adolescent.

———

Poudre d'ipéca...................... 1 à 2 gr.
Émétique........................... 0 gr. 05 à 0 — 10
Pour un adulte.
Chacun de ces mélanges étant pris dans un demi-verre d'eau tiède en 2 ou 3 fois.

Ce n'est que dans les cas tout à fait graves, où il est nécessaire d'aller vite et où la déglutition est impossible qu'il faut avoir recours aux injections sous-cutanées d'apomorphine. On formulera de la façon suivante :

Chlorhydrate d'apomorphine............ 0 gr. 10
Eau distillée...................... 10 —

Cette solution renferme 1 centigramme par centimètre cube ; on en injectera un tiers, une moitié de seringue ou une seringue entière, selon l'âge. L'apomorphine qui est un bon médicament, précieux parce qu'il peut provoquer le vomissement deux minutes après l'injection, offre plusieurs inconvénients qui en rendent l'emploi peu pratique ; les solutions s'altèrent très vite et sont complètement hors d'usage au bout d'un certain temps, car elles provoquent des accidents graves ; il faut donc faire sa solution au moment de l'injection. Cette préparation, si courte soit-elle, n'en est pas moins une gêne sérieuse quand il s'agit d'un médicament d'urgence. Néanmoins, on peut l'éviter en grande partie en ayant toujours à sa disposition de petites quantités (1/2 ou 1 centigramme) d'apomorphine que l'on fera dissoudre dans un centimètre cube d'eau bouillie au moment de s'en servir.

La médication vomitive peut seule arriver à empêcher les conséquences de l'ingestion de substances toxiques, mais elle peut aussi se montrer insuffisante, soit que les vomissements ne se produisent pas, soit qu'ils tardent trop à se produire, ou ne soient pas assez abondants ; elle doit alors être remplacée par le lavage de l'estomac.

EMBARRAS GASTRIQUE. — Dans le traitement de cette affection, il y a indication de vider l'estomac parce qu'il existe une stagnation de matières alimentaires mal digérées, et de modifier la paroi de l'estomac dont les fonctions motrices et sécrétoires sont plus ou moins troublées; on la satisfait, par l'emploi des vomitifs. On emploie de préférence l'ipéca à haute dose de façon à provoquer des effets vomitifs et purgatifs qui, s'ajoutant aux autres sécrétions exagérées aussi par ce médicament, produisent une élimination plus ou moins complète des substances toxiques, élaborées dans l'estomac.

On formulera de la façon suivante :

Ipéca.. 1 à 2 gr.
En deux paquets, à prendre à dix minutes
d'intervalle dans un peu d'eau tiède.

Le lendemain, on fera prendre au malade un purgatif salin ou une dose purgative de calomel, afin de compléter l'évacuation intestinale.

Ce traitement n'est applicable qu'à l'embarras gastrique simple, fébrile ou non, survenant chez des sujets ne souffrant pas habituellement de leur estomac; il est préférable de ne pas l'employer dans l'embarras gastrique résultant d'une poussée subaiguë au cours d'une gastrite chronique. La coexistence d'une fièvre assez marquée avec l'embarras gastrique n'est pas une contre-indication à l'emploi de l'ipéca, mais elle exige l'emploi du sulfate de quinine à petite dose après qu'on a pratiqué la dépuration de l'organisme.

DYSENTERIE. — L'emploi des vomitifs contre la dysenterie est surtout indiqué au début de l'affection lorsque celle-ci est caractérisée par un état saburral des voies digestives. L'émétique ne saurait être employé à cause de son action trop irritante sur les muqueuses; l'ipéca, au contraire, convient très bien et c'est grâce à son action vraiment remarquable dans le traitement de la dysenterie que le roi Louis XIV, sur les conseils de son médecin d'Aquin et de son confesseur le P. La Chaise, acheta pour 10.000 louis d'or le secret du remède employé par Helvétius.

L'ipéca s'emploie sous deux formes : à dose massive comme vomitif et à doses fractionnées comme hyposthénisant. La dose massive comporte 1 à 3 grammes de poudre d'ipéca, divisés en quatre paquets, à prendre toutes les cinq ou dix minutes jusqu'à ce que le vomissement se produise. Les doses fractionnées s'administrent en décoction ou en infusion; cette dernière se prépare, le plus souvent, d'après la méthode dite brésilienne, qui consiste à épuiser une certaine quantité, 2 à 8 grammes, de racine concassée d'ipéca, par deux, trois ou quatre infusions successives de 250 grammes d'eau chacune; à chaque fois, on laisse l'eau et la racine d'ipéca en contact pendant dix à douze heures; puis, on décante le liquide qui surnage, et on l'administre au malade. Le lendemain, on fait la même infusion avec le marc provenant de la première macération et, selon les effets voulus et obtenus, on la recommence une troisième et même une quatrième fois. Cette médication provoque le premier jour des vomissements et une augmentation des évacuations alvines, puis les vomissements disparaissent, les selles diminuent de fréquence et perdent leur caractère dysentérique ; on attribue cette amélioration du processus à une action en quelque sorte spécifique de l'ipéca qui régulariserait la circulation de l'intestin et exciterait les sécrétions normales.

Au lieu de la méthode brésilienne, on peut employer la décoction suivant la formule de Deloux de Savignac :

> Poudre d'ipéca.................................. 4 gr.
>
> Faire bouillir cinq minutes dans :
>
> Eau.. 300 gr.
>
> Filtrer et ajouter :
> Sirop d'opium.............. ⎰
> Hydrolat de cannelle....... ⎱ aa......... 30 gr.

à prendre par cuillerées à soupe d'heure en heure, en évitant les vomissements.

On employait jadis les pilules de Segond où l'ipéca est associé au calomel :

> Ipéca en poudre....................... 0 gr. 40
> Calomel à la vapeur................... 0 — 20
> Extrait d'opium....................... 0 — 05
> Sirop de nerprun, q. s. p............. 6 pilules.
>
> A prendre de deux heures en deux heures.

Hémorrhagies. — L'action dépressive que les vomitifs exercent sur le système circulatoire en rend l'emploi très précieux dans le traitement des hémorrhagies. En pareille circonstance les vomitifs ne doivent être employés que lorsque la perte sanguine ne peut être combattue par les moyens ordinaires et surtout lorsqu'elle s'accompagne d'un certain degré d'éréthisme vasculaire.

Certaines épistaxis exigent formellement l'emploi de la médication vomitive ; ce sont celles qui sont très abondantes et qui se montrent chez des sujets jeunes et vigoureux ; il en est de même de certaines métrorrhagies. On utilise surtout l'action dépressive des vomitifs dans le traitement des hémoptysies tuberculeuses. Trousseau et Peter ont vivement recommandé l'emploi de l'ipéca à dose vomitive ou seulement nauséeuse dans les cas d'hémoptysie rebelle, Trousseau le donnait à la dose de 4 grammes en 4 paquets administrés de dix minutes en dix minutes et obtenait généralement la cessation de l'hémorrhagie par cette médication. Hayem prescrit aussi l'ipéca à dose vomitive, sans crainte d'augmenter le crachement de sang, dans la tuberculose récente. Dujardin-Beaumetz adopte une semblable façon de faire, lorsque tous les autres moyens ont échoué. En face des hémoptysies rebelles, j'ai l'habitude de prescrire un mélange de 40 grammes de sirop d'ipéca et de 2 grammes de poudre à prendre d'heure en heure par cuillerées à café jusqu'à production de l'état nauséeux, j'obtiens ainsi d'excellents résultats et jamais je n'ai vu d'accidents se produire.

L'ipéca à dose nauséeuse est indiqué contre les hémoptysies rebelles de la tuberculose à toutes ses périodes, pourvu qu'on ait affaire à un individu résistant ; mais il réussit surtout à la seconde période au cours de laquelle l'hémorrhagie est due à une poussée congestive pérituberculeuse. Pendant la première période, l'ipéca n'est indiqué que si l'ergotine, qui parfois est efficace, n'a pas donné les résultats habituels et que si l'hémoptysie s'accompagne d'éréthisme vasculaire et de congestion pulmonaire.

Quand cet état d'éréthisme vasculaire est très marqué, que le sujet est jeune et vigoureux et que l'abondance de l'hémoptysie exige une intervention rapide, il faut avoir recours à l'émétique, jadis employé par Laennec et Grisolle à la dose de 20 à 40 centigrammes par jour. Ces doses me paraissent trop fortes et je ne les prescris jamais; je donne en moyenne 5 centigrammes par jour de tartre stibié que je fais prendre en plusieurs fois dans une potion, afin de provoquer un état nauséeux sans aller jusqu'au vomissement. Pour ce faire, j'associe l'opium au tartre stibié de façon à atténuer le réflexe du vomissement et je formule d'ordinaire :

Tartre stibié.............................. 0 gr. 03 à 0 gr. 05
Sirop diacode............................   50 gr.
Sirop d'écorces d'oranges amères....   50 —

A prendre par cuillerées à café toutes les trois heures, jusqu'à production de l'état nauséeux et en faisant prendre un peu de lait ou de bouillon dans les intervalles.

L'émétique dont l'action dépressive sur l'organisme est ainsi évitée grâce à la petite dose employée a une action plus sûre et plus rapide que l'ipéca et réussit beaucoup mieux que ce dernier contre les hémoptysies fébriles à répétition ou quand l'écoulement sanguin se prolonge par des crachats plus ou moins sanglants.

Croup. — L'emploi des vomitifs est indiqué chez les enfants robustes quand il existe des menaces d'asphyxie et qu'il est momentanément impossible de pratiquer le tubage ou la trachéotomie. On a pu quelquefois, par ce moyen, faire détacher la fausse membrane et reculer ou faire disparaître d'une façon définitive les symptômes asphyxiques ; mais ces guérisons sont rares et le vomitif reste moins un agent curateur qu'un palliatif qui permet à l'enfant d'attendre une thérapeutique plus active.

On emploie généralement l'ipéca à la dose de 50 centigrammes à 1 gramme dans de l'eau sucrée ou du sirop d'ipéca.

Le vomitif ne doit pas être prescrit chez les enfants affaiblis ni dans les formes toxiques de la diphtérie.

Laryngite striduleuse. — Le vomitif répond dans le traitement de cette affection à plusieurs indications ; il combat le spasme des cordes vocales et chasse les mucosités qui les recouvrent. Il doit être prescrit tout à fait au début. On emploiera la poudre d'ipéca à la dose de 20 à 40 centigrammes selon la formule :

> Poudre d'ipéca...................... 0 gr. 20 à 0 gr. 40
> Sirop d'ipéca ....   40 gr.
> Par cuillerées à café toutes les cinq minutes.

ou le sulfate de cuivre à la dose de 10 à 20 centigrammes :

> Sulfate de cuivre.................. 0 gr. 10 à 0 gr. 20
> Sirop de menthe....................   30 gr.
> Eau distillée......................   100 —
> Par cuillerées à café toutes les cinq minutes

Coqueluche. — L'ipéca est généralement employé contre cette affection, mais il est indiqué plus particulièrement dans certaines formes de coqueluche caractérisées par un élément spasmodique exagéré avec un pouls fréquent et tendu ; on le donne une ou plusieurs fois au cours de la maladie. J. Simon prescrit un vomitif deux fois par semaine. Comby ordonne l'ipéca à la dose de 50 centigrammes à 1 gramme, une ou deux fois par semaine, aux malades de son dispensaire.

Ce vomitif peut être employé à toutes les périodes de la coqueluche, mais il convient surtout à la seconde période, c'est-à-dire quand la toux, d'abord catarrhale, est devenue à la fois catarrhale et spasmodique. Les bons effets de l'ipéca dans le traitement de la coqueluche sont incontestables et avaient déjà été signalés par Laennec. Il est en effet facile de s'en rendre compte, si l'on réfléchit que le vomitif évacue l'estomac des crachats déglutis et opère la désobstruction des bronches ; Comby lui reconnaît, en outre, une action calmante vis-à-vis des quintes et du spasme.

L'ipéca se prescrira de la façon suivante : 25 centigrammes chez les enfants âgés de moins d'un an; 25 à 50 centigrammes pendant la deuxième année; 50 centigrammes à 1 gramme de deux à quatre ans. On le mélangera à une quantité de 20 à 40 grammes de sirop d'ipéca et on le fera prendre par cuillerées à café toutes les cinq minutes jusqu'à effet vomitif.

L'émétique, jadis employé par Laennec, ne convient qu'aux enfants âgés de plus de sept ans et suffisamment développés ; on ne devra l'employer que si le spasme est très grand et l'éréthisme vasculaire très accentué. On emploiera la formule suivante :

Tartre stibié .... 0 gr. 01
Sucre pulvérisé .... 1 —

A prendre en une fois dans une cuillerée d'eau ou de lait et avaler ensuite quelques gorgées d'eau tiède.

Cette dose pourra être répétée une heure après, si le vomissement ne s'est pas produit.

On peut encore employer le sulfate de cuivre que Trousseau déclarait supérieur à l'émétique et à l'ipéca contre la coqueluche, parce que ce médicament agit à la fois comme vomitif et comme antispasmodique. Trousseau le prescrivait à la dose de 15 à 30 centigrammes pour un enfant, de 1 gramme pour un adulte, dans 100 grammes d'eau distillée, par cuillerées à dessert toutes les dix minutes jusqu'à vomissement.

Les vomitifs sont contre-indiqués au cours de la coqueluche quand il existe une diarrhée assez abondante, quand l'enfant est trop faible ou trop jeune et quand il présente des signes de broncho-pneumonie.

Bronchite. — Les vomitifs et, en particulier, l'ipéca sont indiqués dans le traitement des bronchites de l'adulte, quand la résolution est traînante ou que l'expectoration se produit difficilement. Dans la bronchite aiguë avec fièvre élevée, on doit toujours faire usage de l'ipéca quand l'expectoration est épaisse et visqueuse; dans la bronchite chronique, il est bon de l'employer à l'occasion d'une poussée aiguë accompagnée d'un certain degré de congestion et d'une notable augmentation des râles humides. Une seule dose suffit assez souvent pour faire disparaître les menaces de congestion et pour modifier heureusement la sécrétion bronchique; mais les bons effets produits par l'ipéca peuvent disparaître au bout de quelques jours; il faut alors en prescrire une nouvelle dose moins forte que la première ou avoir recours au kermès ou à d'autres expectorants.

Chez les enfants, l'ipéca est employé avec succès contre les bronchites des grosses et moyennes bronches à la période de coction; son indication est d'autant plus nécessaire que l'expectoration est plus visqueuse et qu'il existe des poussées congestives en plus des phénomènes de bronchite. On peut aussi employer le sulfate de cuivre à la dose de 40 à 30 centigrammes pour un enfant de un à sept ans. Le vomitif pourra être répété.

Quand la bronchite devient capillaire, c'est-à-dire quand elle atteint les petites bronches, on aura encore recours à l'ipéca à la dose de 25 à 75 centigrammes, selon l'âge, afin de décongestionner le poumon et de le vider des mucosités qui obstruent les bronches. On pourra recommencer une fois ou deux, s'il y a lieu. En pareille circonstance, on aura soin de surveiller de très près l'emploi des vomitifs, car il est absolument nécessaire d'éviter une trop grande dépression de l'organisme. Si la broncho-pneumonie se déclare, on pourra encore faire usage d'un vomitif, mais à la condition expresse que l'enfant ne soit pas déprimé et qu'il existe une dyspnée intense avec encombrement bronchique accentué.

Les mêmes règles sont applicables à la bronchite capillaire et à la broncho-pneumonie qui apparaissent d'emblée sans être précédées d'une bronchite des grosses ou moyennes bronches.

Pneumonie. — Les vomitifs ont été beaucoup employés contre cette affection : Laennec, Grisolle, Louis, Thomas, Trousseau préconisent l'usage de l'émétique, tandis que Jaccoud et Peter, Dupré, Grasset recommandent l'ipéca. Jadis ordonnés d'une façon uniforme dans tous les cas de pneumonie, les vomitifs ont subi depuis, ainsi que les autres traitements, des alternatives de vogue et d'oubli, et ils ne sauraient plus être conseillés comme médication systématique de la pneumonie. Leur emploi répond seulement à des indications plus précises qui ont surtout été bien étudiées par Grasset pour l'ipéca et par Jaccoud pour l'émétique.

L'émétique doit être réservé, ainsi que Jaccoud l'a déclaré, aux cas de pneumonie étendue caractérisés par une hyperthermie assez accentuée, une dyspnée pénible et un point de côté intense ; encore faut-il que le sujet ne soit pas déprimé et que les phénomènes précédents aient résisté aux moyens habituellement employés, en particulier à une large application de sangsues.

L'émétique se prescrit de la façon suivante :

```
Tartre stibié ........................ 0 gr. 15 à 0 gr. 30
Julep gommeux.....................        50 gr.
Eau distillée......................        70 —
```

A pendre par cuillerées à bouche toutes les heures.

Généralement, l'effet de l'émétique se produit au bout de vingt-quatre heures : la fièvre diminue d'intensité, la respiration devient moins pénible, la douleur est moins vive, le pouls est moins dur et moins fréquent ; en même temps, les phénomènes généraux d'excitation disparaissent, et le malade éprouve un véritable soulagement.

Mais le médicament dépasse quelquefois le but qu'on se propose et détermine des phénomènes de dépression dont les conséquences sont toujours sérieuses et qu'il importe d'éviter par une surveillance attentive de l'action de l'émétique. Dès que le malade aura l'air déprimé, que son pouls se ralentira d'une façon anormale, que sa tension artérielle baissera trop, il faudra de suite suspendre le vomitif et le remplacer par un médicament tonique.

L'émétique ne sera jamais prescrit à forte dose, car on provoquerait sûrement une dépression trop marquée de l'organisme ; il ne sera pas employé, même à dose faible, chez les individus déprimés, chez les enfants, chez les alcooliques, chez les cardiaques, ni chez les femmes enceintes. Si le médicament paraît être toléré par l'organisme, c'est-à-dire si les vomissements sont rares ou absents, il faudra en suspendre l'emploi.

L'ipéca a surtout été étudié dans son action sur la pneumonie par les médecins de l'École de Montpellier, qui ont montré que ce médicament agissait de deux façons : d'une part en modifiant la sécrétion des glandes bronchiques et en facilitant l'expectoration, d'autre part, en diminuant l'afflux sanguin au niveau du poumon et en calmant la dyspnée.

L'ipéca diminue donc dans une notable mesure le travail du poumon et place cet organe dans d'excellentes conditions pour opérer la guérison de la lésion. Mais pas plus que l'émétique, l'ipéca ne saurait être érigé en médication systématique de la pneumonie, et son emploi ne doit être conseillé que dans certaines formes bien précises de la maladie.

En première ligne vient la pneumonie bilieuse ; cette forme, plus fréquente chez l'homme que chez la femme, s'observe surtout de vingt à trente ans et, d'après Bouillaud, siège plus souvent à droite qu'à gauche. Elle se caractérise par une teinte jaunâtre ou vert-jaunâtre du visage, une céphalalgie gravative, une douleur analogue au niveau du cardia (Grisolle), une saveur nauséabonde ou amère de la bouche, des dents sales, une langue recouverte d'un enduit jaune verdâtre et du ballonnement de l'épigastre. Dans cette forme, l'ipéca peut être prescrit à la dose de 1 à 2 grammes ; cette façon de faire, vivement préconisée par Jaccoud et Peter, donne d'excellents résultats.

L'emploi de l'ipéca est encore indiqué dans la forme catarrhale, c'est-à-dire dans celle qui s'accompagne d'un exsudat assez abondant dû à la participation inflammatoire des petites bronches au processus pneumonique.

Quand la pneumonie simple s'accompagne d'un catarrhe gastro-intestinal, l'ipéca doit aussi être prescrit.

On l'administre généralement de la façon suivante : 1 à 2 grammes que l'on divise en quatre paquets à prendre à dix minutes d'intervalle, soit dans de l'eau ou dans 60 grammes de sirop d'ipéca.

On devra en éviter l'usage dans toutes les formes de pneumonie à tendance adynamique ou ataxique et chez les individus déprimés. Chez les enfants, l'indication de l'ipéca se présente rarement, elle ne doit être satisfaite que dans les circonstances énumérées plus haut.

CONGESTION PULMONAIRE. — L'heureuse influence que les vomitifs exercent sur les symptômes de la pneumonie se retrouve quand on les emploie dans le traitement de la congestion pulmonaire; leur action est la même, ils agissent en même temps sur l'élément congestif en diminuant l'énergie du cœur et, par suite, l'afflux du sang au poumon et sur la sécrétion bronchique.

Dans les cas simples où la défervescence survient dans les deux ou trois premiers jours, il est rarement indiqué de faire usage des vomitifs; mais, quand les signes sont accentués, que la dyspnée est vive, et surtout qu'il existe des menaces d'asphyxie, il faudra y recourir. Chez les enfants, on prescrira une dose de poudre d'ipéca de 25 centigrammes à 1 gramme dans du sirop d'ipéca à prendre par cuillerées à café toutes les cinq minutes et on entretiendra les effets du vomitif en administrant ensuite une potion expectorante :

Oxyde blanc d'antimoine..................... 1 à 2 gr.
Sirop de tolu........... }
Sirop pectoral.......... } āā............ 20 gr.
Eau distillée q. s. p...................... 90 —
A prendre par cuillerées à café dans les vingt-quatre heures.

Chez les adultes, on emploiera l'ipéca ou l'émétique, réservant, toutefois, ce dernier pour les cas où la dyspnée est très vive, sans qu'il y ait dépression de l'organisme. L'émétique convient tout particulièrement aux cas de congestion pulmonaire d'origine rhumatismale ; on prescrira ainsi :

Emétique.................... 0 gr. 10 à 0 gr. 20
Julep gommeux......... }
Eau distillée........... } āā..... 50 gr.

Jaccoud a vivement préconisé le traitement de la congestion pulmonaire rhumatismale par l'émétique.

Dans la congestion d'origine brightique, l'ipéca doit être employé chaque fois que l'âge ou la faiblesse du sujet s'opposent à la saignée générale.

L'ipéca est tout aussi indiqué dans la congestion idiopathique de Woillez ; on l'emploiera aussi dans les congestions consécutives à quelques maladies infectieuses (grippe, rougeole). On évitera son emploi dans la congestion de la fièvre typhoïde.

Tuberculose pulmonaire. — L'emploi de l'émétique est quelquefois indiqué dans la période de début de la tuberculose, lorsque celle-ci évolue par poussées congestives accidentelles et plus ou moins étendues. Cette indication déjà posée par Foussagrives a été formulée récemment par Bucquoy à la Société médicale des Hôpitaux. Cet auteur emploie des doses peu élevées et prescrit 10 à 15 centigrammes par jour, au début du traitement, pour descendre à 5 centigrammes dans la suite. On formulera de la façon suivante :

> Emétique .... 0 gr. 10 à 0 gr. 15
> Sirop thébaïque..................... 25 gr.
> Julep gommeux.........)
> Eau distillée...........) āā..... 50 —
>
> A prendre par cuillerées à bouche dans les vingt-quatre heures.

Il faut que le tartre stibié ne détermine aucune réaction : ni vomissements, ni diarrhée, ni même de nausées, pour que les effets de cette médication se fassent sentir ; on observerait alors une diminution des signes de congestion, la chute de la fièvre et une amélioration de l'état général. L'émétique sera continué jusqu'à l'apparition de cette amélioration ; mais si les nausées ou la diarrhée persistaient, il faudrait interrompre son usage. En même temps que l'émétique, le malade prendra une alimentation légère pendant les premiers jours du traitement (bouillon froid dégraissé) et, au fur et à mesure que la tolérance s'établira, il augmentera peu à peu et pourra, dans la plupart des cas, faire usage de viande vers le cinquième jour.

Contre-indications générales des vomitifs. — Elles sont surtout déterminées par trois ordres de faits :
1° L'état des voies digestives ;
2° L'état du système cardio-vasculaire ;
3° L'état général à tendance adynamique.

Les vomitifs, comme nous l'avons vu, doivent être employés dans certaines maladies de l'appareil digestif ; les gastrites aiguës dues à l'ingestion de substances toxiques, l'embarras gastrique, la dysenterie. A part ces trois indications l'emploi des vomitifs doit être déconseillé dans toute affection aiguë ou chronique du tractus gastro-intestinal, surtout quand le processus pathologique est susceptible de produire des lésions ulcéreuses de l'estomac ou de l'intestin.

En face des lésions du cœur ou du système artériel, il est aussi indiqué de s'abstenir de vomitifs ; en effet, les modifications profondes que le vomitif exerce sur la circulation sont susceptibles de rendre grave une cardiopathie jusque-là bien compensée et presque latente et de provoquer des troubles profonds. Si le sujet présente de l'artério-sclérose généralisée avec dilatation anévrysmale il vaut mieux s'abstenir. Il est évident que, si l'on se trouve en face de lésions scléreuses peu marquées, les vomitifs pourront être employés à condition d'en surveiller de bien près l'action. Dans le cas ou l'artério-sclérose est déjà accentuée et où l'indication des vomitifs est urgente, il faudra employer l'ipéca de préférence à l'émétique et pratiquer une injection sous-cutanée de 25 à 50 centigrammes de caféïne, afin de contre-balancer la dépression du système cardio-vasculaire.

Tout état général déprimé soit du fait de l'âge, soit par une diathèse, soit par une affection à type adynamique contre-indique l'emploi des vomitifs ; par conséquent, il faudra s'en abstenir chez les vieillards affaiblis et chez les individus atteints de pneumonie adynamique ou de pneumonie passée au stade d'hépatisation grise.

D'autres éléments doivent aussi être pris en considération quand on prescrit les vomitifs ; c'est ainsi que l'état de grossesse est considéré comme une contre-indication, de même que la période menstruelle ; en ce dernier cas, la défense n'est pas absolue et, lorsque la situation de la malade exige un vomitif, on est parfaitement autorisé à le prescrire. L'existence d'une hernie n'est aussi qu'une contre-indication bien relative, surtout quand on peut exercer, au moyen d'un bandage approprié, une contention suffisante.

X

MÉDICATION HYPNOTIQUE

Définition. — Par hypnotiques, il faut entendre des médicaments ayant pour effet d'agir sur l'insomnie et sur les phénomènes douloureux.

Historique. — La médication hypnotique est aussi vieille que la médecine. Depuis la plus haute antiquité, les médecins ont cherché à diminuer, sinon à supprimer les manifestations douloureuses des maladies, au moyen des différentes substances médicamenteuses connues à cette époque, et nous voyons, en effet, les Grecs employer l'opium sous le nom de méconium. Le mot opium qui veut dire *suc* ne fut employé que plus tard, après que Dioscoride eut indiqué le mode d'extraction qui, encore employé de nos jours, consiste à inciser les capsules encore vertes de la plante pour en laisser couler le suc Hippocrate ne semble pas avoir fait grand usage de l'opium, de même que son contemporain Diagoras qui en avait reconnu l'action sur le système nerveux. Après eux, Sérapion et Héraclide de Tarente commencèrent à l'employer, mais leur exemple ne fut pas suivi. Celse et Galien ne parlèrent guère de l'opium dans leurs ouvrages. Pourtant à partir de cette époque, ce médicament commença à être employé et entra dans la confection de certaines préparations officinales : *Mithridate* de Damocrate, *Thériaque* d'Andromachus, *Cynoglosse*.

Ce furent les médecins arabes : Rhazès, Avicennes, Avenzoar qui généralisèrent l'usage de l'opium, puis, après le moyen âge, période pendant laquelle ce médicament tomba dans l'oubli, Paracelse et surtout Sydenham parvinrent à lui donner l'importance qu'il occupe aujourd'hui dans la thérapeutique.

Variétés. — Les médicaments calmants sont extrêmement nombreux et depuis longtemps on s'est efforcé de les classer en différentes catégories. C'est ainsi que l'on a établi les groupes des antispamodiques, des analgésiques, des anesthésiques, des antiaphrodisiaques, des hypnotiques, des narcotiques, des antinévralgiques, etc.

Au point de vue qui nous occupe, il importe peu que tel médicament soit classé dans l'une ou l'autre de ces catégories, d'autant plus que, selon la dose employée, le mode d'administration et l'état du sujet, le même corps pourra se comporter soit comme un antinévralgique, soit comme un hypnotique ou encore comme un anesthésique.

Nous ne faisons donc pas de classification et, dans ce chapitre, nous allons étudier les différentes substances hypnotiques les plus souvent employées en médecine courante, au point de vue de leur nature, de leur action thérapeutique, de leurs indications et de leurs contre-indications.

OPIUM

L'*opium* est le suc d'une papavéracée (*Papaver somniferum album*) et se présente à l'état brut sous l'aspect de masses rougeâtres, d'odeur caractéristique, de saveur amère. On le recueille en différents pays d'Asie (Asie Mineure, Egypte, Chine, etc.). L'opium officinal provient de l'Asie Mineure et renferme environ 10 0/0 de morphine, il renferme encore d'autres alcaloïdes dont la codéine, la narcéine, la thébaïne, la papavérine sont les principaux.

L'opium agit d'une façon générale comme la morphine et provoque des effets soporifiques et analgésiques. Cette différence d'action tient à la présence dans l'opium d'alcaloïdes convulsivants tels que la thébaïne et la narcotine.

L'opium s'administre à la dose quotidienne de 0,01 à 0,10 centigrammes sous forme d'extrait, de 0,05 à 0,20 centigrammes sous forme de poudre. On emploie encore très souvent le laudanum de Sydenham dont 4 grammes représentant 0,50 centigrammes d'opium brut ou 0,25 centigrammes d'extrait d'opium ; le laudanum de Sydenham s'administre à la dose de V à XL gouttes, le gramme de laudanum représentant XXXV gouttes. Le laudanum de Rousseau qui est deux fois plus actif que le laudanum de Sydenham est beaucoup moins employé.

L'opium est spécialement indiqué dans le traitement des diarrhées, car, par suite de la lenteur de son absorption, il reste longtemps en contact avec la muqueuse intestinale vis-à-vis de laquelle il agit, non seulement par ses principes anexosmotiques, mais aussi par ses substances résineuses.

Les autres indications de l'opium se confondent avec celles de la morphine.

Morphine. — C'est un corps cristallisé que l'on n'emploie guère à l'état pur mais dont les combinaisons avec les acides sont d'un usage courant ; chlorhydrate, sulfate, bromhydrate, méconate. Le chlorhydrate de morphine est le plus employé.

La morphine ou mieux le chlorhydrate de morphine s'administre par la voie buccale et en injections sous-cutanées. L'absorption par la muqueuse stomacale est assez lente et ne se produit guère avant une demi-heure de contact avec la muqueuse ; l'absorption sous-cutanée est plus rapide et s'opère en cinq à dix minutes.

L'action de la morphine vis-à-vis de l'organisme se traduit surtout par des phénomènes nerveux : sensation de bien-être et légère excitation, remplacées bientôt par de l'engourdissement, de la somnolence et un sommeil plus ou moins profond. Ces phénomènes résultent d'une action élective de la morphine sur les éléments nerveux. Cette action élective a encore pour résultat d'atténuer fortement et souvent de faire disparaître complètement les sensations douloureuses.

La morphine détermine une accélération passagère des mouvements du cœur, puis un ralentissement qui se montre d'autant plus vite que la dose a été plus élevée. Elle agit comme vaso-dilatateur et abaisse la pression sanguine. Vis-à-vis de l'appareil digestif, la morphine détermine toujours de la constipation par action sur les nerfs sécréteurs et sur les mouvements péristaltiques de l'intestin ; elle produit souvent des nausées ou des vomissements.

La morphine se prescrit sous forme de chlorhydrate à la dose de 0,01 à 0,05 centigrammes par jour, en pilules, en potion ou en injection hypodermique. Dans les potions, on emploie de préférence le sirop de morphine qui renferme 1 centigramme de substance active par 20 grammes. On formule souvent de la façon suivante :

```
Sirop de morphine..................  20 à  60 gr.
Eau distillée de laurier cerise.......      10 —
Eau distillée q. s. p.................      150 —
```

L'injection sous-cutanée a pour formule :

Chlorhydrate de morphine...... 10 à 20 centigr.
Sulfate neutre d'atropine........ 1 à 2 milligr.
Eau distillée de laurier-cerise... 10 gr.
1 à 2 centigrammes par centimètre cube.

Les **indications** communes à l'opium et à la morphine sont très nombreuses. Nous étudierons plus spécialement les indications qui résultent de l'action exercée par ces médicaments sur le système nerveux et qui en font des spécifiques des affections douloureuses.

Céphalalgie. — L'opium et la morphine sont indiqués d'une façon toute spéciale dans le traitement de la céphalalgie asthénique et de la céphalalgie anémique, car ils agissent à la fois sur le système nerveux comme calmants et sur le système cardio-vasculaire comme congestifs. Cette action congestive de l'opium n'est obtenue qu'avec des doses faibles, aussi doit-on en pareille circonstance ne pas prescrire plus de 2 ou 4 centigrammes d'extrait d'opium ou de morphine, si l'on emploie la voie buccale. Si l'on administre la morphine en injection hypodermique on donnera une dose de 1 à 2 centigrammes par vingt-quatre heures. Cette dose peut être répétée pendant plusieurs jours jusqu'à cessation des phénomènes douloureux.

La médication calmante doit être employée dans le traitement de la céphalalgie, concomitamment avec la médication causale. Elle est contre-indiquée dans les formes congestives de la céphalalgie.

Névralgies et affections douloureuses. — Que la névralgie soit essentielle ou qu'elle soit la conséquence d'une affection quelconque, l'opium et la morphine sont toujours indiqués. Il en est de même dans les affections qui s'accompagnent de douleurs vives, telles que les coliques néphrétiques, les coliques hépatiques, les crises vésicales de la cystite calculeuse, les crises gastriques du tabès, les douleurs des cancers inopérables et en particulier les douleurs de névrite par compression, déterminée par l'infiltration cancéreuse des ganglions axillaires dans le cancer du sein.

Les injections sous-cutanées de morphine représentent le traitement de choix à opposer aux phénomènes douloureux des différentes névrites.

Insomnies. — L'opium réussit très bien à faire disparaître l'insomnie quand celle-ci est déterminée par de la douleur ou quand elle est due à un manque de circulation au niveau du système nerveux. Il est contre-indiqué dans les formes d'insomnie résultant d'une congestion ou d'une hyperactivité des centres nerveux.

Affections aiguës. — L'opium trouve souvent son emploi au cours des affections aiguës les plus fréquentes, telles que la pneumonie, la pleurésie, la fièvre typhoïde, l'érysipèle, la variole. On l'a pourtant accusé d'exercer une action néfaste sur le filtre rénal dont il perturberait le fonctionnement en diminuant la sécrétion. Cette crainte a certainement été exagérée ; personnellement j'emploie la morphine ou l'opium d'une façon courante dans le traitement des affections aiguës sans avoir jamais observé le moindre accident et d'autre part, les résultats de la méthode de du Castel, laquelle consiste à donner aux varioleux l'opium à haute dose associé à l'éther, montrent que le danger de la médication opiacée est généralement illusoire.

L'opium doit être employé au cours des pyrexies dans des circonstances nettement déterminées :

1° Quand il existe des phénomènes douloureux accusés; indication qui se présente souvent dans le traitement de la pneumonie et de la pleurésie;

2° Quand il existe du délire et de l'insomnie, phénomènes qui sont dus le plus souvent à de l'anémie des centres nerveux.

L'opium et la morphine sont contre-indiqués dans les formes hyperthermiques des affections aiguës.

AFFECTIONS MENTALES. — L'opium est indiqué dans le traitement des affections mentales pour combattre les phénomènes douloureux quand ceux-ci s'accompagnent de dépression générale et d'hypotension artérielle, ce qui se rencontre surtout dans les formes lypémaniaques de l'aliénation mentale. Il est nuisible dans les formes congestives, caractérisées par une agitation très accusée.

DÉLIRE. — L'emploi de la morphine et de l'opium est soumis ici aux règles que nous venons d'exposer à propos des affections mentales; d'une façon générale, il ne faut y avoir recours que lorsque le délire résulte d'un état d'hyposthénie du système nerveux comme celui qui résulte de l'inanition consécutive aux maladies aiguës, et il faut le rejeter d'une façon formelle de la thérapeutique à instituer dans les cas de délire accompagné de congestion cérébrale.

AFFECTIONS SPASMODIQUES. — L'opium et la morphine sont susceptibles de rendre quelques services dans le traitement des crises convulsives de l'hystérie et de l'épilepsie; il en est de même dans la chorée.

Employé à très haute dose, l'opium a donné de bons résultats dans le traitement du tétanos.

AVORTEMENT. — Appliqué d'une façon précoce, c'est-à-dire dès que quelques douleurs abdominales ou une hémorrhagie survenant chez une femme enceinte ont fait craindre un début de travail, la médication opiacée réussit le plus souvent à faire disparaître les menaces d'avortement à moins qu'il y ait eu déjà rupture des membranes ou mort du fœtus. On peut employer l'opium sous forme de lavements laudanisés (X à XX gouttes de laudanum de Sydenham dans 125 grammes d'eau) répétés toutes les cinq heures ou la morphine sous forme d'injections d'un demi-centigramme, répétées toutes les deux heures.

Affections des organes respiratoires. — Les opiacés représentent les médicaments calmants de choix des affections des voies respiratoires, car leur action sur la toux est souvent remarquable. On les prescrit généralement sous forme de sirop diacode qui renferme 1 centigramme d'extrait d'opium par 20 grammes; de sirop thébaïque qui renferme 1 centigramme d'extrait d'opium par 5 grammes.

Les opiacés sont indiqués à la période de crudité des bronchites lorsque la toux, pénible et sèche, ne s'accompagne pas d'expectoration ; ils sont tout aussi indiqués dans le traitement des hémoptysies à cause de leur action calmante sur la toux et de leur action dépressive sur la tension sanguine.

Contre le phénomène dyspnée, l'opium et surtout la morphine sont susceptibles de rendre de grands services. L'injection de morphine est généralement suffisante pour faire disparaître la dyspnée qui apparaît au cours de certaines cardiopathies (péricardite, lésions aortiques) et qui résulte d'un défaut de circulation au niveau du bulbe rachidien, elle combat très efficacement la dyspnée de l'asthme pur quand celui-ci ne s'accompagne pas de bronchite, la dyspnée des urémiques et la dyspnée des tuberculeux avec ou sans pneumothorax. Les opiacés sont contre-indiqués dans les sténoses laryngées et trachéales, le catarrhe suffocant, l'œdème du poumon.

CARDIOPATHIES. — D'après Dujardin-Beaumetz, l'opium est le médicament de choix de l'insuffisance aortique, car en plus de son action congestive sur le cerveau, il réussit très souvent à calmer les névralgies des plexus cardiaques qui accompagnent fréquemment l'insuffisance aortique.

L'opium est contre-indiqué dans les affections de l'orifice mitral.

AFFECTIONS DU TUBE DIGESTIF. — D'une façon générale, les indications des opiacés au cours des affections du tube digestif sont déterminées par deux symptômes primordiaux : la douleur et la diarrhée.

Le symptôme douleur est commun à la plupart de ces affections, mais il se présente avec une intensité toute particulière dans la gastralgie et l'ulcère rond de l'estomac. En pareil cas, il est préférable d'employer l'opium plutôt que la morphine. L'opium agit d'une double façon : en calmant la douleur et en arrêtant les vomissements.

Vis-à-vis de la diarrhée, l'opium agit en diminuant les sécrétions intestinales et les mouvements péristaltiques.

Contre-indications. — Les opiacés sont contre-indiqués dans les congestions du système nerveux central, les affections mitrales, les affections rénales s'accompagnant de signes manifestes d'insuffisance rénale, l'œdème aigu du poumon.

L'âge jeune ou très avancé n'est pas une contre-indication absolue. Chez les enfants, on peut faire usage de l'opium, à condition de le diluer dans une très grande quantité de liquide : la dose que l'on emploie est d'une demi-goutte par année d'âge dans une potion de 120 grammes à prendre par cuillerées à café d'heure en heure. Ne l'employer qu'en cas d'urgence.

Chez les vieillards, l'usage de l'opium devra toujours être très réservé par la crainte de l'apoplexie et l'on commencera par des doses très faibles.

Héroïne. — C'est un succédané de la morphine, qui calme les douleurs d'une façon aussi rapide et qui a l'avantage de ne pas produire de constipation et de ne pas amener, comme la morphine, la sensation de bien-être que beaucoup de malades recherchent et qui devient souvent une cause de morphinomanie. L'héroïne, qui a été beaucoup préconisée par Morel-Lavallée, est un éther diacétique de la morphine ; elle se présente sous l'aspect d'une poudre blanche, cristalline, peu soluble dans l'eau, facilement soluble dans l'alcool. Elle est plus toxique que la morphine mais ne l'est pas plus que la codéine.

Son action calmante se produit presque immédiatement après l'injection sous-cutanée, au bout d'un quart d'heure à une demi-heure après l'ingestion. On la prescrit généralement en potion sous forme de chlorhydrate à la dose quotidienne de 0,005 milligrammes à 0,02 centigrammes en plusieurs fois ; l'injection sous-cutanée se prépare aussi avec le chlorhydrate d'héroïne à la dose de 0,002 à 0,010 milligrammes par jour.

Codéine. — C'est une poudre blanche, inodore, de saveur amère, soluble dans 60 parties d'eau, très soluble dans l'alcool et l'éther. La codéine est plus toxique que la morphine ; en outre son action analgésique est moins prononcée.

La codéine s'emploie surtout sous forme de sirop dans les préparations destinées à calmer la toux ; le sirop de

codéine renferme 1 centigramme de substance active,
par 5 grammes. La codéine se prescrit à la dose de
0,01 à 0,05 centigrammes par jour.

NARCÉINE. — Cet alcaloïde est peu usité, pourtant il
possède des propriétés soporifiques et analgésiques manifestes. On l'emploie à la dose de 0,01 à 0,03 centigrammes dans les névralgies rebelles et intenses, car il
réussit mieux que la morphine à calmer les douleurs
vives. La narcéine ne détermine pas de nausées, ni de
vomissements comme la morphine, mais elle constipe
aussi quoique d'une façon moins marquée. On l'emploie
sous forme de solution au centième dans les névralgies
violentes ou sous forme de sirop dosé à raison de
0,001 milligramme par 5 grammes.

PYRAMIDON

C'est un dérivé amidé et méthylé de l'antipyrine
dont les propriétés analgésiques et antithermiques ont
été signalées en 1896 par Filehne (de Breslau). C'est
une poudre cristalline blanc-jaunâtre, de saveur légèrement amère, soluble dans 10 parties d'eau.

Son action est analogue à celle de l'antipyrine, mais
elle est plus accentuée ; en outre, le pyramidon a l'avantage de ne pas provoquer d'éruptions de la peau, ni
d'irritation de l'estomac.

On l'administre à la dose de 0,25 centigrammes à
2 grammes, en solution ou en cachets.

Le pyramidon élève légèrement la pression sanguine
et excite les échanges intercellulaires, mais il peut déterminer des accidents de collapsus chez les individus déprimés et occasionne des sueurs abondantes.

Les indications sont identiques à celles de l'antipyrine. Le Gendre a employé avec succès le pyramidon contre les douleurs fulgurantes du tabès, Robin et Bardet l'ont utilisé dans le traitement du rhumatisme subaigu. Sous forme de camphorate, le pyramidon a été administré par Bertherand chez les tuberculeux fébriles aux diverses périodes de la maladie et a déterminé dans une proportion de 75 0/0, la disparition des sueurs et de la fièvre. Le camphorate de pyramidon s'administre aussi en potion, ou en cachet à la dose quotidienne de 0,50 à 1 gramme.

CHLOROFORME

Il s'emploie dans le traitement des névralgies, en injections sous-cutanées faites au niveau des points douloureux et introduites profondément dans le tissu cellulaire sous-cutané. Cette méthode, préconisée par certains médecins anglais, a été employée en France par Dujardin-Beaumetz et ses élèves, elle a donné de beaux résultats, mais elle a aussi déterminé des accidents qui en ont empêché la généralisation. Les injections sous-cutanées de chloroforme se prescrivent à des doses variant entre 2 à 15 grammes; elles sont surtout indiquées dans le traitement de la névralgie sciatique et doivent alors être pratiquées dans la région fessière, c'est-à-dire dans la région d'émergence du nerf sciatique; à ce niveau, la grande épaisseur des parties molles permet, en effet, de faire les injections suffisamment profondes sans avoir à redouter les conséquences de l'introduction sous la peau des liquides irritants.

CHLORAL

On n'emploie en médecine que le chloral hydraté qui se présente en cristaux prismatiques, de couleur blanchâtre, d'odeur fade caractéristique, de saveur amère. L'hydrate de chloral s'administre en solution étendue car les solutions concentrées sont très irritantes vis-à-vis de la muqueuse gastro-intestinale. Son absorption se produit facilement et rapidement au niveau de la muqueuse gastrique. Une fois dans l'économie, le chloral agit en nature sur les centres nerveux et non pas après avoir donné avec les alcalis du sang du chloroforme et du formiate de soude. Il s'élimine par la peau au niveau de laquelle il produit quelquefois des éruptions, par le poumon et surtout par le rein sous forme d'acide uro-chloralique.

Le chloral détermine rapidement une sensation de lourdeur cérébrale, de lassitude générale et une tendance invincible à dormir, à laquelle fait suite un sommeil d'une durée variable avec la dose ingérée. Le sommeil chloralique s'accompagne d'une diminution plus ou moins marquée de la sensibilité, d'une dépression cardio-vasculaire, d'un ralentissement de la respiration. Il n'est pas suivi de céphalalgie, ni de vomissements, mais simplement d'un peu de lourdeur de tête.

Le chloral possède une action calmante remarquable sur la toux, sur la douleur et sur les phénomènes convulsifs, mais il a l'inconvénient de ne pouvoir être prescrit pendant longtemps à cause de son action caustique qui produit à la longue une irritation du tube gastro-intestinal. Il en est de même lorsque le chloral s'administre par la voie rectale, additionné à une certaine quantité de lait et à un jaune d'œuf, l'action irritante persiste quoique atténuée et finit par donner lieu à des phénomènes de rectite qui s'opposent à l'usage prolongé des lavements de chloral.

D'une façon générale, le chloral est indiqué dans tous les états douloureux accompagnés de congestion des centres encéphaliques et dans lesquels l'opium et la morphine ne sauraient être employés à cause de leur action stimulante sur la circulation cérébrale. On l'emploie beaucoup pour combattre les phénomènes convulsifs de l'urémie, de l'éclampsie et du tétanos.

Le chloral est contre-indiqué chez les cardiopathes et chez les individus dont la tension artérielle est inférieure à la normale à cause de son action dépressive sur le système cardio-vasculaire.

Il y a encore contre-indication à l'usage du chloral dans les affections stomacales, à cause de son action irritante.

Le chloral se prescrit en solution aqueuse très étendue, au centième, ou en sirop au vingtième ; on l'administre souvent aussi en lavement. La dose quotidienne varie de 1 à 4 grammes chez l'adulte ; chez l'enfant elle est de 5 centigrammes par année d'âge.

ACONIT

C'est une plante de la famille des Renonculacées dont on emploie les feuilles et les racines. Les préparations faites avec les racines sont beaucoup plus actives que les préparations de feuilles, c'est ainsi que l'on prescrit habituellement la teinture de racines à la dose quotidienne de V à XXX gouttes, tandis que la teinture de feuilles peut se donner à la dose de 1 à 4 grammes, c'est-à-dire dans une proportion beaucoup plus forte, V gouttes de teinture ne représentent que 10 centigrammes. L'aconit se prescrit sous différentes formes : alcoolature, extrait, poudre, sirop, teinture, chacune d'elles étant préparée soit avec les feuilles, soit avec les racines. Les doses habituelles sont les suivantes :

Extrait de racines........	1 à 3	centigrammes
Extrait de feuilles.......	5 à 30	—
Poudre de racines.......	1 à 10	—
Poudre de feuilles.......	5 à 30	—
Sirop de feuilles........	1 à 2	cuillerées à soupe

L'aconitine se présente sous deux aspects : l'aconitine amorphe et l'aconitine cristallisée, quoique cette dernière soit la seule inscrite au Codex. L'aconitine cristallisée plus énergique se prescrit à la dose de 1/4 à 1 milligramme, tandis que l'aconitine amorphe peut se prendre à la dose de 1 à 4 milligrammes.

L'action toxique de l'aconitine est admise par tous les auteurs, mais le désaccord règne à propos des doses ; c'est ainsi qu'on a observé la mort sous l'influence d'une dose de 4 milligrammes, tandis qu'avec des doses beaucoup plus élevées : 1 à 3 centigrammes, on n'a parfois déterminé que des symptômes peu alarmants : sueurs, dyspnée, faiblesse du pouls, lassitude.

L'aconitine agit principalement sur la sensibilité et sur la circulation. Vis-à-vis de la sensibilité, l'aconitine produit, soit par action sur les centres nerveux, sensitifs, soit par action sur les troncs nerveux une excitation momentanée et légère à laquelle fait suite une diminution de la sensibilité pouvant aller jusqu'à la disparition complète. Vis-à-vis du système cardio-vasculaire, l'aconitine produit des modifications du rythme cardiaque, une augmentation de l'amplitude du pouls et surtout une vaso-constriction.

Les indications de l'aconit et de l'aconitine dépendent de cette double action analgésique et vaso-constrictive.

L'alcoolature et la teinture d'aconit (feuilles ou racines) entrent dans la composition d'un grand nombre de préparations destinées à combattre la toux, quelle qu'en soit la pathogénie. On les emploie d'une façon toute particulière dans le traitement des laryngites, et cela avec grand profit pour le malade, car il est reconnu que l'aconit agit avec une efficacité remarquable contre l'enrouement.

L'aconit est aussi très employé contre les névralgies et en particulier contre les névralgies du trijumeau.

Comme médicament vaso-constricteur, l'aconit est indiqué dans les congestions pulmonaires.

SULFONAL

Le sulfonal découvert par Baumann se présente sous forme de paillettes inodores, légèrement amères, peu solubles dans l'eau (500 parties à 15°), presque insolubles dans l'alcool, l'éther, la glycérine.

Mode d'action. — Le sulfonal détermine un sommeil profond, un temps assez long après son ingestion à cause de sa faible solubilité. Ce sommeil ressemble beaucoup au sommeil naturel, il est très calme et n'est pas accompagné d'anesthésie, il dure en moyenne de quatre à cinq heures. Une dose faible, 0,25 à 1 gramme, est suffisante pour obtenir ce résultat.

Il est rare que l'on observe des troubles avec une dose faible ou moyenne, inférieure à 2 grammes; mais à partir de ce chiffre, on a quelquefois observé, consécutivement au sommeil, une sensation de fatigue et de la torpeur cérébrale. Les troubles de la motilité et de la sensibilité sont exceptionnels. Par contre, l'action hypnotique du sulfonal n'est pas constante, ce médicament produit facilement l'accoutumance et, en ce cas, on n'obtient aucun effet. De plus, le sulfonal a été accusé de produire des éruptions médicamenteuses et des troubles cardiaques tels que des palpitations.

Indications. — Le sulfonal est un hypnotique qui porte son action directement sur la cellule nerveuse; on l'emploie dans le traitement d'un grand nombre d'insomnies et particulièrement de l'insomnie hystérique et neurasthénique. Dans l'aliénation mentale, le sulfonal est indiqué quand il existe de l'insomnie et une agitation assez marquée, mais il a le défaut d'augmenter les hallucinations.

Dans l'insomnie cardiaque, le sulfonal donne généralement de bons résultats quand la lésion est à son début, mais lorsqu'il existe des signes d'insuffisance, il devient contre-indiqué.

Contre-indications. — Le sulfonal ne doit pas être employé chez les tuberculeux, ni chez les malades atteints de maladies infectieuses; en outre, contre les insomnies douloureuses, il est inférieur à l'opium.

Mode d'administration. — Le sulfonal se prescrit à la dose de 0,25 à 4 grammes, en poudre fine, dans une grande quantité de boisson chaude (lait, thé léger, etc.). Pour faciliter sa solubilité et son absorption il faut faire prendre, avant le médicament, une certaine quantité de boisson chaude et faire prendre une nouvelle quantité de liquide chaud après.

Ces doses ne peuvent pas être continuées pendant longtemps parce que le sulfonal s'élimine lentement, en deux à quatre jours, de sorte que l'on observe des effets hypnotiques longtemps après la cessation du médicament ; aussi certains auteurs emploient, à l'exemple de Mairet, le sulfonal de la façon suivante : ils débutent par une dose assez élevée 3 à 6 grammes, selon les individus, puis ils la diminuent progressivement au bout de deux jours.

TRIONAL

Ce médicament se présente sous l'aspect d'écailles brillantes, fusibles à 76°, peu soluble dans l'eau froide, légèrement soluble dans l'eau chaude et l'alcool, complètement soluble dans l'huile d'amandes douces, de saveur amère.

Mode d'action. — Le trional a été expérimenté par un grand nombre d'auteurs Barth, Schaeffer, Vogl, Darier, etc. Il se comporte comme un hypnotique portant surtout son action au niveau du cerveau ; à dose peu élevée, 0,50 centigrammes à 1 gramme, il détermine un sommeil tranquille sans retentir sur les autres systèmes de l'économie. Sa toxicité est plus élevée et son pouvoir hypnotique est supérieur à celui du sulfonal : en outre, le trional ne provoque l'accoutumance de l'organisme qu'au bout d'un temps très long, de sorte que son emploi peut être prolongé pendant longtemps sans avoir à redouter des accidents d'intoxication.

L'effet hypnotique se produit généralement un quart d'heure après l'ingestion et se prolonge pendant une durée de plusieurs heures.

Indications. — Le trional est indiqué dans le traitement des insomnies en général mais il réussit particulièrement chez les morphinomanes qui ne peuvent être soumis au chloral, à cause d'une affection cardiaque.

Il est contre-indiqué chez les tuberculeux, les asystoiques et dans les cas d'insomnie douloureuse.

Mode d'administration. — Le trional est administré ar la voie buccale ou par la voie rectale. La dose quotienne varie de 0,50 centigrammes à 1 gramme, ce médicament étant très peu soluble dans l'eau, on le prescrit dissous dans l'huile d'amandes douces. On peut formuler le la façon suivante :

```
Trional.............................  0 gr. 50 à  2 gr.
Huile d'amandes douces.....  10 —       à 30 —
Sucre ..........................      5 —
Gomme arabique.............       0 — 50
Eau de laurier-cerise.......        10 —
Eau distillée q. s. p........        90 —
```
Cette émulsion sera prise en une ou deux fois.

Le lavement au trional se formule ainsi :

```
Trional.............................  1 gr.
Jaune d'œuf.......................  n° 1
Eau bouillie ......................  200 gr.
```

prendre après avoir évacué le rectum au moyen d'un grand lavement.

Le trional s'administre encore dissous dans une grande quantité de tisane chaude ou de lait, 200 à 300 grammes.

D'après Pouchet, on augmenterait sa solubilité dans l'eau en lui ajoutant de la paraldéhyde dans la proportion de 1 pour 3.

URÉTHANE

C'est l'éther éthylique de l'acide carbonique. L'uréthane se présente sous la forme de cristaux incolores, très solubles dans l'eau et dans l'alcool, de saveur un peu amère.

Mode d'action. — L'uréthane a été bien étudié par Huchard ; il agit comme un hypnotique, mais il est peu actif. Il détermine un sommeil tranquille et possède, en outre, l'avantage d'être très peu toxique.

Indications. — A cause de sa faible toxicité et de sa grande solubilité, l'uréthane est un hypnotique très précieux. On l'a surtout employé en médecine infantile et contre le délire alcoolique.

En outre, l'uréthane agit très efficacement contre la toux des phtisiques.

Mode d'administration. — L'uréthane se prescrit en potion, à la dose de 2 à 6 grammes chez l'adulte, à la dose de 0,50 à 2 grammes chez l'enfant.

Huchard emploie la formule suivante :

Uréthane.............................. 2 gr. à 4 gr.
Sirop de fleurs d'oranger.............. 15 —
Eau distillée de tilleul............... 40 —

A prendre en une fois, le soir en se couchant.

XI

MÉDICATION DES HÉMORRHAGIES

L'hémorrhagie est un phénomène fréquent, l'importance de son traitement n'a pas besoin d'être démontrée; la constatation d'un écoulement sanguin exige souvent une thérapeutique urgente, active, dirigée selon les cas contre l'hémorrhagie même, ou contre la maladie causale.

Définition. — L'hémorrhagie est l'issue pathologique du sang hors des vaisseaux. Quand le sang se répand à la surface du corps, par la peau ou par les muqueuses, l'hémorrhagie est dite externe; quand il s'arrête dans les espaces inter-organiques, l'hémorrhagie est dite interne. Suivant que le sang s'échappe d'une artère, d'une veine ou des capillaires, l'hémorrhagie est dite artérielle, veineuse ou capillaire.

Pathogénie et classification. — L'hémorrhagie reconnaît trois ordres de causes :

1° Les lésions vasculaires ;

2° Les altérations sanguines ;

3° Les troubles vaso-moteurs ;

ce qui a permis d'établir cette classification étiologique des hémorrhagies :

1° Hémorrhagies angiopathiques ;

2° Hémorrhagies hémopathiques ;

3° Hémorrhagies neuropathiques.

Au point de vue clinique, nous pouvons admettre une autre classification suivant que l'hémorrhagie est du domaine de la chirurgie ou du ressort de la médecine ; les hémorrhagies angiopathiques peuvent être considérées comme des hémorrhagies chirurgicales, sauf dans le cas de rupture vasculaire amenée par un état de friabilité pathologique de la paroi vasculaire ; les hémorrhagies hémopathiques et neuropathiques constituent la classe des hémorrhagies médicales.

Sauf le cas d'hémorrhagie traumatique par section vasculaire ou d'hémorrhagie spontanée par rupture de parois pathologiquement friables, il est rare que l'épanchement sanguin reconnaisse un mécanisme unique. Le plus souvent, en effet, et cela est vrai surtout pour les hémorrhagies médicales, les trois influences pathogéniques se combinent d'une façon variable. Une maladie souvent observée dans la pratique et constituant un beau type d'hémorrhagie à étiologie complexe, c'est l'apoplexie cérébrale. Pour produire cet accident, il faut plusieurs conditions : 1° un état angiopathique fourni par la diathèse artério-scléreuse ou syphilitique du sujet ; 2° un état neuropathique amenant, sous l'influence d'une émotion, un excès de pression dans le territoire cérébral et consécutivement la rupture du vaisseau au point faible.

Hémorrhagies angiopathiques. — Par hémorrhagies angiopathiques, il faut entendre toutes celles qui résultent d'une lésion vasculaire. La lésion vasculaire peut être une rupture traumatique, une rupture par pression exagérée, une rupture par friabilité exagérée amenée par un processus de sclérose ou bien un état particulier de porosité déterminé par une exagération du processus

e diapédèse. La rupture traumatique type est repré-
entée par la section, un coup de couteau par exemple.
'hémorrhagie par pression exagérée s'observe surtout
u niveau des systèmes capillaires et plus particulière-
aent au niveau des veinules. On sait, en effet, que sur
e cadavre les artérioles sont vides, que les capillaires ne
renferment que quelques globules et que les veinules
sont généralement distendues par le sang. Cette prédilection des stases sanguines au niveau des veinules
s'explique très bien par cette loi de physiologie qui déclare que le passage d'un liquide en mouvement d'un
tube de petite section à un tube de section supérieure
s'accompagne d'une diminution de vitesse et d'une
augmentation de tension. Or chacun sait que la veinule a un diamètre supérieur à celui du capillaire.

L'augmentation de la tension artérielle ne retentit
pas sur le système capillaire, car celui-ci est protégé
contre l'afflux du sang artériel par la contraction des
muscles des artérioles. Il n'en est pas de même de
l'augmentation de la tension veineuse. Les faits cliniques et expérimentaux démontrent de la façon la plus
évidente l'influence très nette de l'oblitération ou de la
ligature des veines sur les écoulements sanguins qui
s'effectuent au niveau des territoires capillaires aboutissant à ces veines. En effet, les hémorrhagies de l'estomac sont très fréquentes au cours de la cirrhose atrophique du foie et de la pyléphlébite. Bouchard a vu,
après avoir injecté de l'eau dans le système veineux, se
produire des hémorrhagies seulement dans les points
correspondants à des veines ligaturées. C'est par l'intermédiaire de l'augmentation de la tension veineuse
que se produisent les hémorrhagies dues à l'effort, aux
quintes de toux de la coqueluche, aux vomissements,
aux efforts de défécation.

Les hémorrhagies angiopathiques que l'on observe en clinique médicale sont essentiellement déterminées par des altérations des parois vasculaires, artérielles ou veineuses. Le plus bel exemple est fourni par l'anévrysme artériel; dans ce cas, il existe, au niveau de la dilatation et même sur les points voisins de l'artère, une diminution très accentuée de la résistance à la tension sanguine, par suite de la dégénérescence de la couche élastique de la paroi. L'endartérite est aussi une cause d'hémorrhagie; le plus souvent, elle détermine d'abord la formation d'une poche anévrysmale, mais, dans certaines circonstances elle peut devenir la source directe de l'écoulement sanguin, le fait a été observé au niveau des reins et de la muqueuse pituitaire.

Les dilatations veineuses, les varices, ont une action hémorrhagipare bien connue; la veine dilatée se rompt souvent. Cette rupture est déterminée par l'augmentation de la tension sanguine, résultant de la diminution de la vitesse du courant sanguin et par la modification de structure de la paroi veineuse.

Les vaisseaux de néo-formation sont souvent le siège d'hémorrhagies, tant à cause de leur dilatation que de la constitution embryonnaire de leur paroi; on rencontre ces hémorrhagies dans les tumeurs et dans les fausses membranes inflammatoires.

Dans la diathèse hémorrhagique ou hémophilique, il est probable que la tendance aux hémorrhagies est liée à un état de fragilité spéciale de la paroi des vaisseaux et à des actions nerveuses vaso-dilatatrices.

La rupture vasculaire peut encore être observée à la suite de thromboses ou d'embolies. La thrombose s'accompagne trop souvent de la lésion de la tunique interne des vaisseaux pour qu'on puisse lui attribuer un rôle

rai dans la genèse des hémorrhagies. L'embolie, au
iveau des artères terminales, détermine des phéno-
ènes inflammatoires au bout d'un temps variable suivant
u'elle est septique ou aseptique et consécutivement
es modifications de la paroi vasculaire qui prédis-
posent à la rupture. Au niveau des vaisseaux capillaires, l'embolie détermine aussi des hémorrhagies par
un mécanisme analogue ; ce fait s'observe souvent dans
a leucémie.

Enfin, la rupture vasculaire peut être produite par un
rocessus ulcéreux d'origine nécrobiotique gangréneuse
u inflammatoire.

Hémorrhagies hémopathiques. — Certaines intoxica-
ions du sang consécutives à l'inhalation de gaz
élétères, à l'absorption de substances toxiques, au déve-
oppement d'une affection générale, donnent lieu à des
émorrhagies d'allures fort variables ; forme purpurique
imple ; larges bandes ecchymotiques rappelant la
aladie de Werlhoff, hémorrhagies muqueuses, etc. La
roduction de ces extravasations ne relève pas de l'in-
luence unique et directe du tissu sanguin plus ou moins
altéré dans sa crase et dans son plasma, elle dépend sur-
out du système nerveux qui, sous l'influence du sang
mpoisonné, est dans un tel état de perturbation que les
aso-dilatations artériolaires s'accomplissent et préparent
a voie aux hémorrhagies.

Cliniquement, on rencontre les hémorrhagies hémopa-
hiques dans la variole, la rougeole, la scarlatine, les
ntoxications par l'iode, l'arsenic, les acides forts ; dans
ictère, le scorbut, la septicémie.

Les hémorrhagies par diapédèse sont très fréquemment
bservées ; elles représentent la conséquence fatale de

toutes les inflammations dans lesquelles l'élément congestif joue un rôle prédominant, comme cela s'observe dans la néphrite aiguë, dans la pneumonie, dans la congestion pulmonaire.

Hémorrhagies neuropathiques. — Les hémorrhagies neuropathiques reconnaissent le mécanisme suivant : sous l'influence d'une perturbation nerveuse, l'artériole est frappée de paralysie, ses muscles disposés en hélice perdent leur tonus et la lumière de son canal augmente. Cette augmentation de calibre détermine, de par la loi que nous avons citée précédemment, une diminution de la vitesse du courant sanguin et consécutivement une augmentation de la tension sanguine. Un fait analogue se produit à l'autre extrémité du réseau capillaire, dans les veinules à cause de la différence qui existe dans le diamètre de la veinule et celui du capillaire.

Cet état de dilatation des artérioles et des veinules est éminemment apte à la production des hémorrhagies. Que la tension artérielle s'élève un peu, la paroi vasculaire cède et l'hémorrhagie neuropathique est constituée. En clinique, on trouve un bel exemple de cette variété d'hémorrhagie dans l'érythème polymorphe, affection qui se caractérise à la fois par des taches purement congestives et par d'autres nettement ecchymotiques ; d'autre part, l'expérimentation démontre que la blessure des centres nerveux (corps restiforme, moelle de la région dorsale), ainsi que celle de certains cordons nerveux (section du sympathique cervical, du pneumogastrique), déterminent des hémorrhagies à distance. Les sueurs de sang, ou hématidrose, les larmes de sang reconnaissent un mécanisme analogue et sont le fait d'une action spéciale des nerfs glandulaires.

Les hémorrhagies neuropathiques que l'on observe cliniquement sont : les hémorrhagies gastriques et intestinales dues aux maladies du cerveau et de la moelle et les hémorrhagies réflexes. Ces dernières sont très nombreuses : en première ligne, viennent les hémorrhagies viscérales dues à l'action du froid, puis les hémorrhagies cutanées, déterminées par la chaleur excessive, les hémorrhagies de l'utérus, de la vessie, du rein, consécutives à l'abus du coït, les hémorrhagies supplémentaires des flux cataménial et hémorrhoïdaire, le purpura hémorrhagique, les hémorrhagies émotives, épileptiques, hystériques.

Une classe spéciale d'hémorrhagies est constituée par celles qu'on observe à la suite des variations de la pression atmosphérique (ascensions de montagne en ballon, décompression brusque après un séjour dans la cloche à plongeur) et à la suite de la décompression brusque d'une région, hémorrhagies *ex vacuo* qui se produisent au niveau de la rétine, après la paracentèse oculaire et dans d'autres points de l'organisme, consécutivement aux ponctions rachidienne, thoracique ou abdominale.

Symptomatologie de l'hémorrhagie. — L'hémorrhagie se traduit par un ensemble de symptômes généraux et de symptômes locaux. Les symptômes généraux portent sur les différents appareils de l'organisme; nous les avons étudiés au chapitre de la *Saignée*, nous n'y reviendrons donc pas. Les symptômes locaux seront étudiés dans les parties de ce chapitre consacrées aux hémorrhagies en particulier.

Thérapeutique générale des hémorrhagies. — Les

indications générales qui dirigent la thérapeutique des hémorrhagies sont les suivantes :

1° Arrêter l'écoulement du sang, c'est-à-dire faciliter l'hémostase ;

2° Prévenir le retour de l'hémorrhagie ;

3° Lutter contre les conséquences de l'hémorrhagie.

Au point de vue particulier du traitement des hémorrhagies, il est important de rappeler la distinction que nous avons faite entre les hémorrhagies médicales et les hémorrhagies chirurgicales, celles-ci étant représentées par l'hémorrhagie massive qui résulte de la rupture d'un vaisseau important. Les hémorrhagies chirurgicales réclament une thérapeutique spéciale dont la description ne saurait être faite ici. Il en est de même des hémorrhagies qui sont la conséquence de l'inertie de la matrice ou du décollement incomplet du placenta.

Nous limiterons notre étude aux hémorrhagies que nous avons appelées médicales et qui, généralement, relèvent de troubles complexes à la fois angiopathiques, hémopathiques et neuropathiques.

Première indication. — **Arrêter l'écoulement du sang,** c'est-à-dire faciliter l'hémostase. Nous savons que, dans la plupart des cas, l'hémorrhagie a une tendance naturelle, spontanée à s'arrêter. Quand il s'agit d'une extravasation consécutive à une rupture complète du vaisseau, le sang cesse de couler à la suite de la syncope ; quand, au contraire, l'hémorrhagie représente une transsudation exagérée des éléments du sang à travers une paroi plus ou moins altérée, il se forme au point lésé un amas de globules blancs qui vient former obstacle mécanique à la sortie du sang. L'écoulement, une fois arrêté, il se forme ensuite un caillot qui assure l'hémostase.

Le rôle du médecin est donc, dans la plupart des cas, de favoriser ce processus spontané par une série de procédés que nous allons décrire.

Repos. — Toute hémorrhagie exige le repos absolu. Quelle que soit l'importance de l'écoulement sanguin, il est de toute nécessité d'interdire au malade toute espèce de travail et de lui prescrire, pendant un temps plus ou moins long, le repos au lit. Ce n'est que dans certains cas où la dyspnée coexiste avec l'hémorrhagie que l'on permettra la position assise ; mais, d'une façon générale, il faut recommander, exiger le décubitus horizontal.

Quand l'hémorrhagie diminue d'intensité, le retour aux occupations habituelles peut être permis mais d'une façon lente et progessive et après un repos dont la durée dépend de la variété et de la gravité de chaque cas particulier.

Compression artérielle. — Ce moyen est rarement employé en médecine, car, sauf le cas d'épistaxis rebelle justiciable de la compression de l'artère carotide, les hémorrhagies dites médicales se produisent le plus souvent au niveau de viscères dont l'artère afférente est inaccessible à la compression, à cause de sa situation.

Compression directe. — Quand la surface saignante est accessible, la compression directe pure ou associée aux applications de produits hémostatiques doit être employée. Les hémorrhagies qui se produisent au niveau de la pituitaire, de la muqueuse gingivale, au niveau des tumeurs superficielles, des bourrelets hémorrhoïdaires, etc., ont pu souvent être arrêtées au moyen de ce simple traitement.

Médication dérivatrice. — Elle a pour but d'attirer le sang dans un point de l'organisme éloigné de celui qui est le siège de l'hémorrhagie et de créer, en diminuant les phénomènes de circulation, les conditions nécesaires à la formation du caillot hémostatique.

Les procédés de dérivation sont nombreux : les uns sont mécaniques ; ligature des membres, ventouse de Junod, ventouses sèches, pédiluves, sinapisation, saignée dérivatrice ; les autres sont médicamenteux : purgatifs et diurétiques.

Médication vaso-constrictive. — Cette méthode tend à provoquer le resserrement des vaisseaux sanguins et à aider ainsi le processus hémostatique spontané. Les agents vaso-constricteurs se divisent en deux classes :

1° Agents physiques : froid, chaleur, électricité ;

2° Agents médicamenteux : ergot de seigle, hydrastis canadensis, hamamelis virginica, digitale, ipéca, acétate de plomb, etc.

Médication astringente. — Les agents astringents agissent en provoquant ou en aidant la formation du coagulum obturateur. Les uns n'ont qu'une action topique, tel le perchlorure de fer ; d'autres ont une double action : ils agissent comme topique et à distance, comme le tannin ; les troisièmes, comme l'alcool, les acides fortement dilués, pris sous forme de limonades sulfurique ou citrique, et les balsamiques n'agissent qu'à distance.

Deuxième indication. — **Prévenir le retour de l'hémorrhagie.** Cette indication est remplie par la médication dirigée contre la cause de l'hémorrhagie. Il est évident que dans ce chapitre destiné à une étude générale, nous ne saurions, sans nous exposer à des redites inutiles, indiquer, même d'une façon sommaire, la conduite à tenir vis-à-vis de chaque cas particulier. Nous nous contenterons de citer quelques exemples choisis parmi les plus importants pour montrer combien la satisfaction à cette indication mérite de soins. L'hémoptysie tuberculeuse de la première période est due à une congestion pérituberculeuse ; elle est très heureusement influencée par les agents thérapeutiques et pour n'en citer qu'un, l'ipéca employé à dose nauséeuse en vient facilement à bout. Cette hémoptysie se reproduira fatalement chaque fois que le processus congestif pérituberculeux se réveillera, tandis que si l'on évite au malade les causes de congestion, si on le soumet à une dérivation et à une révulsion appropriées, on le mettra ainsi à l'abri de la congestion et de l'hémoptysie.

Il en est de même de l'hémorrhagie de la gastrite ulcéreuse. Si l'on n'ordonne pas une médication s'adressant à la gastrite, si l'on ne soumet pas le malade à une hygiène alimentaire convenable, le processus ulcéreux aboutira à de nouvelles gastrorrhagies.

TROISIÈME INDICATION. — **Lutter contre les conséquences de l'hémorrhagie :** prostration immédiate, anémie, symptômes de compression, infection du caillot.

La plus importante, celle qui doit attirer d'abord l'attention du médecin, est l'état de faiblesse, de prostration qui suit toute perte sanguine un peu considérable. Sans vouloir décrire le complexus symptomatique qui constitue le syndrôme hémorrhagique, il est bon de rappeler que l'hémorrhagie détermine, quand elle devient abondante ou qu'elle se répète souvent, un état subsyncopal, de l'hypothermie, du délire qui indiquent un état très grave de l'organisme. En ce cas, après avoir arrêté l'écoulement sanguin, il est formellement indiqué de pratiquer des injections de sérum artificiel, à haute dose. On a pu, par ce moyen, obtenir de véritables résurrections.

Je ne parle que pour mémoire de la transfusion de

sang défibriné. Cette méthode est aujourd'hui condamnée ; les expériences de Magendie et de Hayem ont, en effet, démontré que l'opération, après avoir ranimé temporairement les animaux, détermine une sorte d'asphyxie et des modifications du sang qui entraînent la mort au bout de quelques heures.

Il en est autrement de la transfusion de sang complet ; expérimentalement la valeur de ce procédé a été établie par Moncoq et Hayem, malheureusement son application à la clinique est loin d'être pratique.

Une conséquence plus importante mais qui réclame une intervention moins prompte est l'état d'anémie consécutif à la spoliation sanguine. J'entends ici l'état chimique et non l'anémie suraiguë dont la thérapeutique est celle que nous venons d'exposer dans le paragraphe précédent. Cet état est justiciable de la médication tonique dont l'exposé fait l'objet d'un chapitre spécial. Il est évident que le malade devra être soumis à une hygiène sévère, comme s'il s'agissait d'un convalescent; on lui évitera toute cause de fatigue ou d'émotion, et on le tiendra très soigneusement à l'abri du froid.

Pour terminer ce qui a trait aux conséquences de l'hémorrhagie, il me semble nécessaire d'ajouter que dans certains cas d'hémorrhagie interorganique il est indiqué d'instituer une thérapeutique spéciale contre le caillot. Cette indication devra être posée si le caillot donne lieu par exemple à des phénomènes de compression, comme cela s'observe au niveau de l'encéphale.

HÉMORRHAGIES EN PARTICULIER

HÉMOPTYSIE

Définition. — L'hémoptysie est un crachement de sang ayant pour origine l'appareil respiratoire ; c'est donc l'hémorrhagie externe de cause pulmonaire, tandis que l'apoplexie pulmonaire représente l'hémorrhagie interne de même cause. L'hémoptysie comme l'apoplexie constituent des expressions cliniques différentes d'un même processus anatomique : l'hémorrhagie pulmonaire.

Historique. — Le symptôme hémoptysie est mentionné par Hippocrate, décrit par Arétée et les médecins de l'antiquité ; toutefois, sa valeur séméiologique ne fut entrevue qu'au siècle dernier par Hoffmann et Morton, qui montrèrent les relations de l'hémoptysie et de la tuberculose pulmonaire et déclarèrent que la phtisie était l'effet de l'hémoptysie. Laennec en précisa la source et soutint que l'hémoptysie était l'effet et non la cause de la tuberculose.

Schrœder Van der Kolk, Rokitansky, Ramussen, étudièrent le siège et le mécanisme des hémorrhagies tuberculeuses ; Virchow signala le rôle de l'embolie de l'artère pulmonaire dans l'étiologie de l'hémorrhagie du parenchyme pulmonaire, Louis et Rufz insistèrent sur le rôle des fièvres graves, Cruveilher, Charcot, Cl. Bernard sur celui du système nerveux.

Division et étiologie. — On peut diviser les hémoptysies en quatre grandes classes, en s'appuyant sur les données étiologiques.

1° Hémoptysies traumatiques ;

2° Hémoptysies symptomatiques ;

3° Hémoptysies essentielles ;

4° Hémoptysies supplémentaires ;

Hémoptysies traumatiques. — La première classe comprend les cas où le crachement de sang a été déterminé par un traumatisme chirurgical : contusion profonde de la poitrine, plaie pénétrante du thorax. Dans la contusion profonde de la poitrine, le poumon présente des lésions variables depuis le simple piqueté hémorrhagique jusqu'aux déchirures plus ou moins étendues du parenchyme, et il se produit presque toujours une hémoptysie. La plaie pénétrante du thorax ne donne lieu à une hémoptysie que lorsque l'instrument vulnérant possède une certaine dimension et pénètre dans le tissu pulmonaire assez profondément pour atteindre des vaisseaux sanguins importants ou des branches d'un certain calibre.

Hémoptysies symptomatiques. — Cette classe est la plus importante, elle renferme toutes les hémoptysies reconnaissant pour cause une affection quelconque, locale ou générale, et par conséquent pulmonaire ou non. Nous croyons utile de les diviser de la façon suivante :

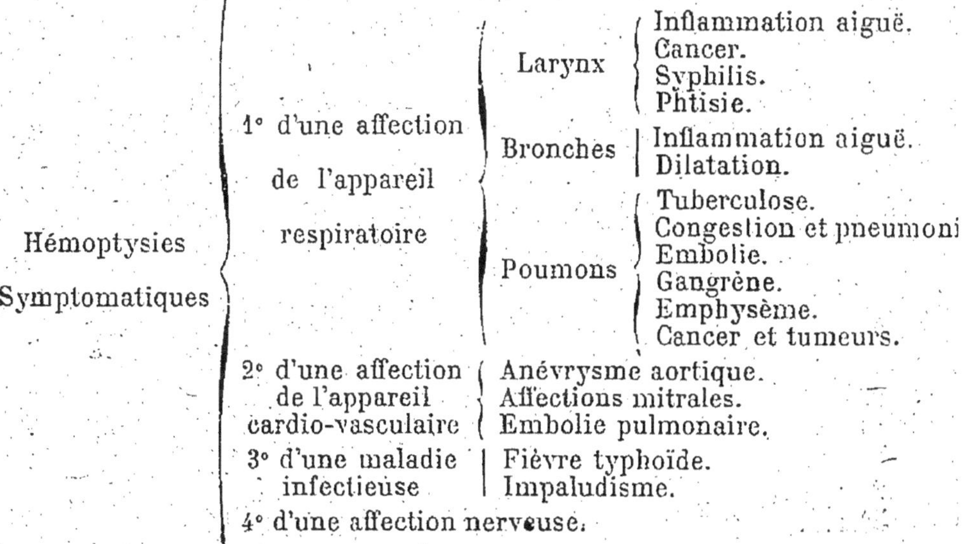

Hémoptysies Symptomatiques

1° d'une affection de l'appareil respiratoire :
- Larynx : Inflammation aiguë. Cancer. Syphilis. Phtisie.
- Bronches : Inflammation aiguë. Dilatation.
- Poumons : Tuberculose. Congestion et pneumoni[e]. Embolie. Gangrène. Emphysème. Cancer et tumeurs.

2° d'une affection de l'appareil cardio-vasculaire : Anévrysme aortique. Affections mitrales. Embolie pulmonaire.

3° d'une maladie infectieuse : Fièvre typhoïde. Impaludisme.

4° d'une affection nerveuse.

Diagnostic. — L'hémoptysie doit être distinguée des autres hémorrhagies : épistaxis, hémorrhagies buccales, hématémèse, qui peuvent les simuler. L'examen du nez et des gencives permet de découvrir la source du sang quand il s'agit d'épistaxis ou de stomatorrhagie. L'hématémèse se reconnaît à ce fait qu'elle se produit toujours au moment d'un vomissement, et à l'aspect noirâtre du sang qui ressemble à de la suie délayée dans le liquide du vomissement ; tandis que dans l'hémoptysie le sang est rouge, spumeux, aéré et se trouve expulsé par les efforts de toux.

Pathogénie. — Le poumon possède deux systèmes circulatoires :

1° Le système de l'artère pulmonaire dont les divisions parallèles à celles de l'arbre bronchique se capillarisent dans la paroi de l'alvéole. Il charrie le sang noir venu du cœur droit. Ce sang, après artérialisation, retourne au cœur gauche par les veines pulmonaires ;

2° Le système des artères bronchiques, branches de l'aorte thoracique ; ces artères se distribuent dans la muqueuse des bronches et se terminent au niveau des canaux alvéolaires. Le sang des artères bronchiques chargé d'assurer la nutrition des poumons retourne au cœur droit par la veine azygos et le tronc brachio-céphalique.

Il n'existe aucune communication entre les deux systèmes artériels, mais les veines pulmonaires et les veines bronchiques s'anastomosent par de nombreuses voies.

L'hémorrhagie peut se faire par l'un ou l'autre de ces systèmes ou même par les deux à la fois, aussi est-il souvent impossible, en présence d'une hémoptysie, de reconnaître exactement le siège de l'effraction vasculaire.

HÉMOPTYSIE DE LA TUBERCULOSE PULMONAIRE

L'hémoptysie tuberculeuse est de beaucoup la plus fréquente ; elle se rencontre dans les deux tiers des cas de tuberculose pulmonaire soupçonnée ou confirmée, et peut s'observer aux trois périodes de l'évolution de la maladie, d'où la division en hémoptysie prodromique ou de la première période, en hémoptysie concomitante ou de la deuxième période, en hémoptysie ultime ou de la troisième période.

1° L'hémoptysie prodromique, ou *initiale*, ou *prémonitoire*, est souvent le phénomène révélateur de l'évolution de la tuberculose, car il existe des tubercules très petits qui sont impossibles à découvrir par l'examen le plus méthodique mais qui n'en sont pas moins capables de provoquer une hémoptysie. Celle-ci reconnaît pour causes : l'hyperhémie bronchique ou pulmonaire péri-tuberculeuse ; la friabilité des petits vaisseaux dont la paroi est infiltrée par les cellules embryonnaires ; et l'augmentation de la tension vasculaire, augmentation qui succède à l'oblitération des artérioles par l'endartérite tuberculeuse en raison de l'absence d'anastomoses entre les différents départements vasculaires. Le sang provient le plus souvent d'un vaisseau bronchique, mais il peut avoir sa source dans les vaisseaux pulmonaires ; une fois extravasé, il remonte dans la trachée par suite des efforts de toux et de l'expiration, aidé dans son ascension par la forme de plus en plus évasée de l'arbre bronchique et par la légèreté acquise par son mélange avec l'air des bronches.

L'hémoptysie initiale de la tuberculose peut survenir au milieu d'une bonne santé apparente ou être précédée d'une période de malaises ou de fièvre accompagnée d'une petite toux sèche. Elle apparaît quelquefois à l'occasion d'une émotion, d'une fatigue, d'un effort. D'une abondance très variable, elle est constituée dans certains cas par quelques parcelles de sang qui donnent à la salive un aspect strié et, dans d'autres circonstances, elle est si abondante que le malade expectore des flots de sang rouge et spumeux en quantité variable, 200, 500 grammes et même davantage, car cette hémorrhagie a pu déterminer la mort. Rarement unique, l'hémoptysie tuberculeuse se répète généralement à des intervalles d'une durée variable; elle est rare chez l'enfant, fréquente chez l'adulte. D'après Marfan, 9 fois sur 10, les hémoptysies supplémentaires qui se montrent chez les femmes dont les règles sont supprimées, sont de nature tuberculeuse. « C'est, dit cet auteur, une loi trop ignorée et dont la connaissance préservera le médecin de l'erreur trop commune qui consiste à passer, dans ce cas, à côté du diagnostic de tuberculose. »

L'hémoptysie initiale de la tuberculose pulmonaire se reconnaît aux caractères que nous avons signalés en parlant du diagnostic des hémoptysies en général. L'auscultation permet, en outre, d'entendre des râles souscrépitants abondants, moyens ou gros, à bulles inégales, dans la partie du poumon qui est le siège du saignement; ces râles peuvent persister pendant plusieurs jours après l'apparition du symptôme. L'examen méthodique du patient, la recherche de ses antécédents peuvent apporter de nouvelles présomptions de tuberculose et permettre d'établir le diagnostic étiologique de l'hémoptysie.

2° L'hémoptysie de la deuxième période se diagnostique facilement, car il existe alors des signes de ramollissement pulmonaire et des symptômes généraux ordinairement bien accusés. D'après Péter, cette hémoptysie peut être due à une fluxion réflexe se produisant à une distance variable des foyers tuberculeux ou à une congestion se développant autour d'eux ; dans ce dernier cas, l'hémoptysie peut se répéter fréquemment et constituer la phtisie hémoptoïque.

3° **L'hémoptysie de la troisième période**, encore connue sous les noms d'*hémoptysie ultime* ou *cavitaire*, est plus grave que les précédentes, mais elle est plus rare. L'hémoptysie cavitaire apparaît soudainement et peut emporter le malade d'une façon très rapide ; elle peut aussi évoluer par poussées successives, mais elle se termine généralement par la mort, au bout de quelques jours. L'arrêt de l'hémorrhagie peut, toutefois, s'observer ; elle est dûe à la formation de caillots fibrineux. Cette hémorrhagie est le résultat de la rupture d'un anévrysme de Rasmussen ; ce genre d'anévrysme siège sur les bifurcations de troisième et de quatrième ordre de l'artère pulmonaire. L'anévrysme a, en moyenne, le volume d'un gros pois, une forme cylindrique ou sacciforme et se développe aux points où la paroi vasculaire a été affaiblie par le processus d'endartérite tuberculeuse et de dégénérescence caséeuse.

L'hémoptysie se reconnaît facilement à son abondance et aux signes cavitaires fournis par l'auscultation. Elle est d'un pronostic très grave.

Les trois variétés d'hémoptysie tuberculeuse présentent, comme on a pu le voir par cette étude sommaire des différences considérables. En outre, leur origine n'est pas la même : les hémorrhagies de la première période se produisent au niveau des artères bronchiques ; celles de la seconde, au niveau des capillaires bronchiques et pulmonaires ; celles de la troisième, au niveau des artères pulmonaires. Ces notions anatomo-pathologiques sont indispensables pour instituer une thérapeutique efficace.

Traitement des hémoptysies tuberculeuses. — Ce traitement comporte les prescriptions générales relatives aux hémorrhagies en général, et certaines règles particulières déterminées par la nature et par la variété de de l'hémoptysie. Les différences que nous avons soulignées entre l'origine, le mécanisme et le pronostic des hémoptysies tuberculeuses nécessitent des médications spéciales.

Comme règles générales, il faut, en face de toute hémoptysie tuberculeuse, prescrire le repos du corps et particulièrement le repos de l'organe, dans une certaine mesure, naturellement. J'interdis d'une façon absolue les mouvements brusques ; je prescris le repos au lit, le corps bien allongé, la tête légèrement relevée, et je recommande, en outre, de ne pas causer à voix haute et de ne causer à voix basse que le moins possible. Cette dernière recommandation, quoique très difficile à faire accepter, est d'une importance extrême, car l'émission de la voix produit un travail musculaire du larynx, des muscles intercostaux et bronchiques qui exerce une influence fâcheuse sur le poumon malade.

Dans le même ordre d'idées, il est de toute nécessité de calmer la toux en faisant prendre au malade des préparations opiacées.

Comme vêtement, sur la poitrine, je m'en tiens à la flanelle et à la chemise, car il faut éviter toute gêne aux mouvements respiratoires et toute fatigue au thorax ; par contre, l'abdomen et les jambes doivent être couverts largement, car la chaleur et la transpiration ainsi obtenues aident à produire la dérivation. La chambre sera largement aérée, mais de telle façon que l'air extérieur ne vienne pas frapper directement le malade. L'alimentation se composera de laitage et d'œufs battus, pendant les premiers jours, puis de quelques boulettes de viande crue afin d'éviter les digestions difficiles qui peuvent entraîner de la congestion de voisinage.

Le malade sera soumis aux bains de pieds pris quotidiennement, une ou deux fois par jour, à une température que l'on élève progressivement jusqu'à 50°; il sera purgé à l'aide d'un purgatif salin ou à l'aide d'un lavement ainsi composé :

Follicules de séné...... |
Sulfate de soude....... | āā............ 15 gr.
Eau.................................. 500 —

Localement, il est indiqué de faire de la révulsion au niveau des sommets à l'aide de ventouses sèches et de sinapismes répétés plusieurs fois par jour. Le vésicatoire ne doit pas être employé, car il exerce une action fâcheuse sur le rein, de même que les pointes de feu qui peuvent déterminer une poussée fébrile. A la révulsion, il faut joindre la dérivation vers les membres inférieurs à l'aide de sinapismes ou de l'enveloppement ouaté.

Cette médication externe suffit souvent pour arrêter l'hémoptysie de la première période; mais il faut lui adjoindre la quinine et l'ergot de seigle. Le malade prendra, tous les matins, un cachet ainsi composé ;

Sulfate de quinine................... 0 gr. 30
Ergot de seigle pulvérisé............... 0 — 50

dans un bol de lait. Je préfère employer ici la poudre d'ergot de seigle, plutôt que l'ergotine, car elle possède plus d'efficacité.

Comme boissons, le malade prendra de la limonade sulfurique, de l'eau froide additionnée de quelques gouttes d'eau de Rabel, du lait glacé, de la glace, mais jamais de boissons alcoolisées.

Le traitement de l'hémoptysie de la deuxième période est sensiblement pareil à celui que nous venons d'exposer; il présente, toutefois, quelques particularités tenant à l'origine capillaire de cette hémorrhagie. Il faut encore employer la révulsion externe, bain de pieds enveloppements des membres inférieurs dans le coton iodé.

Le perchlorure de fer, ici comme dans toutes les hémorrhagies internes, doit être rejeté. L'ergotine donne des résultats fort variables; en effet, ce médicament n'agit que sur les vaisseaux pourvus de fibres musculaires lisses en déterminant leur resserrement, ce qui ne peut être obtenu sur les capillaires du poumon, siège de l'hémorrhagie, presque totalement dépourvus de fibres lisses. De plus il a le grave inconvénient d'augmenter la tension sanguine dans tout le système capillaire.

Il est préférable d'employer les vomitifs, tels que le tartre stibié et l'ipéca, pris à doses nauséeuses. Je formule de la façon suivante :

Tartre stibié......................... 0 gr. 05
Sirop diacode......................... 40 gr.
— d'écorces d'oranges amères...... 60 —

Par cuillerées à café toutes les trois heures jusqu'à obtention de l'état nauséeux.

Pour soutenir le malade généralement affaibli, je lui

fais prendre un bol de lait ou de bouillon toutes les trois heures, mais dans l'intervalle des cuillerées de la potion. L'action du tartre stibié est sûre et rapide ; néanmoins, il est nécessaire de prolonger l'administration du médicament pendant deux et même trois jours, à la dose quotidienne de 5 centigrammes. Le tartre stibié me semble préférable à l'ipéca ; ce dernier trouve son indication chez les personnes fatiguées, car il déprime moins l'organisme que le tartre stibié. Je formule ainsi :

Poudre d'ipéca.................................... 2 à 3 gr.
Sirop d'ipéca..................................... 40 gr.
   — d'écorces d'oranges amères......... 30 —
   — diacode..................................... 60 —

Une cuillerée à soupe toutes les deux heures
jusqu'à obtention de l'état nauséeux.

Quand l'hémoptysie s'accompagne d'une température élevée j'emploie, à l'exemple de Barié, le sulfate de quinine à la dose de 1 gramme à 1^{gr},50, jusqu'à ce que la température baisse, tout en donnant de l'ergotine. Ce moyen réussit quelquefois, mais je lui préfère encore le tartre stibié ; cette variété d'hémoptysie est très grave. Dans un autre ordre d'idées, je prescris contre les hémoptysies légères quelques cuillerées à café d'éther, données à courts intervalles dans un peu d'eau sucrée ; l'action de cette médication empirique est parfois prompte et sûre.

Contre les hémoptysies répétées, on peut employer les injections d'*adrénaline*.

Souques et Morel, en novembre 1902, ont rapporté des succès obtenus par des injections d'adrénaline à la dose d'un demi-milligramme par jour. Cette dose est inoffensive, à la condition que l'adrénaline employée soit bien préparée ; à cet égard, j'ai eu toute satisfaction de celle qui a été mise à ma disposition pour mes expériences par la maison Clin. J'ai donné à mes malades d'un demi à un milligramme par jour et j'ai vu les hémoptysies s'arrêter mieux que par l'ergotinine. Je n'ai jamais eu d'accidents.

L'hémoptysie tuberculeuse de la troisième période exige une thérapeutique active, car le sang coule à flots.

Il faut pratiquer d'emblée une injection sous-cutanée d'ergotinine de Tanret à la dose de 1/2 à 1 milligramme qui représente 1/2 ou 1 centimètre cube de la solution suivante :

```
Ergotinine ..............................   0 gr. 01
Acide lactique...........................   X gouttes
Eau distillée bouillie...................  10 gr.
```

L'effet de l'injection est assez rapide et, au bout de cinq à dix minutes, on observe une diminution sensible de l'hémorrhagie. Il persiste, dans les cas heureux, un léger suintement sanguin, indice d'une hémorrhagie en nappe ayant son point de départ autour du point lésé et devant être combattue par l'emploi de l'ipéca ou du tartre stibié. Le malade sera, en outre, soumis aux règles hygiéniques que nous avons exposées précédemment.

HÉMOPTYSIE PAR GANGRÈNE PULMONAIRE

L'hémoptysie se montre dans la gangrène pulmonaire, 1 fois sur 5 cas, d'après Netter ; elle apparaît quelquefois à la période initiale de la maladie, mais le plus souvent elle se montre à la période confirmée. Elle est la conséquence de la destruction de la paroi des vaisseaux pulmonaires par le processus gangréneux. Elle est beaucoup plus fréquente dans la forme pneumonique de la gangrène pulmonaire que dans la forme pleurétique.

Le traitement doit viser à remplir les indications fournies par l'affection causale : soutenir les forces du malade, diminuer l'expectoration et empêcher les phénomènes de putréfaction. Si l'hémorrhagie acquiert une grande intensité, on lui appliquera les règles hygiéniques générales : repos, révulsion, dérivation.

HÉMOPTYSIE PAR TUMEURS DU POUMON

Certaines tumeurs du poumon donnent lieu fréquemment à des hémorrhagies : en première ligne se placent les tumeurs cancéreuses et les kystes hydatiques. Dans le cancer, l'hémorrhagie est due à des phénomènes d'oblitération partielle et de fluxion collatérale, puis de rupture vasculaire, analogues à ceux de la tuberculose à la première période ; elle se montre souvent avec une abondance variable, et le sang présente un aspect caractéristique, gelée de groseille, par suite de son mélange avec le pus. Dans le kyste hydatique, l'hémorrhagie peut être considérable, elle se répète fréquemment et indique l'imminence de la rupture du kyste.

Le traitement médical de cette variété d'hémoptysie est souvent peu efficace, il comprend le repos, le décubitus horizontal, la sinapisation des membres inférieurs, les boissons glacées, les injections sous-cutanées d'ergotine et de sérum gélatiné.

HÉMOPTYSIE DE LA PNEUMONIE

L'expectoration, incolore dans les premiers jours de la maladie, prend ensuite une teinte rougeâtre plus ou moins prononcée due à la présence de sang, mais l'hémoptysie vraie s'observe rarement. Elle serait le résultat, d'après Yvert, d'une vaso-dilatation intense due à un réflexe partant du parenchyme pulmonaire enflammé et se réfléchissant au niveau des ganglions intrathoraciques du grand sympathique d'où partent les nerfs vaso-moteurs du poumon.

Cette hémoptysie s'arrête généralement d'une façon spontanée et n'exerce aucune influence fâcheuse sur l'évolution de la maladie, aussi n'exige-t-elle pas de thérapeutique spéciale. Toutefois, comme elle indique toujours un état congestif accentué du poumon, il sera nécessaire, dans le traitement de l'affection causale, d'insister sur la révulsion et sur les saignées locales et, dans certains cas, l'indication de la saignée générale devra être discutée.

HÉMOPTYSIE PAR LARYNGITES

Les maladies du larynx déterminent assez souvent un écoulement sanguin, surtout la laryngite aiguë, la syphilis et le cancer. L'inflammation aiguë s'accompagne d'une expectoration muqueuse plus ou moins sanguinolente, mais, dans certains cas, l'hémorrhagie est assez marquée pour dominer le cortège symptomatique. Cette laryngite hémorrhagique s'observe chez les chanteurs, chez les femmes enceintes, chez les sujets porteurs de laryngite chronique; elle apparaît encore comme complication de maladies générales, telles que la variole, la leucémie, le scorbut.

La laryngite tuberculeuse donne rarement lieu à l'hémoptysie, il en est autrement de la syphilis et du cancer.

Le traitement de l'hémoptysie de la laryngite aiguë se confond avec celui de la maladie causale : repos de l'organe, révulsion externe au moyen d'applications de teinture d'iode et de sinapismes au-devant du larynx, pédiluves très chauds, pulvérisations faites quatre à six fois par jour avec le mélange suivant :

```
Menthol.......................................  0 gr. 30
Alcool.........................................  30 gr.
Acide phénique cristallisé.............  1  —
Glycérine.....................................  20  —
Chlorhydrate de cocaïne................  0 gr. 10
Eau distillée q. s. p.....................  300 gr.
```

Dans certains cas, il sera indiqué de faire des attouchements locaux sur la surface saignante avec une solution hémostatique : antipyrine, eau oxygénée.

L'hémorrhagie de la laryngite syphilitique réclame le même traitement; il faudra, en outre, instituer la médication spécifique, c'est-à-dire les frictions mercurielles au-devant du cou mais éviter l'emploi de l'iodure de potassium qui peut déterminer des congestions laryngées. Vis-à-vis de l'hémoptysie du cancer du larynx, le traitement médical se borne à l'emploi de la dérivation au moyen des purgatifs, de la révulsion par les applications iodées et sinapisées et aux attouchements directs sur le point saignant à l'aide d'une solution hémostatique.

Hémoptysie des bronchites. — La bronchite aiguë s'accompagne quelquefois d'hémoptysie peu importante, due à une rupture vasculaire provoquée le plus souvent par les efforts de toux ; celle de la bronchite chronique est la conséquence d'un état fongueux de la muqueuse ou d'un processus nécrobiotique.

Ces hémoptysies demandent rarement l'emploi d'une médication spéciale. Il en est de même de celles qui sont liées à l'emphysème pulmonaire.

Au contraire, les hémorrhagies par dilatation des bronches sont très importantes à cause de leur gravité et de leur fréquence. Hanot et Gilbert, qui les ont bien étudiées ont rapporté des cas d'hémoptysie foudroyante. Le sang expectoré a un aspect spécial de lavure de chair (Jaccoud) ; il est de teinte foncée, mais aéré et fluide. Ces hémorrhagies sont dues à des phénomènes de stase sanguine dans le système veineux, stase qui s'accompagne de dilatation des vaisseaux et de dégénérescence de leur paroi.

Les indications thérapeutiques sont celles de la bronchite chronique et des hémoptysies d'origine ulcéreuse : repos, révulsion, dérivation.

HÉMOPTYSIES PAR AFFECTIONS CARDIO-VASCULAIRES

Ces hémoptysies sont dues à des causes différentes :

1° Affections mitrales ;

2° Anévrysme aortique ;

3° Embolie pulmonaire.

Dans les *affections mitrales* et, en particulier, dans le rétrécissement, la tension sanguine est exagérée dans le réseau pulmonaire par suite de la stagnation partielle du sang dans l'oreillette gauche, puis dans les veines pulmonaires, les capillaires, et enfin dans les artères pulmonaires. Ce trouble dans la circulation pulmonaire est une cause d'hémoptysie presque aussi importante que la tuberculose et peut produire, en outre, dans le poumon, des foyers hémorrhagiques diffus.

Le traitement doit s'adresser à la cause; on aura recours chez les cardiaques hémoptoïques aux toniques du cœur, à la digitale, à la caféine; le malade sera soumis au régime lacté. On fera, en outre, de la révulsion cutanée et de la dérivation vers l'intestin au moyen d'un purgatif drastique.

L'anévrysme aortique peut déterminer des hémoptysies par différents mécanismes : compression exercée sur les veines pulmonaires et congestion passive du poumon consécutive; ouverture de la poche anévrysmale dans la trachée ou dans les bronches; dans ce dernier cas, l'hémorrhagie est foudroyante et la thérapeutique absolument inefficace.

Dans le premier cas, on essayera de parer aux conséquences de la congestion passive par l'emploi des méthodes révulsive et dérivatrice et on prescrira la médication indiquée pour l'anévrysme.

L'embolie pulmonaire peut provenir d'une veine d'un organe quelconque; elle peut se former dans l'oreillette droite et même prendre naissance dans l'artère pulmonaire.

Quand l'embolie s'arrête dans un rameau lobulaire terminal de cette artère, elle détermine l'anémie des ramifications situées en aval de l'obstacle. Puis, au bout d'un certain temps variant de quelques heures à quelques jours, le sang reflue du tronc veineux correspondant et s'y arrête. Cette stase sanguine détermine des altérations de la paroi capillaire qui livre alors passage au sang. Cette extravasation, qui s'accompagne quelquefois d'un crachement du sang, aboutit à la formation d'un infarctus hémoptoïque. Les crachements sanguins ont une coloration noirâtre, ils sont visqueux et non spumeux et ne constituent que très rarement, par leur quantité, un véritable danger; aussi la thérapeutique de l'embolie pulmonaire devra-t-elle être presque toujours dirigée uniquement contre l'affection causale. Si l'hémoptysie était inquiétante, on la combattrait par le repos, les boissons glacées, l'ergot de seigle et l'ipéca.

HÉMOPTYSIES AU COURS DES MALADIES INFECTIEUSES

Un grand nombre d'infections généralisées : fièvre typhoïde, typhus, paludisme, etc., déterminent souvent des localisations pulmonaires qui deviennent une cause d'hémoptysies; mais, indépendamment de ces localisations bien connues et désignées sous les noms de pneumo-typhus, de pneumo-paludisme, et des autres lésions pulmonaires d'origine infectieuse, la maladie générale peut borner son action vis-à-vis du poumon à la production de quelques hémorrhagies. Celles-ci sont dues à des altérations des capillaires pulmonaires dont la paroi a subi une dégénérescence granulo-graisseuse qui la rend si friable que la rupture se produit au moindre effort. Le sang forme alors des foyers diffus et n'est expectoré que très rarement à cause de l'état adynamique des malades.

Ces hémoptysies ne nécessitent une médication spéciale que très rarement, la meilleure façon de les traiter est de combattre l'élément infectieux de la maladie et de faciliter la dépuration de l'organisme.

L'hémoptysie paludéenne mérite une mention particulière; d'après Yvert, elle serait le résultat d'une congestion passagère du poumon produite par la contraction des artérioles périphériques pendant le stade de froid de l'accès paludéen. Cette hémoptysie, qui se montre d'une façon intermittente, se reproduit à chaque accès fébrile et elle est très heureusement influencée par le sulfate de quinine.

HÉMOPTYSIES AU COURS DES AFFECTIONS NERVEUSES

Certaines affections nerveuses, telles que les névroses et en particulier, l'hystérie, le ramollissement cérébral, la méningite tuberculeuse et certaines psychoses, s'accompagnent d'hémoptysies qui sont dues à une dilatation paralytique des capillaires. Il en est de même des hémoptysies observées à la suite des traumatismes du crâne et des émotions vives.

Ces hémoptysies sont très heureusement influencées quand il ne s'agit pas d'une maladie ou d'une lésion irrémédiable, par la révulsion et la dérivation.

HÉMOPTYSIES ESSENTIELLES

Ce sont celles qui se produisent indépendamment de toute affection, sous l'effort de quintes de toux, sous l'influence du froid ou par suite de la raréfaction de l'air. Aux hémoptysies essentielles, je rattache celles que l'on observe assez souvent chez des individus sains, ne présentant aucun autre signe d'affection pulmonaire ni d'autre organe, mais issus de souche arthritique.

L'hémoptysie arthritique, décrite par Huchard, est produite par une congestion pulmonaire passagère,

paraissant la nuit le plus souvent et déterminée par
diathèse. Elle est justiciable de la révulsion, du régime
cté qui diminue les phénomènes d'auto-intoxication
des sels de lithine.

HÉMOPTYSIES SUPPLÉMENTAIRES

Ce sont des hémorrhagies qui se produisent au niveau
u poumon à la suite de la disparition d'une perte de
ng habituel : menstrues, flux hémorrhoïdaire, et, quel-
uefois, épistaxis, saignée préventive. Elles résultent
'une augmentation de la tension sanguine et de la fra-
ilité des capillaires pulmonaires.

L'hémoptysie supplémentaire de l'écoulement mens-
uel est d'un diagnostic très délicat et, quoique son
xistence soit absolument établie d'après des faits
igoureusement observés, il faut, avant de l'admettre,
ouvoir écarter l'hypothèse d'une tuberculose larvée.
ette hémoptysie se traite de la même façon que
aménorrhée : sangsues à la racine des cuisses, pédi-
ves chauds, emménagogues, et en particulier l'aloès
la dose de 10 centigrammes par jour, en pilules.

L'hémoptysie consécutive à la suppression d'un flux
émorrhoïdaire reconnaît un traitement identique : aloès,
angsues à l'anus.

MPLOI DE LA GÉLATINE CONTRE LES HÉMORRHAGIES

Les propriétés hémostatiques de la gélatine n'ont été
tudiées que depuis 1896, mais elles sont assez nettes
our que leur étude trouve place dans cet ouvrage.

La gélatine s'emploie surtout sous forme de sérum gélatiné, suivant la formule suivante :

    Eau distillée............................. 100 gr.
    Chlorure de sodium...................... 0 gr. 70
    Gélatine................................   2 gr.

Cette solution à 2 0/0 est celle qui est employée comme hémostatique général pour augmenter la coagubilité du sang.

La gélatine s'emploie encore comme hémostatique local, sous forme d'une solution dont le titre varie de 5 à 10 0/0.

Action locale. — La solution gélatinée introduite sous la peau est absorbée très lentement, et il se forme autour du point d'injection une poche séreuse plus ou moins volumineuse qui distend la peau. Cette distension est très douloureuse et doit être évitée sinon complètement du moins dans la plus grande mesure ; on y arrive en poussant l'injection, comme il a déjà été dit, avec une extrême lenteur.

Quelques heures après l'injection, la tuméfaction s'affaisse, la région reste douloureuse à la pression et souvent la peau est rouge autour de la piqûre ; cette rougeur peut persister jusqu'au lendemain ; mais, quand l'opération a été faite très doucement et très proprement, il ne subsiste plus aucune trace de l'injection quarante-huit heures après.

Mode d'action. — Dastre et Floresco ont montré, en 1896 que « la gélatine introduite dans les vaisseaux amène la coagulation instantanée du sang de la saignée ». L'année suivante, P. Carnot étudie cette action coagulante des solutions de gélatine et la croit susceptible de rendre de grands services dans le traitement des hémorrhagies.

La gélatine, comme tout hémostatique coagulant, agit en exagérant le processus normal d'hémostase, c'est-à-dire la coagulation spontanée du sang hors des vaisseaux; mais elle possède, à l'inverse des autres coagulants, une innocuité absolue vis-à-vis des cellules qui entrent dans la composition du caillot. Sous l'influence de la gélatine l'organisation du caillot se fait très rapidement; ce fait s'explique facilement si l'on se rappelle que la gélatine possède, comme la fibrine du sang, des propriétés nutritives considérables mises à profit par les cellules endothéliales et vaso-formatrices dans l'organisation du caillot.

En résumé, la gélatine agit d'une façon double vis-à-vis des hémorrhagies : 1° elle augmente la coagulabilité du sang ; 2° elle aide à la formation rapide du caillot hémostatique.

Technique. — Les solutions gélatinées s'emploient de différentes façons : injections hypodermiques, injections rectales, applications locales. On ne se sert pas des injections intra-veineuses qui sont très dangereuses par suite de la formation de coagulations massives.

Le titre de la solution doit être de 2 0/0; on obtient avec de petites doses de liquide une action quelquefois suffisante pour s'en tenir là et, en outre, quand on emploie la méthode hypodermique, on diminue ainsi le volume injecté sous la peau et conséquemment la distension et la douleur.

La solution est stérilisée à l'étuve à une température inférieure à 115°.

INJECTIONS HYPODERMIQUES. — On emploie une seringue

de volume suffisant : la seringue de Roux qui contient 20 centimètres cubes convient très bien. La région où doit être poussée l'injection peut être indifféremment la paroi abdominale antérieure, la partie antéro-externe supérieure de la cuisse ou la fesse.

Il est absolument nécessaire de procéder avec une propreté rigoureuse : la peau de la région sera lavée à l'eau savonneuse chaude, débarrassée des matières grasses par un rinçage à l'alcool, puis largement arrosée d'une solution antiseptique. D'autre part, la seringue sera stérilisée, ainsi que l'aiguille, par l'immersion pendant un quart d'heure dans l'eau bouillante, puis refroidie en vidant l'eau du récipient. En troisième lieu, la solution gélatinée sera portée à une température de 37° en plongeant le flacon qui la contient dans l'eau chaude. La seringue étant chargée et expurgée, l'injection sera poussée *très lentement*.

La dose à employer est généralement de 40 à 60 centimètres cubes, dans les cas ordinaires; ce n'est que dans certains cas spéciaux qu'il faut injecter de grandes quantités, 200 et même 300 centimètres cubes de sérum gélatiné. Aussi est-on obligé de recharger la seringue; on doit le faire en laissant l'aiguille enfoncée dans la peau.

L'injection terminée on obture l'orifice de la piqûre au moyen d'un flocon d'ouate imbibé de collodion[1].

Attouchements. — Les solutions gélatinées, destinées à servir d'hémostatique local, doivent être du titre de 10 à 15 0/0; elles doivent être employées tièdes et surtout pas chaudes, car elles n'agiraient alors que peu ou pas. En effet, la solution gélatinée agissant comme topique, possède en plus des actions que nous avons signalées

1. La solution de gélatine employée doit être rigoureusement aseptique, sans quoi on expose son malade au tétanos, ainsi que vient de le démontrer une série d'observations récentes.

écédemment, la propriété de produire la gélification
ı sérum dont l'heureux effet sur l'extravasation san-
ine s'ajoute à celui de la formation du caillot ; or cette
lification qui se fait par refroidissement est naturel-
ment retardée par une température élevée. En outre,
ous l'influence de la chaleur, il peut se produire une
aso-constriction assez énergique pour arrêter momen-
ınément l'hémorrhagie et pour suspendre l'action de la
élatine, celle-ci ne se produisant qu'au contact du
ang.

LAVEMENTS. — Comme hémostatique local, la gélatine
'emploie encore sous forme de lavements, pratiqués au
ıoyen d'une solution tiède à 5 ou 10 0/0. En pareil cas,
oici comment il faut opérer. Le rectum sera préalablement
ébarrassé des matières qu'il renferme au moyen d'un
rand lavement ordinaire ; puis, l'évacuation étant faite,
n poussera doucement un lavement tiède composé de
00 grammes d'eau gélatinisée, et l'on recommandera
u malade de le conserver. Il est évident que, si l'hémor-
hagie se produisait avec une grande intensité et que si
'état du malade en exigeait l'arrêt immédiat, on pour-
ait se dispenser de donner le lavement évacuateur pour
ecourir de suite au lavement hémostatique ; mais cette
açon de procéder est moins sûre que l'autre.

INJECTIONS. — Nous verrons plus loin en étudiant
'indication relative au traitement des métrorrhagies que
a gélatine est aussi utilisée en injections intra-utérines.

Indications thérapeutiques. — Les propriétés hémos-
atiques de la gélatine seraient connues depuis long-
emps et, d'après un médecin japonais, le Dr Muvà, elles
uraient été décrites et appliquées contre toutes les variétés d'hémorrhagie, plus de deux cents ans avant l'ère

chrétienne ; la gélatine était alors employée en solutio
dans le traitement des hémorrhagies internes et en insufflations contre l'épitaxis.

HÉMOPTYSIES. — Les injections sous-cutanées de sérum gélatiné sont indiquées dans les hémoptysie
abondantes des tuberculeux. Huchard, le premier, publia
un cas démonstratif chez un tuberculeux atteint d'hémoptysies graves et incoercibles, dues vraisemblablement à
de petits anévrysmes de l'artère pulmonaire, c'est-à-dire
de la troisième période.

Vis-à-vis des hémoptysies tuberculeuses de la seconde
période l'emploi de la gélatine est également indiquée ;
grâce à son emploi on peut arrêter des hémorrhagies
incessantes et abondantes ayant résisté à l'ergotine. La
dose à employer ici est assez faible, souvent une injection de 15 centimètres cubes a suffi pour arrêter définitivement l'hémorrhagie, mais quand celle-ci est abondante ou qu'elle s'accompagne de fièvre, on fera une
injection de 30 centimètres cubes qu'on répétera chaque
jour tant qu'il existera des menaces.

Les injections sous-cutanées de sérum gélatiné sont
tout particulièrement indiquées contre les hémoptysies
et, en général, contre toutes les hémorrhagies qui surviennent chez les femmes enceintes chez qui l'emploi de
l'ergotine doit souvent être proscrit à cause de son action
sur le muscle utérin.

HÉMOPTYSIES DES CARDIAQUES. — La gélatine réussit
très bien dans le traitement des hémoptysies dues à
une cardiopathie (rétrécissement mitral, rétrécissement
aortique, etc.), cas dans lesquels l'ipéca est contre-
indiqué à cause de la dépression qu'il détermine.

HÉMATÉMÈSES. — Les injections sous-cutanées de
sérum gélatiné ont une action très efficace sur les hé-

orrhagies d'origine stomacale ; dans un cas signalé par astaing, une seule injection de 30 centimètres cubes de rum a suffi pour arrêter définitivement des hématéèses très abondantes dues à une gastrite chronique coolique. Je me suis servi également avec succès de la 'latine par la voie buccale en potion dans des cas hémorrhagies par cancer stomacal. Je donne le sérum élatiné par cuillerées à soupe à la dose de 100 grammes ar jour.

Hémorrhagies intestinales. — La gélatine en injecons hypodermiques est indiquée dans les hémorrhagies itestinales de la fièvre typhoïde et de la dysenterie où le a toujours donné de très bons résultats.

Hémorroïdes. — Dans ce cas, on peut employer la géltine comme topique ou en injections sous-cutanées ; ans 5 cas, Castaing a obtenu 5 succès au moyen des ijections sous-cutanées.

Epistaxis. — Les solutions gélatinées sont particuèrement indiquées dans le traitement des épistaxis reelles ou elles donnent généralement des résultats nmédiats. Carnot a traité avec succès plusieurs cas d'épisxis rebelles chez des enfants hémophiliques qui avaient éjà subi, sans aucun résultat, des attouchements répé's avec des solutions d'antipyrine et de perchlorure de r. La technique est fort simple. Elle consiste à pratiuer dans la narine saignante, au moyen de la seringue e Roux ou de toute autre seringue d'un volume suffiant, une injection d'eau gélatinée tiède à 5 0/0 et à aisser à demeure dans l'orifice de la narine un tampon mbibé de cette solution.

On peut aussi à l'exemple de Costinesco et de Castaing, aire une injection hypodermique de solution gélatinée 2 0/0.

ANÉVRYSMES ARTÉRIELS. — L'indication de l'emploi des solutions de gélatine a été formulée par Lancereau qui, dès 1897, rapportait à l'Académie de Médecine l'observation un cas d'anévrysme de l'aorte guéri par la formation d'un caillot obtenu à l'aide des injections de sérum gélatiné.

MÉTRORRHAGIES. — Cette indication a été formulée par P. Carnot. Il est nécessaire ici de faire une injection intra-utérine, ce qui complique la technique; en outre, instruments et liquide sont soigneusement stérilisés.

L'injection doit être précédée d'une toilette sévère de la vulve et du vagin et la sonde doit être amorcée avant d'être introduite dans la cavité utérine.

Les solutions gélatinées donnent de bons résultats dans le traitement des hémorrhagies dues au développement des tumeurs fibromateuses ou cancéreuses ou simplement à une métrite hémorrhagique.

La gélatine peut aussi être employée en injections sous-cutanées à la dose de 30 à 60 centimètres cubes de sérum gélatiné à 2 0/0, pendant deux à trois jours.

HÉMOPHILIE. — Les injections de sérum gélatiné rendent de grands services dans le traitement de cette maladie ainsi que P. Carnot l'avait déjà signalé.

PURPURA. — L'indication des injections gélatinées a été posée par P. Carnot qui a retiré de leur emploi des succès réels. Costinesco (de Bucharest), faisant remarquer que chez les purpuriques le sang est moins coagulable, s'est servi des injections sous-cutanées et, dans 7 cas, il a obtenu autant de succès.

HÉMORRHAGIES CONSÉCUTIVES AUX INTERVENTIONS CHIRURGICALES COURANTES. — L'emploi des solutions gélatinées est particulièrement indiqué ici. Quand l'hémorrhagie se produit au niveau d'une gencive consécutivement à l'ablation d'une dent, on devra prescrire des attouchements à l'aide d'un tampon d'ouate imbibé d'eau gélatinée qu'on laissera à demeure pendant un certain temps.

S'il s'agit d'une hémorrhagie en nappe, consécutive à l'ablation des amygdales, on commencera par faire une injection d'eau gélatinée dans la gorge, le sujet se tenant au-dessus d'une cuvette, la tête inclinée, la bouche ouverte et respirant largement ; cela fait, si le suintement sanguin persiste, on fera des attouchements de la surface saignante avec un tampon imbibé d'eau gélatinée.

Autres indications. — La solution gélatinée réussit très bien contre les hémorrhagies dues aux plaies cutanées : doigts, main ; de même que contre les hémorrhagies, quelquefois assez graves, qui résultent de la rupture des varices. Il faut, dans ce dernier cas, employer une solution assez forte, à 10 0/0.

Action préventive. — Nous venons d'étudier l'action curatrice des solutions gélatinées vis-à-vis du processus hémorrhagique ; nous devons ajouter que cette action n'est pas la seule. La gélatine possède, en effet, une action préventive qui a souvent été mise à profit par les chirurgiens dans les opérations faites chez des sujets ne pouvant pas supporter une grande perte de sang. Jaboulay, après avoir fait des injections de sérum gélatiné à 2 0/0 dans le voisinage du champ opératoire, a pu enlever un sarcome du rein et un goître, sans qu'il fût nécessaire de lier les vaisseaux. Kerchesy en employant la même solution a réussi à diminuer l'hémorrhagie opératoire mais seulement aux dépens de l'écoulement capillaire, car les veines et les artères donnent aussi fortement que sans l'emploi de la gélatine.

ÉPISTAXIS

Définition. — C'est une hémorrhagie se produisant par les narines et provenant d'un suintement sanguin au niveau de la muqueuse pituitaire. L'épistaxis constitue un symptôme commun à de nombreuses affections et a été observé et étudié depuis l'origine même de la médecine.

Étiologie. — Les épistaxis reconnaissent un grand nombre de causes : causes locales (polype naso-pharyngien, angiome, traumatisme de la région nasale ou du crâne); causes générales (maladies infectieuses, maladies du sang). Elles peuvent être symptomatiques d'une affection chronique d'un organe quelconque (foie, rate, cœur).

Pour ne pas nous exposer à des redites, nous étudierons séparément chacune de ces variétés d'hémoptysie avec le traitement spécial à chacune d'elles.

Symptomatologie. — L'épistaxis a pour caractéristique l'écoulement de sang par les narines ; elle s'accompagne souvent, à moins qu'elle ne résulte d'une cause locale, de lourdeur de tête et de symptômes congestifs. Les symptômes qu'elle détermine sont ceux de toute déperdition sanguine et dépendent, par conséquent, de l'intensité de cette déperdition.

Nous les avons étudiés ailleurs.

L'épistaxis peut se répéter plusieurs fois par jour ou

à différents jours ; ce n'est que dans le cas où elle est fréquente ou très abondante que l'on observe les symptômes de l'anémie aiguë : pâleur des téguments, état syncopal, sueurs, petitesse du pouls, bourdonnements d'oreilles.

Indications thérapeutiques. — D'une façon générale, en face de toute épistaxis, il faut instituer d'abord un traitement local afin de parer au plus pressé et, en second lieu, quand on aura pu faire un diagnostic étiologique, établir un traitement approprié à la cause même de l'épistaxis.

Traitement local. — Il faut mettre le malade au repos absolu, dans un endroit frais autant que possible, assis ou couché. On lui recommandera ensuite d'élever en l'air le bras correspondant à la narine par laquelle se produit l'épistaxis et pendant ce temps, on fera la compression soit des artères temporales, soit de la carotide primitive du côté de l'hémorrhagie. Ces petits moyens suffisent quelquefois. Sinon, on appliquera sur le dos entre les deux épaules, des compresses trempées dans l'eau froide et l'on fera prendre au malade un bain de pieds très chaud. Ces deux derniers procédés ont pour but de produire une dérivation sanguine ; on la complètera en agissant localement sur le point saignant au moyen d'un topique. Pour ce faire, on introduira dans la narine saignante un petit tampon d'ouate hydrophile imbibé d'une des solutions suivantes :

Perchlorure de fer	10 gr.
Eau distillée	25 —
Antipyrine...................	2 à 4 —
Eau distillée...................	10 —

Certains auteurs conseillent même d'employer la solution sursaturée d'antipyrine ; pour cela, on mélange une quantité suffisante d'antipyrine : 2 grammes par exemple, avec quelques gouttes d'eau, de façon à avoir juste assez de liquide pour imbiber le tampon. Depuis quelques années on emploie encore les solutions de gélatine, en attouchement, ou en versant dans la narine d'où vient le sang une cuillerée à café de la solution :

Gélatine	5 gr.
Acide salicylique	0 — 25
Eau bouillie	100 —

Dans certains cas, le tampon introduit simplement dans la narine saignante n'arrive pas à arrêter l'hémorrhagie. Il faut alors agir au niveau du point précis où se produit l'écoulement sanguin au moyen du tampon imbibé de la solution de perchlorure ou d'antipyrine et monté sur une pince à forcipressure. Le plus souvent, l'hémorrhagie se produit au niveau de la partie antéro-inférieure de la cloison osseuse et au niveau du milieu de la cloison cartilagineuse, là où la muqueuse pituitaire présente une grande vascularisation et une friabilité toute spéciale.

Cette compression est généralement suffisante, quand elle ne réussit pas, on pratique le tamponnement antérieur des fosses nasales : pour cela, après avoir enlevé les caillots qui sont contenus dans la narine, on introduit, au moyen d'une pince que l'on glisse le long de la cloison nasale, de petits tampons d'ouate imbibés d'une solution coagulante (gélatine, antipyrine, perchlorure de fer). Ces petits tampons préalablement aplatis sont portés le plus haut possible, mais il faut avoir soin de laisser leur extrémité inférieure suffisamment basse pour être facilement accessible quand on voudra les enlever. On peut encore se servir de bandelettes de gaze salolée ou boriquée. La durée du tamponnement est de vingt-quatre heures. Après l'ablation du tampon, il faut laver doucement la narine avec une solution légèrement antiseptique (eau boriquée ou solution de phénolsalyl au centième).

En cas de contre-indication au tamponnement antérieur on peut avoir recours aux insufflations de poudres astringentes : alun, tannin, sulfate de zinc, pures ou associées à des poudres absorbantes, selon la formule suivante :

$$\left.\begin{array}{l}\text{Alun} \dots \\ \text{Tannin}\dots\end{array}\right\} \overline{\overline{aa}}\dots\dots\dots\dots\dots\dots\dots\dots \quad 2\ \text{gr.}$$

$$\left.\begin{array}{l}\text{Acide borique.} \\ \text{Talc de Venise}\end{array}\right\} \overline{\overline{aa}}\dots\dots\dots\dots\dots\dots\dots\dots \quad 4\ \text{gr.}$$

Le tamponnement postérieur des fosses nasales ne doit être fait que dans les cas où tous les autres moyens ont échoué, c'est-à-dire quand le sang provient de la partie postérieure de la muqueuse pituitaire. C'est un procédé pénible à supporter, donnant parfois naissance à des accidents infectieux. Quand on doit l'employer, on procède de la façon suivante : on anesthésie d'abord la fosse nasale avec une solution de cocaïne à 1/25 ; puis, on prépare : 1° une sonde en gomme munie d'un œillet bien ouvert ; 2° un tampon d'ouate rendue aseptique ou même antiseptique par imbibition dans une solution de sublimé au dix-millième, autour duquel on noue deux fils antiseptiques d'une longueur de 0^m,50 dont l'un se compose de deux chefs ; 3° une pince de trousse assez longue. On introduit alors par la narine qui saigne la sonde en gomme jusqu'à ce qu'elle sorte dans le pharynx, on l'attire dans la bouche avec la pince et l'on passe dans son œillet l'extrémité d'un des chefs du fil double que l'on noue ensuite à l'autre chef. Cela fait, on retire la sonde ; le tampon vient s'appliquer aussi fortement que l'on veut sur l'orifice postérieur de la fosse nasale et on complète le tamponnement en bouchant l'orifice antérieur avec des tampons d'ouate au sublimé que l'on serre entre les deux chefs du fil.

L'autre fil attaché au tampon qui pend dans la bouche est ramené au dehors et fixé sur la joue au moyen d'une bande de diachylon. Il servira à retirer le tampon.

Après l'ablation du tampon, on lavera la fosse nasale avec une solution antiseptique lancée doucement afin d'enlever les caillots et d'éviter ainsi les accidents infectieux.

Traitement général. — Ce traitement varie beaucoup selon la cause de l'épistaxis. Nous allons passer en revue les principales variétés d'épistaxis.

ÉPISTAXIS DE L'ENFANCE. — Cette épistaxis, due le plus souvent à des troubles vasculaires et à l'exagération de la tension artérielle, sera traitée par des médicaments dépresseurs de la tension : bromure de potassium, vératrine.

Dans certains cas, les épistaxis de l'enfance sont dues à l'anémie ; il faut alors recommander le grand air, le repos partiel ou complet, les préparations toniques et ferrugineuses et la quinine à la dose de 20 à 30 centigrammes par jour.

ÉPISTAXIS DE L'IMPALUDISME. — C'est une forme larvée de l'infection paludéenne qui s'observe souvent, surtout chez l'enfant ; l'épistaxis de l'impaludisme n'est pas toujours périodique.

Dans d'autres cas, elle accompagne les accidents fébriles de la malaria et acquiert une grande intensité.

Quand l'épistaxis se montre sans fièvre, elle coïncide généralement avec une poussée congestive vers la rate ; on la traite par la quinine à la dose de 50 à 80 centigrammes pendant quelques jours. Ce traitement réussit dans la majorité des cas à arrêter l'hémorrhagie. Au contraire, la thérapeutique est souvent inefficace contre l'épistaxis qui accompagne les accidents palustres graves.

Epistaxis des fièvres éruptives. — L'épistaxis de la rougeole ne demande guère à être traitée, car elle ne se produit généralement qu'un petit nombre de fois et n'acquiert jamais une grande intensité.

Celles de la scarlatine et de la variole sont dans le même cas. Toutefois, l'épistaxis des fièvres éruptives indique un pronostic sombre, lorsqu'elle coïncide avec un état adynamique accentué et des symptômes hémorrhagiques divers.

Epistaxis de la tuberculose pulmonaire. — Elle se montre quelquefois comme symptôme prémonitoire de la tuberculose ; elle est liée à une hyperhémie des voies respiratoires et coïncide souvent avec une poussée congestive vers le poumon. On la traitera par des dérivatifs : bains de pieds chauds, purgatifs et par des révulsifs appliqués sur la poitrine.

Si l'épistaxis ne cède pas à ces moyens, on emploiera l'ipéca à dose nauséeuse. L'emploi de l'ipéca sera suivi de celui de la quinine pendant quelques jours à la dose de 0^{gr},25 chaque matin.

Epistaxis de l'anémie et de la chlorose. — Elle sera traitée par la médication spéciale de ces affections : fer, arsenic, hydrothérapie. Quand ce traitement causal ne suffit pas, on donne de l'ergotine en potion ou en injection sous-cutanée pour arrêter l'hémorrhagie et donner au traitement général le temps d'agir.

Epistaxis de la leucocytémie. — Elle sera traitée par la médication dirigée contre la cause, comme les épistaxis de l'anémie et de la chlorose.

Epistaxis dans les affections du cœur. — Ces épistaxis sont dues à des troubles de la circulation et particulièrement à une exagération de la tension veineuse ; elles sont justiciables de la médication toni-cardiaque. Elles se montrent surtout dans l'insuffisance mitrale avec troubles pulmonaires.

Dans les affections aortiques elles peuvent aussi se montrer, elles sont alors d'un pronostic fâcheux ; dans l'insuffisance aortique, l'épistaxis est souvent due à la fois à la friabilité des petits vaisseaux touchés eux aussi par l'athérome et à la tension artérielle exagérée à chaque systole. C'est alors au bromure et à l'iodure de potassium qu'il faut recourir ; il faut être prudent dans l'emploi de l'ergotine qui augmente la tension dans les petits vaisseaux.

Epistaxis dans les maladies du foie. — Elles se voient surtout dans la cirrhose atrophique et paraissent dues à la fois à des modifications dans la composition du sang et à la formation de véritables varices nasales.

On peut user contre elles de l'ergotine, des iodures et aussi de la révulsion sur le foie par des ventouses nombreuses comme l'avait recommandé Verneuil.

Epistaxis des arthritiques et des goutteux. — Les épistaxis sont fréquentes chez les arthritiques, gros mangeurs de viande et de matières azotées. On leur opposera un régime sévère : diète lactée, avec quelques œufs et des légumes verts ; on défendra d'une façon formelle le vin et le café.

Cette diète sera suivie, quand l'épistaxis sera disparue ou tout au moins diminuée, d'un régime composé de viandes blanches avec des boissons alcalines coupées d'un peu de vin.

Médication interne. — Elle n'est indiquée que dans le cas d'épistaxis à répétition. On emploiera, de préférence au perchlorure de fer qui n'agit que sur les surfaces saignantes, l'ergotine à dose variable selon l'âge du malade.

On pourra se servir de la potion suivante :

Ergotine............................ 2 gr.
Teinture de digitale................. XV gouttes
Sirop de cannelle.................... 20 gr.
Sirop de consoude.................... 100 —
    5 à 6 cuillerées à café par jour

ou des pilules ainsi formulées :

Poudre de seigle ergoté.............. 4 gr.
    —   digitale.............. 1 gr.
Extrait de gentiane.................. q. s.
    Pour 30 pilules ; 2 à 4 par jour.

HÉMATURIE

Définition. — C'est l'issue du sang, pur ou mélangé à l'urine par le méat urinaire.

Etiologie. — Le sang peut provenir d'un point quelconque des voies urinaires : urèthre, vessie, uretère, rein.

Le sang qui provient du rein (congestion rénale, néphrite aiguë, lithiase rénale) est toujours mélangé à l'urine qui prend alors une teinte plus ou moins foncée, variant du jaune foncé au rouge brun, suivant la quantité de sang extravasée.

Si l'hématurie a pris naissance le long de l'uretère, le sang peut se mélanger à l'urine comme s'il provenait du rein, mais souvent il se présente à l'examen sous forme de caillots filiformes, plus ou moins longs.

L'hématurie d'origine vésicale se rencontre principalement au cours des affections suivantes : cystite aiguë, blennorhagique le plus souvent, cystite calculeuse, cystite tuberculeuse, tumeurs vésicales (papillome, sarcome, épithélioma). Le sang peut alors se présenter de deux façons bien différentes : ou bien mélangé à l'urine ou bien à la fin de la miction sous forme de liquide sanguin, en plus ou moins grande quantité.

L'hématurie d'origine uréthrale se voit chez deux sortes de malades : les prostatiques et les rétrécis.

Chez les premiers, elle s'accompagne d'un cortège de

symptômes suffisamment accusés pour faire un diagnostic précis et rapide; fréquence nocturne des mictions, âge avancé du malade, saillie de la prostate appréciable au toucher rectal pour ne citer que les principaux.

Quant à l'hématurie des rétrécis, elle est, le plus souvent consécutive à un cathétérisme un peu violent ou à un accès de rétention d'urine ayant nécessité de grands efforts pour provoquer la miction.

L'hématurie reconnaît donc une étiologie fort variable et, par conséquent, un traitement variable aussi avec les circonstances étiologiques.

Nous ne ferons que signaler les hématuries traumatiques consécutives à une contusion des régions lombaire et vésicale ou à la rupture de l'urèthre; elles ressortissent à la chirurgie.

D'ailleurs, la plupart des hématuries nécessitent également un traitement chirurgical: ablation de la tumeur s'il s'agit d'un rein cancéreux, néphrotomie ou néphrectomie en cas de tuberculose rénale, cystotomie ou cystostomie s'il s'agit d'un cancer ou d'une tuberculose de la vessie, taille ou lithotritie en cas de cystite calculeuse, cathétérisme répété et méthodique chez les prostatiques, dilatation, électrolyse ou uréthrotomie interne chez les rétrécis.

Nous aurons surtout en vue dans ce chapitre le traitement des hématuries médicales, c'est-à-dire des hématuries dues à la congestion rénale aiguë et à la néphrite aiguë.

Traitement. — Que l'hématurie soit due à des calculs, à une congestion rénale aiguë ou à une néphrite aiguë, l'indication thérapeutique qui se pose et qui doit être satisfaite est la même: décongestionner le rein.

La décongestion du rein est assez facile à obtenir, le rein étant, de tous les organes, celui sur lequel l'action des révulsifs et des dérivatifs est la plus sûre. En effet, Renaut (de Lyon) a démontré que la circulation veineuse du rein communique largement avec celle de l'atmosphère adipeuse périnéphrétique et, par l'intermédiaire de celle-ci, avec les réseaux sanguins sous-cutanés et cutanés du triangle de J.-L. Petit. Aussi peut-on toujours par des ventouses ou des sangsues appliquées dans cette région provoquer une décongestion très complète des reins.

Les applications de sangsues sont indiquées toutes les fois que les urines rares et sanguinolentes s'accompagnent de douleurs lombaires très accusées, de maux de tête et de vomissements fréquents. Les applications de sangsues seront faites tous les jours ou tous les deux jours jusqu'à disparition complète de ces accidents et, en outre, on placera matin et soir, des ventouses sèches dans la même région.

Si, à cause d'une moindre intensité dans les symptômes, on suppose que la congestion rénale est moins forte, on se contentera de ventouses sèches.

En plus de cette action sur la région lombaire, on provoquera des selles par des purgatifs souvent répétés pendant la durée de la maladie.

Comme médication interne, je prescris toujours, quand il existe de la congestion rénale, des alcalins, à dose assez élevée, soit du bicarbonate de soude, 6 à 8 grammes par jour, soit du bicarbonate ou du benzoate de lithine, 1 à 2 grammes par jour.

HÉMATÉMÈSE

Définition. — C'est le rejet, par vomissement, d'une certaine quantité de sang, plus ou moins modifié par les sucs gastrique et intestinal.

Étiologie. — Le plus souvent, le sang qui constitue l'hématémèse provient de l'estomac (gastrite ulcéreuse des alcooliques, gastrite aiguë, exulcération simplex, ulcère rond de l'estomac, cancer de l'estomac); mais il peut encore provenir de varices œsophagiennes rompues (cirrhose atrophique) et des premières portions du petit intestin (ulcère du duodenum).

L'hématémèse peut encore se montrer à la période asystolique des affections cardiaques par suite d'une stase veineuse au niveau de l'estomac; on l'observe aussi dans l'intoxication par le phosphore et l'arsenic et dans les maladies infectieuses hémorrhagipares.

Symptômes et diagnostic. — L'hématémèse se reconnaît facilement ; le sang qui est vomi se présente en petits caillots rouges ou bien a l'aspect de marc de café ou de suie délayée dans de l'eau ; dans certains cas, il peut être rejeté à flots et avoir une coloration rouge vermeil.

Indépendamment de ce signe objectif, on note des symptômes divers dus à la spoliation sanguine.

En face de toute issue de sang par la bouche, il faut,

pour faire un diagnostic précis, éliminer les hémorrhagies d'origine buccale, nasale, gingivale et pharyngienne. On devra aussi songer à la possibilité d'une hémoptysie.

Traitement. —Le traitement de l'hématémè se repose sur deux indications :

1° Combattre le symptôme ;

2° Lutter contre la cause.

1° TRAITEMENT SYMPTOMATIQUE. — Il faut mettre le malade au lit, dans le décubitus dorsal, et lui recommander le repos absolu. On lui enveloppe les jambes d'ouate et on lui applique une vessie de glace sur la région stomacale. On lui fait prendre du lait glacé ou des boissons glacées et pour immobiliser l'estomac on prescrit l'extrait d'opium, en potion, à la dose de 6 à 12 centigrammes par jour. Si ces moyens ne suffisent pas, on y ajoute l'antipyrine ou le tannin en paquets ainsi formulés :

Tannin en poudre......................	0 gr. 60
Opium brut...........................	0 — 20
Sucre pulvérisé.......................	6 — 00

Diviser en 10 paquets ; 1 paquet toutes les deux heures

Antipyrine...........................	1 gr. 00
Bicarbonate de soude	0 — 50

Pour 1 paquet ; 1 à 3 en quelques heures.

Quand l'hémorrhagie se répète, il faut avoir recours à la solution gélatinée de Carnot, dont j'ai déjà indiqué la formule.

On pourra aussi, en pareille circonstance, faire usage des injections sous-cutanées d'ergotine ou d'adrénaline.

2° TRAITEMENT CAUSAL. — Selon le genre d'affection, affection locale ou générale, et suivant l'organe, estomac foie, cœur, qui a déterminé l'hématémèse, on instituera un traitement approprié afin d'éviter le retour de l'écoulement sanguin.

HÉMORRHAGIE INTESTINALE

Définition. — Nous appelons ainsi l'issue par l'anus d'un écoulement sanguin accompagné ou non de l'expulsion de matières fécales.

Étiologie. — Les hémorrhagies intestinales se produisent sur un point variable du tractus intestinal, mais principalement dans les dernières portions de l'intestin grêle et dans la totalité du gros intestin.

Elles relèvent de causes multiples : traumatismes abdominaux, maladies générales produisant des lésions ulcéreuses sur l'intestin (fièvre typhoïde, dysentérie, tuberculose) intoxications diverses, brûlures étendues, cancer et lymphadénome, syphilis, embolies intestinales au cours des maladies infectieuses, flux hémorrhoïdaire.

Symptômes et diagnostic. — L'aspect du sang rejeté par l'anus est variable : rouge dans les hémorrhoïdes, il se présente sous l'aspect de marc de café ou de suie dans le cancer de l'intestin et dans les affections où l'extravasation sanguine s'est produite assez haut pour que le sang ait subi l'action du suc intestinal.

Les autres symptômes ont peu de valeur et varient d'ailleurs avec l'affection causale, ils consistent essentiellement en douleurs abdominales, ballonnement du ventre, diarrhée ou constipation. Ces symptômes, propres à toute spoliation sanguine, n'apparaissent que lorsque celle-ci a été suffisamment abondante.

Traitement. — Il est identique dans ses grandes lignes à celui de l'hématémèse et comporte comme lui deux indications : lutter contre la cause ; lutter contre le symptôme.

TRAITEMENT CAUSAL. — Il varie avec la nature de l'affection ; nous ne saurions donc l'indiquer ici. Disons seulement que l'existence d'une hémorrhagie intestinale au cours de la fièvre typhoïde est une contre-indication à l'usage des bains froids.

TRAITEMENT SYMPTOMATIQUE. — Comme dans l'hématémèse, il faut recommander le repos absolu au lit dans le décubitus dorsal, la glace sur le ventre en permanence, l'usage de l'opium pour immobiliser l'intestin, la diète lactée ou hydrique.

On fera usage de l'ergotine en potion ou mieux en injection sous-cutanée.

Mais le meilleur traitement consiste à donner, selon la méthode de Tripier (de Lyon), de grands lavements portés haut dans l'intestin avec une sonde molle, à la température de 45°. On ajoute à leur efficacité en dissolvant dans chacun 4 grammes de chlorure de calcium par litre.

TABLE DES MATIÈRES

MÉDICATION RÉVULSIVE

I

	Pages.
Définition	1
Historique	1

ACTION PHYSIOLOGIQUE

1° Action locale	4
2° Action générale	5
3° Circulation	5
4° Pression	7
5° Respiration	7
6° Température	8
7° Nutrition	9
8° Leucocytose	9
9° Sensibilité	10
10° Motilité	11
11° Actions localisées à distance	11

AGENTS DE RÉVULSION

Teinture d'iode

Mode d'action	14
Technique	15

524   TABLE DES MATIÈRES

Pages.

Indications thérapeutiques 16
    A. Comme topique 16
        1° Sur les muqueuses 16
        2° Affections cutanées 16
    B. Comme révulsif 16
        1° Affections douloureuses 16
        2° Affections chroniques 17
        3° Affections aiguës 17
        4° Tuberculose pulmonaire 18
Contre-indications 19

Sinapisme

Mode d'action 22
Technique 23
Indications 24
    1° Maladies aiguës 24
    2° Dans la bronchite aiguë 25
    3° Dans la broncho-pneumonie 26
    4° Tuberculose pulmonaire 26
Autres indications 27
Contre-indications 27

Thapsia

Mode d'action 28
Indications 28

Huile de croton

Mode d'action 29
Indications 30

Pointes de feu

Définition 32
Historique 32
Instrumentation 32
Manœuvre de l'appareil 33
Technique de l'application des pointes de feu 34
Action thérapeutique 35
Indications thérapeutiques 36
    Arthrites chroniques 38

Pages.
Pleurésie siro-fibréneuse 38
Pleurésie sèche 39
Splénisation pulmonaire 39
Tuberculose pulmonaire 39
Maladies du cœur 40
Congestion du foie 40
Estomac 41
Myélites diffuses 41

Vésicatoire

Définition 42
Historique 42
Action locale 43
Action générale 45
Vésicatoire cantharidien 46
Principe actif 48
Vésicatoire à l'ammoniaque 50
Autre procédé de vésicatoire 51
Marteau de Mayor 52
Inconvénients du vésicatoire cantharidien 52
Avantages du vésicatoire cantharidien 52
Indications du vésicatoire 60
     Pneumonie 60
     Pleurésie 60
     Tuberculose pulmonaire 62
     Péricardite 65
     Endocardite 65
     Myocardite 67
     Affections rénales 68
     Névralgies 69
     Epilepsie 70
     Epilepsie jacksonienne 71
     Méningites craniennes 71
     Méningites rachidiennes 73
     Hydrocéphalie 74
     Coma 74
     Affections de la moelle 74
     Affections chirurgicales 75
     Gastrites 75
Contre-indications du vésicatoire 76

11

MÉDICATION DÉRIVATRICE

	Pages.
Définition	77
Historique	77

AGENTS DÉRIVATIFS

Saignée

Saignée générale	79
Saignée veineuse ou phlébotomie	80
Définition	80
Historique	80
Lieu d'élection	81
Manuel opératoire	81
Action physiologique	84
Circulation	85
Respiration	86
Digestion	86
Nutrition	86
Température	86
Innervation	87
Action de la saignée sur la nutrition élémentaire	87
Constitution du sang	88
1° Plasma	88
2° Eléments figurés	88
Action thérapeutique	89
Indications thérapeutiques	89
Congestion du poumon	90
Pneumonie	95
Bronchite capillaire	97
OEdème aigu du poumon	97
Maladies du cœur	98
Intoxications du sang	99
Arthritisme	99
Intoxications aiguës	99
Affections rénales	100
a) Néphrite aiguë	100

Pages.

b) Néphrites chroniques.. 100
Eclampsie puerpérale.. 102
Etats pléthoriques.. 103
   Hémorrhagie cérébrale.................................... 105
   Hémorrhagie pulmonaire.................................. 105
   Variole.. 106
Mode d'emploi.. 106
Contre-indications.. 107

Ventouses sèches

Technique.. 110
Mode d'action.. 112
Indications thérapeutiques.................................... 113
   Bronchite aiguë.. 113
   Bronchite chronique.................................... 114
   Broncho-pneumonie...................................... 114
   Emphysème pulmonaire................................... 114
   Pneumonie.. 114
   Tuberculose pulmonaire................................. 115
   Congestion pulmonaire.................................. 116
   Pleurésie.. 116
   Péricardite.. 117
   Endocardite.. 117
   Congestion du foie..................................... 117
   Congestion de la rate.................................. 117
   Congestion rénale...................................... 117

Ventouses scarifiées

Définition.. 118
Technique.. 118
Mode d'action.. 121
Indications thérapeutiques.................................... 121
   Pneumonie.. 122
   Congestion pulmonaire.................................. 122
   Pleurésie.. 123
   Péricardite aiguë...................................... 123
   Péritonites puerpérales................................ 124
   Myocardite aiguë....................................... 123
   Arthrites puerpérales.................................. 124
   Endocardite aiguë...................................... 124
   Congestion hépatique................................... 124

528   TABLE DES MATIÈRES

Pages.

Congestion splénique................................... 125
Néphrite aiguë.. 125
Myélites aiguës....................................... 126
Contre-indications....................................... 126

Sangsues

Technique.. 128
Cas particuliers... 130
Mode d'action.. 132
Indications et lieux d'application....................... 133
Infections pulmonaires et pleurales................... 133
Affections laryngées.................................. 133
Endocardites et péricardites aiguës.................. 134
Affections aiguës du foie............................. 134
Epididymite blennorragique........................... 134
Appendicite aiguë..................................... 135
Salpingo-ovarite aiguë................................ 135
Néphrite aiguë.. 135
Myélite aiguë... 135
Affections oculaires.................................. 136
Congestion cérébrale.................................. 136
Contre-indications....................................... 136

Bain de mains

Définition... 138
Technique.. 138
Mode d'action.. 140
Indications.. 140
Brûlures.. 140
Entorse du poignet.................................... 141
Engelures... 141
Lymphangites.. 141
Abcès et phlegmons.................................... 142
Panaris... 142
Congestion cérébrale.................................. 142
Angines... 142
Congestion pulmonaire................................. 142
Rhumatisme articulaire chronique...................... 142
Contre-indications....................................... 143

Bain de pieds

Définition... 133
Technique.. 143

Pages.
Mode d'action.................................... 145
Indications thérapeutiques....................... 146
   A. Pédiluve froid............................ 146
     1° Fatigue................................ 146
     2° Froid aux pieds habituel............... 146
     3° Entorse du pied........................ 146
     4° Hémorrhagie capillaire................. 146
     5° Hémorrhagies à distance................ 147
     6° Nervosisme............................. 147
   B. Pédiluve chaud........................... 147
     Migraine congestive...................... 147
     Congestion cérébrale..................... 148
     Ophthalmie............................... 148
     Congestion pulmonaire.................... 148
     Tuberculose pulmonaire................... 148
Contre-indications............................... 149

Bain de siège

Définition....................................... 149
Technique.. 149
Mode d'action.................................... 150
Indications thérapeutiques....................... 150

Purgatifs

Définition....................................... 152
Variétés... 152
   Purgatifs mécaniques........................ 152
   Purgatifs musculaires....................... 154
   Purgatifs cholagogues....................... 157
   Cholagogues sécréteurs...................... 160
   Purgatifs sucrés............................ 162
   Purgatifs salins............................ 166
   Purgatifs drastiques........................ 170
Mode d'administration............................ 174
Indications et contre-indications des purgatifs.. 190

Lavements

Définition....................................... 193
Historique....................................... 193
Variétés... 194

Pages.

Lavement simple... 194
Lavement laxatif... 194
Lavement huileux... 194
Lavement purgatif.. 195
Lavement purgatif des peintres............................... 195
Lavement astringent.. 195
Lavement laudanisé... 195
Lavement d'amidon.. 195
Lavement antidiarrhéique..................................... 195
Lavement nutritif.. 195
Lavements médicamenteux...................................... 195
Lavements antiseptiques...................................... 195
Action physiologique... 195
Action locale.. 196
Action générale.. 197
Technique et instrumentation................................. 197
Indications thérapeutiques................................... 198
  Constipation... 199
  Diarrhée... 200
  Fièvre typhoïde.. 201
  Obstruction intestinale.................................... 202
  Hémorrhoïdes... 202
  Néphrite aiguë... 203
  Prostatite... 204
Lavements médicamenteux...................................... 205
  Tuberculose pulmonaire..................................... 205
  Affections cutanées.. 207
  Affections intestinales.................................... 207
Indications.. 208
Mode d'emploi.. 208
Lavements calmants... 209

III

PONCTIONS

Ponction de la plèvre

Définition... 211
Historique... 211
Instrumentation.. 212
Manœuvre de l'appareil....................................... 214

Pages.

Manuel opératoire...216
Quantité de liquide...218
Règles particulières..219
Indications...219
 Pleurésie séro-fibrineuse...............................219
 Effets de la thoracentèse...............................221
 Répétition de la thoracentèse...........................222
 Pleurésie hémorrhagique.................................222
 Hydrothorax...223
 Pleurésie purulente.....................................224
 Accidents de la thoracentèse............................225
  1° Piqûre des organes voisins.......................225
  2° Introduction de l'air dans la plèvre.............226
  3° Toux...226
  4° Douleur thoracique...............................226
  5° Expectoration albumineuse........................227
  6° Mort subite......................................227
  7° Transformation purulente.........................227

Ponction du péricarde

Définition..229
Historique..229
Instrumentation...230
Manuel opératoire...230
Répétition de la ponction...................................232
Indications thérapeutiques..................................232
 Péricardite séro-fibrineuse............................232
 Péricardite hémorrhagique..............................233
 Péricardite purulente..................................234
 Hydropéricarde...234
Inconvénients et contre-indications.........................234

Ponction de l'abdomen

Définition..236
Historique..236
Manuel opératoire...236
 Grossesse..237
Mode d'action...238
Indications thérapeutiques..................................239
 Ascite hépatique.......................................240
 Cirrhose athrophique...................................241

Pages.

Cirrhose hyperthrophique alcoolique... 241
Cirrhose cardiaque... 241
Néphrite chronique... 242
Affections péritonéales chroniques... 242
Tumeurs abdominales... 243
Accidents et contre-indications... 243
Affections hépatiques aiguës ou subaiguës... 244
Affections péritonéales aiguës ou subaiguës... 245
Ascite hémorrhagique... 245

Ponction lombaire

Définition... 246
Historique... 246
Technique... 246
1° Instrumentation... 246
2° Préparation du malade... 247
3° Ponction... 247
Ponction blanche... 247
Indications... 248
Rachicocaïnisation... 248
Hydrocéphalie... 249
Tumeurs cérébrales... 250
Hémorrhagie cérébrale... 250
Méningite tuberculeuse... 250
Méningite chronique... 250
Méningite cérébro-spinale... 250
Méningites infectieuses... 251
Méningite spinale chronique... 251
Hémiplégie... 251
Chlorose... 251
Accidents... 252
Mort subite... 252

Ponction sacrée

Définition... 253
Historique... 253
Technique... 253
Mode d'action... 254
Liquides injectés... 255
Indications... 255
Affections médicales... 256

Mouchetures

	Pages.
Définition	257
Historique	257
Instrumentation	257
Technique	258
Mouchetures avec aspiration	259
Mode d'action	260
Indications	261
Affections du cœur	261
Affections du rein	262
Avantages	262
Répétition des mouchetures	262
Inconvénients	263

IV

LAVAGE DES VOIES DIGESTIVES

Lavage de l'estomac

Définition	264
Historique	264
Instrumentation	265
Technique	267
Premier temps	267
Deuxième temps	267
Troisième temps	268
Quatrième temps	269
Mode d'action	270
Indications	271
Dilatation atonique de l'estomac	271
Dilatation par sténose pylorique	272
Gastrite chronique	275
Etranglement intestinal	276
Gastrite hémorrhagique	276
Maladie de Reichmann	276
Maladies fonctionnelles	277
Choléra	277
Empoisonnements	277
Contre-indications	278

Lavage de l'intestin

Pages.
Définition.. 280
Historique... 280
Instrumentation.. 280
Technique.. 281
Règles particulières... 283
Mode d'action.. 285
Indications thérapeutiques... 286
   Entéro-colite muco-membraneuse.................................... 287
   Choléra.. 287
   Diarrhées dysentériformes.. 288
   Diarrhée des pays chauds... 289
   Congestion du foie... 289
   Ictère catarrhal... 290
   Cirrhoses.. 291
   Obstruction intestinale.. 291
Contre-indications... 292

Entéroclyse chez le nouveau-né

Technique.. 294
Indications.. 295
   Tympanisme... 296
   Diarrhée verte... 296
   Dyspepsie infantile.. 296
   Athrepsie.. 296

V

MÉDICATION BALNÉAIRE

Définition... 297
Historique... 297
Variétés... 297

Bain froid

Mode d'action.. 298
   Tégument... 298
   Système nerveux.. 299

                                                        Pages.
    Respiration.. 299
    Circulation.. 299
    Température.. 300
    Urines.. 301
Indications thérapeutiques....................................... 301
    Névroses.. 301
    Fièvre typhoïde... 301
Contre-indications... 304
    Fièvre typhoïde et affections concomittantes.................. 304
Autres indications... 305
    Rougeole.. 305
    Scarlatine.. 306
    Variole... 306
    Pneumonie... 306
    Erysipèle... 306
    Typhus exanthématique... 309
    Rhumatisme cérébral... 309
    Grippe.. 310
    Fièvre puerpérale... 310
    Delirium tremens.. 310
Contre-indications générales..................................... 311

Bain tiède et bain chaud

Mode d'action... 311
    Tégument.. 311
    Température.. 312
    Respiration... 312
    Nutrition... 312
    Circulation... 313
    Innervation... 313
    Infection... 314
Technique... 314
Indications thérapeutiques...................................... 315
    Fièvres éruptives... 315
    Infection ombilicale.. 315
    Broncho-pneumonie... 315
    Fièvre typhoïde... 317
    Méningite cérébro-spinale..................................... 318
    Métrorrhagies... 319
    Chloroses... 319
    Coliques hépatiques et néphrétiques........................... 320
    Eclampsie puerpérale.. 320
    Douleurs fulgurantes des ataxiques............................ 320

Enveloppement froid

	Pages.
Définition	321
Technique	321
Mode d'action	322
Indications	323
Autres indications	324

Lotions

Définition	324
Technique	324
Mode d'action	325
Indications	326
Affections nerveuses	326
Anémie	328
Cardiopathies	328
Tuberculose pulmonaire	328
Contre-indications	328

VI

MÉDICATION HYPODERMIQUE

Injections médicamenteuses

Définition	330
Historique	330
Instrumentation	332
Manœuvre de l'appareil	335
Technique	337
Médicaments hypodermiques	339
Médicaments d'urgence	340
Médicaments calmants	346
Médicaments toniques	348
Médicaments spécifiques	352

Lavage du sang

Injection de sérum artificiel	358
Définition	358

Pages.
Historique 358
Variétés 359
Manuel opératoire 359
   1° Injections sous-cutanées 360
   2° Injections intra-veineuses 362
Mode d'action 363
   a) Injections sous-cutanées 363
   b) Injections intra-veineuses 365
     Toxicité 365
     Élimination 365
     Appareil circulatoire 365
     Appareil rénal 366
     Température 367
     Appareil digestif 368
     Appareil respiratoire 368
     Nutrition 368
     Système nerveux 368
Indications thérapeutiques 369
   Hémorrhagies 369
   Chloro-anémie 370
   Urémie 371
   Eclampsie 371
   Coma diabétique 371
   Brûlures étendues 372
   Intoxication par l'oxyde de carbone 372
   Intoxication par le plomb 373
   Ulcère de l'estomac 374
   Affections nerveuses 374
   Choléra 374
   Diarrhée 375
   Fièvre typhoïde 376
   Typhus exanthématique 376
   Dysenterie 376
   Pneumonie 377
   Erysipèle 378
   Rougeole 378
   Angine infectieuse 379
   Endocardite maligne 379
   Ictères graves 379
   Infections puerpérales 379
   Infections diverses 380
Inconvénients et contre-indications 381

VII

MÉDICATION APÉRITIVE

	Pages.
Définition	382
Variétés	382

Apéritifs minéraux

Acétate de potasse	383
Sulfate de potasse	383
Persulfates alcalins	383
Acide vanadique	385
Bouillon de bœuf	386
Glycérine neutre	386

Apéritifs végétaux

Quinquina	386
Absinthe	388
Asperge	389
Petite centaurée	389
Chicorée	389
Colombo	390
Gentiane	390
Germandrée	391
Houblon	391
Noix vomique	392
Quassia amara	392
Indications des apéritifs	393
Mode d'emploi des apéritifs	394

VIII

MÉDICATION TONIQUE

Définition	396
Variétés	396
Alcool	396

Pages.
Indications...... 398
   Pneumonie...... 400
   Fièvre typhoïde...... 400
   Erysipèle...... 400
   Délire...... 400
   Dyspepsie...... 401
   Choléra...... 401
   Broncho-pneumonie infantile...... 401
Autres indications...... 401
Contre-indications...... 401
Mode d'administration...... 401
Ammoniaque...... 402
Café...... 404
Cacao...... 404
Coca...... 405
Ether...... 405
Kola...... 406
Noix vomique...... 406
Quinquina...... 407
Arsenic...... 408
Indications de l'arsenic...... 411
   Anémie...... 411
   Anorexie...... 412
   Asthme...... 412
   Chorée...... 413
   Diabète...... 413
   Fièvres intermittentes...... 413
   Maladies de la peau...... 414
   Tuberculose pulmonaire...... 414
Acide cacodylique et cacodylate de soude...... 415
Mode d'administration...... 415

IX

MÉDICATION VOMITIVE

Définition...... 420
Historique...... 420
Mode d'administration...... 420
Classification et mode d'action...... 421
Action locale...... 422
Action générale...... 423

Pages.
Variétés 424
   Tartre stibié 425
   Ipéca 426
   Apomorphine 427
   Apocodéine 427
   Sulfate de cuivre 428
Indications thérapeutiques générales 428
   Intoxications 428
   Embarras gastrique 431
   Dysenterie 432
   Hémorrhagies 433
   Croup 435
   Laryngite striduleuse 436
   Coqueluche 436
   Bronchite 438
   Pneumonie 439
   Congestion pulmonaire 442
   Tuberculose pulmonaire 443
Contre-indications générales des vomitifs 444

X

MÉDICATION HYPNOTIQUE

Définition 446
Historique 446
Variétés 448
   Opium 448
   Morphine 449
Indications communes à l'opium et à la morphine 451
   Céphalalgie 451
   Névralgies et affections douloureuses 451
   Insomnie 452
   Affections aiguës 452
   Affections mentales 453
   Délire 453
   Affections spasmodiques 453
   Avortement 453
   Affections des organes respiratoires 454
   Cardiopathies 455
   Affections du tube digestif 455
Contre-indications 455

Pages.

Héroïne.. 456
Codéine.. 456
Narcéine... 457
Pyramidon.. 457
Chloroforme.. 458
Chloral.. 459
Aconit... 460
Sulfonal... 462
    Mode d'action.. 462
    Indications.. 463
    Contre-indications... 463
    Mode d'administration...................................... 463
Trional.. 464
    Mode d'action.. 464
    Indications.. 465
    Mode d'administration...................................... 465
Uréthane... 466
    Mode d'action.. 466
    Indications.. 466
    Mode d'administration...................................... 466

XI

MÉDICATION DES HÉMORRHAGIES

Définition... 467
Pathogénie et classification................................... 467
Hémorrhagies angiopathiques.................................... 468
Hémorrhagies hémopathiques..................................... 471
Hémorrhagies neuropathiques.................................... 472
Symptomatologie de l'hémorrhagie............................... 473
Thérapeutique générale des hémorrhagies........................ 473
    Première indication.. 474
    Repos.. 475
    Compression artérielle..................................... 475
    Compression directe.. 475
    Médication dérivatrice..................................... 475
    Médication vaso-constrictive............................... 476
    Médication astringente..................................... 476
Deuxième indication.. 476
    Prévenir le retour de l'hémorrhagie........................ 476
Troisième indication... 477
    Lutter contre les conséquences de l'hémorrhagie... 477

HÉMORRHAGIES EN PARTICULIER

Hémoptysie

	Pages.
Définition	479
Historique	479
Division et étiologie	479
Hémoptysies traumatiques	480
Hémoptysies symptomatiques	480
Diagnostic	481
Pathogénie	481
Hémoptysie de la tuberculose pulmonaire	482
1° Hémoptysie prodromique	482
2° — de la deuxième période	483
3° — de la troisième période	484
Traitement des hémoptysies tuberculeuses	485
Hémoptysie par gangrène pulmonaire	489
— par tumeurs du poumon	490
— de la pneumonie	491
— des laryngites	491
— des bronchites	492
— des affections cardio-vasculaires	493
— au cours des maladies infectieuses	495
— au cours des affections nerveuses	496
— essentielles	496
— supplémentaires	497

Emploi de la gélatine contre les hémorrhagies

	Pages.
Action locale	498
Mode d'action	498
Technique	499
Injections hypodermiques	500
Attouchements	500
Lavements	501
Injections	301
Indications thérapeutiques	501
Hémoptysies	502
Hémoptysies des cardiaques	502
Hémorrhagies intestinales	503
Epistaxis	503
Anévrysmes artériels	504
Métrorrhagies	504

Pages.

Hemophilie.. 504
Purpura.. 504
Hémorrhagies consécutives aux interventions chirurgi-
    cales courantes... 504
Autres indications... 505
Action préventive.. 505

Epistaxis

Définition... 506
Etiologie.. 506
Symptomatologie.. 506
Indications thérapeutiques................................... 507
    Traitement local... 507
      —   général... 507
Epistaxis de l'enfance...................................... 510
    —   de l'impaludisme...................................... 510
    —   des fièvres éruptives................................. 510
    —   de la tuberculose pulmonaire.......................... 511
    —   de l'anémie et de la chlorose......................... 511
    —   de la leucocytémie.................................... 512
    —   dans les affections du cœur........................... 512
    —   dans les maladies du foie............................. 512
    —   des arthritiques et des goutteux...................... 512
    Médication interne....................................... 513

Hématurie

Définition... 514
Etiologie.. 514
Traitement... 515

Hématémèse

Définition... 517
Etiologie.. 517
Symptômes et diagnostic...................................... 517
Traitement... 518
    Traitement symptomatique............................... 518
      —   causal.. 519

Hémorrhagie inststinale

		Pages.
Définition		520
Etiologie		520
Symptômes et diagnostic		520
Traitement		521
Traitement causal		521
— *symptomatique*		521

9 782019 941604